CB044277

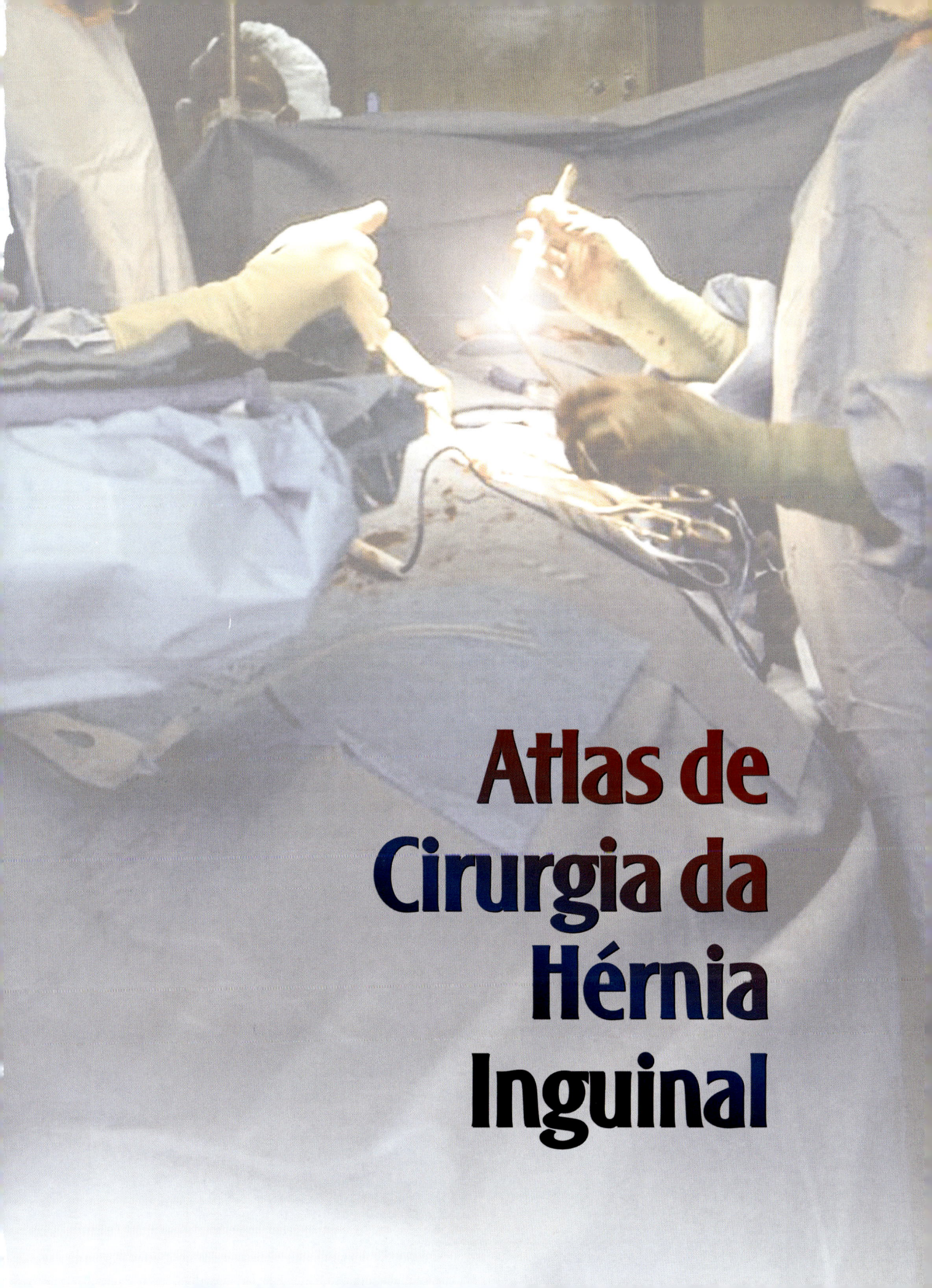

Atlas de Cirurgia da Hérnia Inguinal

Atlas de Cirurgia da Hérnia Inguinal

HEITOR FERNANDO XEDIEK CONSANI

Responsável pelo Ambulatório de Parede Abdominal do CHS
Membro do Colégio Brasileiro de Cirurgiões (CBC)
Membro da *American Hernia Society* (AHS)
Membro da Sociedade Brasileira de Hérnia e Parede Abdominal (SBH)
Membro da Federação Latino-Americana de Hérnia (FELH)
Membro Titular Especialista do Colégio Brasileiro de Cirurgia Digestiva (CBCD) e da
Sociedade Brasileira de Cirurgia Minimamente Invasiva e Robótica (SOBRACIL)

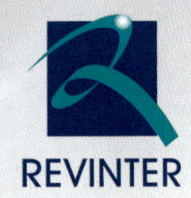

REVINTER

Atlas de Cirurgia da Hérnia Inguinal
Copyright © 2016 by Livraria e Editora Revinter Ltda.

ISBN 978-85-372-0635-5

Todos os direitos reservados.
É expressamente proibida a reprodução
deste livro, no seu todo ou em parte,
por quaisquer meios, sem o consentimento,
por escrito, da Editora.

Contato com o autor:
hconsani@gmail.com

```
CIP-BRASIL. CATALOGAÇÃO-NA-FONTE
SINDICATO NACIONAL DOS EDITORES DE LIVROS, RJ

C765a

    Consani, Heitor Fernando Xediek
        Atlas de cirurgia da hérnia inguinal / Heitor Fernando Xediek Consani. - 1. ed. - Rio de Janeiro :
Revinter, 2016.
        il.

    Inclui bibliografia e índice
    ISBN 978-85-372-0635-5

    1. Hernia inguinal. I. Título.

15-22494                          CDD: 618.92097559
                                  CDU: 618.92097559
```

A precisão das indicações, as reações adversas e as relações de dosagem para as drogas citadas nesta obra podem sofrer alterações.
Solicitamos que o leitor reveja a farmacologia dos medicamentos aqui mencionados.
A responsabilidade civil e criminal, perante terceiros e perante a Editora Revinter, sobre o conteúdo total desta obra, incluindo as ilustrações e autorizações/créditos correspondentes, é do(s) autor(es) da mesma.

Livraria e Editora REVINTER Ltda.
Rua do Matoso, 170 – Tijuca
20270-135 – Rio de Janeiro – RJ
Tel.: (21) 2563-9700 – Fax: (21) 2563-9701
livraria@revinter.com.br – www.revinter.com.br

A capacidade de Simplificar significa eliminar o desnecessário para que o necessário se manifeste.

Hans Hofmann (1880-1966)

AGRADECIMENTOS

Graças a Deus tenho ultrapassado todos os momentos bons e ruins. Sem a Sua presença nunca teria conseguido continuar. O meu obrigado, sempre, todos os dias, por me ajudar tanto.

Aos meus pais Selma e Simonides, por todo amor, carinho, dedição e devoção à nossa família. Estes gestos e seus exemplos sempre serão lembrados como modelo de pais. A vocês o meu amor e o mais sincero agradecimento por tudo.

Aos meus amados filhos Tais e Pedro. Por mais palavras que eu usasse não conseguiria expressar o amor por vocês dois.

Ao meu irmão Rafael, pela amizade e companheirismo em todos os momentos.

Às minhas tias Eleni e Eva, por todos os anos de apoio, torcida e amor incondicional.

Ao Dr. Álvaro Augusto Germano Gutierres *(in memoriam)*, pelos ensinamentos e amizade.

Ao Sr. Arany Marchetti, um muito obrigado pelas coisas que faz com tanta compreensão e bondade; elas me enchem de gratidão e orgulho por ter a sua amizade e confiança.

À Fabiana, Camila, Leonardo, Vitorino e Faustina Ongaratto, por sempre estarem ao meu lado e me tratarem como membro da sua linda família, meu carinho eterno.

Se novamente alguém me fez acreditar em algo que eu não achava possível, esta pessoa se chama Andrea. Queria um dia poder retribuir e lhe dar este mesmo sentimento que me fez de novo acreditar. Andrea, meu mais sincero agradecimento, você sabe da minha profunda admiração e respeito. Ana Laura e Ana Luiza, todo carinho do mundo hoje e sempre.

Aos meus bons amigos o meu agradecimento por serem meus amigos.

Às dificuldades que enfrentei; elas foram minhas adversárias mais dignas. Agradeço ainda tudo aquilo que está na minha vida até este momento, incluindo até as dores. A nossa compreensão do universo ainda é muito pequena para julgarmos o que quer que seja da nossa vida.

Muito Obrigado.

Heitor F X Consani

Colaboradores

A. Agarwal
General and Laparoscopic Surgeon
MBBS, MS, DNB, MNAMS, FCLS, FIAGES, FMAS, Fellow MIS – Singapore (Laparoscopic and Bariatric Surgery)
Consultant BL Kapur Superspeciality Hospital Pusa Road – Delhi
Capítulo 1 – Treinamento em Hérnia Inguinal e Centros de Hérnia

Alexander Morrell
Ex-Presidente da SOBRACIL – SP
Mestrado em Cirurgia pela UNIFESP
Fellow da American Hernia Society
Titular da Sociedade Brasileira de Hérnia
Fellow do Colégio Americano de Cirurgiões
Fellow da SAGES
Capítulo 10 – Reparo Endoscópico Totalmente Extraperitoneal (TEP) de Hérnia Inguinal

Arthur I. Gilbert
Associate Clinical Professor of Surgery at the University of Miami Medical School
Ex-Presidente da American Hernia Society
Fundador do Hernia Institute of Florida
Capítulo 8 – Cirurgia com Tela Dupla

Carlos M. Ortiz-Ortiz
Departamento de Cirurgia Geral do Florida Hospital Celebration Health – FL
Capítulo 9 – Reparo Laparoscópico Transabdominal Pré-Peritoneal (TAPP) da Hérnia Inguinal

Cláudio Renato Penteado De Luca Filho
Gastro-Cirurgião e Cirurgião-Geral pela EPM/UNIFESP
Mestrado em Gastroenterologia Cirúrgica pela EPM/UNIFESP
Membro da American Hernia Society e da
Sociedade Brasileira de Hérnia
Capítulo 6 – Técnica de Lichtenstein

Davide Lomanto
Professor of Surgery
Senior Consultant Surgeon, Department of Surgery, Director, Minimally Invasive Surgical Centre (MISC)
Director, Khoo Teck Puat Advanced Surgery Training Centre (ASTC)
Department of Surgery, YLLSOM, National University of Singapore
Capítulo 1 – Treinamento em Hérnia Inguinal e Centros de Hérnia

Colaboradores

Eduardo Parra-Davila
Director of Minimally Invasive & Colorectal Surgery
Director of Hernia & Abdominal Wall Reconstruction Florida Hospital Celebration Health – FL
Capítulo 9 – Reparo Laparoscópico Transabdominal Pré-Peritoneal (TAPP) da Hérnia Inguinal

Enrico Nicoló
Assistant Clinical Professor of Surgery
Department of Surgery
University o Pittsburgh Medical Center
Pittsburgh PA, USA
Capítulo 4 – Reparo da Hérnia Inguinal pela Técnica de Bassini

Flávio Malcher M. Oliveira
Presidente da Sociedade Brasileira de
Hérnia e Parede Abdominal
Membro Titular e Secretário da Sobracil – RJ
Cirurgião da 6ª Enfermaria do
Hospital Universitário Gafrée Guinle –
Universidade Federal do Estado do Rio de Janeiro
Capítulo 3 – Anestesia Local na Herniorrafia Inguinal
Capítulo 11 – Minilaparoscopia – Abordagem Combinada (TAPP–TEP) para Hérnia Inguinal

Gustavo L. Carvalho
Professor Adjunto de Cirurgia Geral da Universidade de Pernambuco (UPE) – Recife
Member of SAGES, SLS, ELSA, SOBRACIL and CBC
Board Member of ELSA since 2008
Vice-President of SOBRACIL (2013 – Present Date)
Capítulo 11 – Minilaparoscopia – Abordagem Combinada (TAPP–TEP) para Hérnia Inguinal

Heitor Fernando Xediek Consani
Responsável pelo Ambulatório de Parede Abdominal do CHS
Membro do Colégio Brasileiro de Cirurgiões (CBC)
Membro da American Hernia Society (AHS)
Membro da Sociedade Brasileira de Hérnia e Parede Abdominal (SBH)
Membro da Federação Latino-Americana de Hérnia (FELH)
Membro Titular Especialista do Colégio Brasileiro de Cirurgia Digestiva (CBCD) e da
Sociedade Brasileira de Cirurgia Minimamente Invasiva e Robótica (SOBRACIL)
Capítulo 8 – Cirurgia com Tela Dupla

Heitor Márcio Gavião Santos
Cirurgião Responsável pelo Centro Especializado no Tratamento e Reparo de Hérnias Abdominais – RJ
Cirurgião do Hospital Geral de Nova Iguaçu (MS) – RJ
Capítulo 3 – Anestesia Local na Herniorrafia Inguinal

Henrique Záquia Leão
Mestrado em Ciências da Saúde pela UNIFESP
Professor de Morfologia da Universidade Luterana do Brasil (ULBRA)
Professor do Centro Universitário Ritter dos Reis (UNIRITTER) – Laureate International Universities
Capítulo 2 – Anatomia Inguinal Aplicada

José Júlio do Rêgo Monteiro Filho
Membro Titular do Colégio Brasileiro de
Cirurgiões e da Sobracil
Cirurgião do Hospital Municipal Miguel Couto – RJ
Mestrado em Cirurgia pela Faculdade de Medicina da UFRJ
Capítulo 3 – Anestesia Local na Herniorrafia Inguinal

Jose Yeguez
Departamento de Cirurgia Geral do Florida Hospital Celebration Health – FL
Capítulo 9 – Reparo Laparoscópico Transabdominal Pré-Peritoneal (TAPP) da Hérnia Inguinal

Júlio César Beitler
Mestrado em Cirurgia Geral pela Universidade de Illinois (Chicago) – EUA
Professor de Cirurgia Geral da Escola Médica da Universidade Gama Filho – RJ
Chefe do Serviço de Cirurgia Geral do
Hospital Municipal da Piedade – RJ
Capítulo 7 – Técnicas Pré-Peritoneais pela Via Aberta para o Tratamento de Hérnias Inguinais – Técnicas de Nyhus e Stoppa

Lawrence C. Biskin
Surgical Specialists of Pittsburgh UPMC St. Margaret, Pittsburgh – PA
Capítulo 10 – Reparo Endoscópico Totalmente Extraperitoneal (TEP) de Hérnia Inguinal

Leandro Totti Cavazzola
Graduação em Medicina na Universidade Federal do Rio Grande do Sul (UFRGS)
Residência em Cirurgia Geral (3 anos) no Hospital de Clínicas de Porto Alegre (HCPA)
Mestrado e Doutorado em Cirurgia Geral pela UFRGS
Pós-Doutorado em Cirurgia Minimamente Invasiva pela Case Western Reserve University, Cleveland, Ohio
Titular e Especialista em Cirurgia Geral pelo Colégio Brasileiro de Cirurgiões (CBC)
Certificado de Área de Atuação em Cirurgia Endoscópica pelo CBC
Titular e Especialista em Cirurgia Digestiva pelo Colégio Brasileiro de Cirurgia Digestiva
Professor Adjunto da UFRGS e da Universidade Luterana do Brasil (ULBRA)
Capítulo 2 – Anatomia Inguinal Aplicada

Leonel Pereira dos Santos
Professor Adjunto do Serviço de Anestesiologia da Faculdade de Medicina da UFRJ
Mestrado e Doutorado em Medicina pela
Faculdade de Medicina da UFRJ
Título Superior em Anestesiologia pela
Sociedade Brasileira de Anestesiologia
Capítulo 3 – Anestesia Local na Herniorrafia Inguinal

Marcelo P. Loureiro
Coordenador da Pós-Graduação em Cirurgia Laparoscópica do IJP/UP
Professor do Mestrado em Biotecnologia da Universidade Positivo
Capítulo 11 – Minilaparoscopia – Abordagem Combinada (TAPP–TEP) para Hérnia Inguinal

Renato Miranda de Melo
Cirurgião Geral
Professor Adjunto
Médico do Departamento de Cirurgia da
Faculdade de Medicina da
Universidade Federal de Goiás (UFG) e do Departamento de Medicina da
Pontifícia Universidade Católica de Goiás (PUC-GO) Coordenador do Serviço de Parede Abdominal da
Santa Casa de Misericórdia de Goiânia (PUC-GO) Co-Orientador do Programa de Pós-Graduação em
Ciência Animal da Escola de Veterinária (UFG) – GO
Membro Titular do Colégio Brasileiro de Cirurgiões, da Sociedade Brasileira de Hérnia e
Parede Abdominal e da American Hernia Society
Capítulo 5 – Reparo Inguinal sem Tensão – A Técnica de Shouldice em Três Planos

V. Kumar
MBBS (MAMC, Delhi), MS (Surgery, Delhi), FELLOW MIS (NUS, SINGAPORE), FIAGES, FMAS
Senior Consultant & Coordinator of Deptt. of Laparoscopic, Bariatric & General Surgery at Deep Hospital, Ludhiana (India)
Capítulo 1 – Treinamento em Hérnia Inguinal e Centros de Hérnia

PREFÁCIO

A doença herniária da região inguinal é uma das mais frequentes patologias que acometem o ser humano. Estima-se que cerca de 20 milhões de correções cirúrgicas da hérnia inguinal são realizadas anualmente em todo o mundo. A recidiva herniária e o absenteísmo trabalhista são os principais desafios do tratamento desta doença. A taxa global de recorrência da hérnia, apesar das técnicas de correção sem tensão mais modernas, ainda gira em torno de 10% nas hérnias primárias e até 25% nas recidivadas. É a terceira causa de licença trabalhista no Brasil.

Estes dados mostram a importância do tratamento cirúrgico da hérnia inguinocrural e suas variáveis. Grande parte das complicações e do insucesso no tratamento cirúrgico está relacionada à má técnica operatória e ao desconhecimento anatômico da região inguinocrural. O cirurgião que trata hérnia deve compreender a anatomia inguinal e suas variações, além da anatomia patológica que traduz a real origem e fisiopatologia desta doença tão frequente. A *expertise* do tratamento está na associação do conhecimento anatômico detalhado e individualização da técnica operatória a ser empregada. Deve-se empregar a técnica ideal para aquele paciente específico, compreender a sua doença e individualizar o seu tratamento.

Atualmente, há uma tendência ao emprego rotineiro de prótese para a correção da hérnia inguinofemoral no adulto. Esta prática tem demonstrado uma redução no risco de recorrência, permanência hospitalar e, sobretudo, dor pós-operatória, com retorno precoce às atividades físicas e laborais. Os últimos levantamentos estatísticos norte-americanos, em aproximadamente 800 mil reparos de hérnia, confirmaram esta tendência, com 14% das cirurgias realizadas pelas técnicas endoscópicas (TAPP e TEP), 37% Lichtenstein, 34% Plug repairs, 8% de outros reparos e somente 7% das cirurgias sem o emprego de prótese.

Este *Atlas de Cirurgia da Hérnia Inguinal* traz ao leitor todos estes aspectos técnicos e anatômicos de maneira muito elegante e atual. Trata-se de uma fonte de pesquisa abrangente, disponível àquele que desenvolve as mais variadas técnicas de correção da hérnia inguinal e para aquele que está iniciando nesta fascinante especialidade, a "herniologia". As principais técnicas empregadas no moderno tratamento da hérnia inguinal estão aqui ilustradas e comentadas por grandes cirurgiões nacionais e internacionais, *experts* no tratamento da doença herniária, sob o comando do Dr. Heitor Fernando Xediek Consani, pesquisador nato, entusiasta no ensino do tratamento da Doença Hérnia e grande amigo a quem devo meu profundo respeito e admiração.

Ótima leitura e excelente pesquisa a todos.

Marcelo Lopes Furtado
Presidente da Sociedade Brasileira de Videocirurgia – SP (SOBRACIL-SP)
Coordenador do Serviço de Cirurgia Minimamente Invasiva do Hospital Pitangueiras, Jundiaí – SP

Prefacio

La patología herniaria continúa siendo un apasionante tema de disertación y discusión en los principales foros quirúrgicos nacionales e internacionales.

No es de extrañar el interés que despierta el estudio de las hernias de la pared abdominal y su tratamiento quirúrgico. El reto al que se enfrenta el cirujano que repara un defecto herniario suele subestimarse en muchas ocasiones; sin embargo tenemos que reconocer que no existen dos hernias iguales y que se agregan factores sistémicos que complican el comportamiento, la evolución y el pronóstico quirúrgico de un "simple defecto anatómico". Es ahí donde entra la conjunción del conocimiento, la habilidad y el arte que se requiere para una adecuada reconstrucción abdominal. Ya en 1804 Sir Astley Paston Cooper refería que "… *ninguna enfermedad exige más imperiosamente conocimientos anatómicos precisos, que las diversas variedades de hernia, unidos a una gran capacidad y habilidad quirúrgica…*"

Desafortunadamente, a casi 130 años de la llamada "Historia moderna de la herniología" de Edoardo Bassini, y a 30 años de la aparición del concepto de "hernioplastia libre de tensión" encabezados por Lichtenstein, Stoppa y Rives, no contamos aun con una técnica universal para la "cura radical de la hernia" y menos aun, con un acuerdo unánime sobre la mejor vía de acceso para el tratamiento de la misma.

El presente libro nos adentra en el difícil y fascinante mundo de la descripción de diferentes técnicas quirúrgicas que han probado su efectividad para el tratamiento de las hernias de la región inguinal.

Resulta una labor compleja el describir una técnica y conjuntarla con ilustraciones y fotografías que ejemplifiquen con sencillez y claridad el procedimiento, para que cualquier cirujano sea capaz de reproducirlo. El Dr. Heitor Fernando Xediek Consani, a quien tengo el privilegio de conocer como un apasionado experto en el tratamiento de las hernias de pared abdominal, ha sabido elegir a destacados colaboradores para la presentación de esta obra, quienes con maestría, nos llevan desde las técnicas más simples, realizadas con anestesia local y en forma ambulatoria, hasta los procedimientos laparoscópicos que implican mayor tecnología.

Podemos encontrar en este Atlas de procedimientos quirúrgicos para la reparación de la hernia inguinal, aspectos básicos de anatomía anterior y posterior de la región inguinal, el concepto de lo que debe ser un centro de entrenamiento para la enseñanza de los procedimientos de hernioplastias, el uso de anestésicos locales para la realización de plastias inguinales, tres procedimientos sin uso de prótesis por vía abierta, tres de los más populares por vía abierta con el uso de prótesis de malla y finalmente tres procedimientos que podemos realizar por vía laparoscópica. Sin duda estos capítulos complementan el conocimiento de todo cirujano interesado en el tema de las hernias y deben ser considerados como referentes dentro del arsenal de herramientas quirúrgicas para la resolución de la mayor parte de las hernias de la región inguinal.

    Me complace constatar que el Dr. Consani se une a un grupo selecto de cirujanos que dedican un gran esfuerzo al estudio y sobre todo, a la transmisión en forma generosa, de los conocimientos y experiencias quirúrgicas a las nuevas generaciones de "herniologos".

Dr. Juan Carlos Mayagoitia
León Gto. México

Introdução

"Se nenhuma outra área fosse oferecida a um Cirurgião para sua atividade a não ser a Herniotomia, ainda assim valeria a pena ter sido um Cirurgião e devotar uma vida inteira a este serviço."

Halsted, 1892

A correção definitiva das hérnias da região inguinal tem sido um constante desafio para os cirurgiões. A primeira descrição do seu tratamento data da época de Hamurabi, mas a grande mudança na cirurgia se dá com Edoardo Bassini no século XIX, que inaugura a "Era Moderna" na cirurgia da hérnia. Este fato se deve à descrição da primeira técnica que leva em consideração a anatomia do canal inguinal. Um fato se sucedeu após a técnica de Bassini, seus resultados eram dificilmente reproduzidos pelos cirurgiões através do mundo, fato este que levou seu mais proeminente discípulo – Attilio Catterina junto ao ilustrador Oracio Gaigher – a publicar passo a passo a técnica desenvolvida pelo seu maior mestre, lançando o livro: *A Operação de Bassini*. Esta foi a nossa inspiração inicial para a realização desta obra.

Este livro, publicado em diversas línguas, tinha como objetivo único a correta divulgação do *modus operandi* da técnica de Bassini, que fora toda modificada de país para país, de cirurgião para cirurgião. Este foi o motivo que Catterina achou para justificar os resultados não animadores dos outros serviços.

Esta situação não foi privilégio da técnica de Bassini. Diversas técnicas em diversos campos da Medicina sofrem estas adaptações e alterações, e o maior problema reside no fato de algumas destas alterações desprezarem passos fundamentais e culminarem em resultados não desejados.

A ideia central deste Atlas é mostrar, de maneira clara e explicativa, as principais técnicas. Foi subtraído qualquer tipo de discussão e de resultados; as técnicas foram descritas por cirurgiões de grande conhecimento e referência, principalmente em cada umas das operações por eles descritas. Ainda há nesta obra que se citar a importância dos Centros e do treinamento em cirurgia da hérnia de maneira individualizada.

Como resultado deste trabalho tem-se a possibilidade de consultar as principais técnicas feitas de maneira fiel à forma que fora descrita.

Agradeço muito a cada um de nossos colaboradores que dispôs de seu conhecimento e tempo para a realização deste sonho.

O meu mais sincero muito obrigado.

Heitor F X Consani

SUMÁRIO

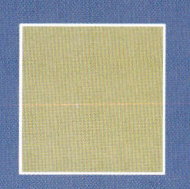

Capítulo 1
TREINAMENTO EM HÉRNIA INGUINAL E CENTROS DE HÉRNIA 1
D. Lomanto ▪ V. Kumar ▪ A. Agarwal

Capítulo 2
ANATOMIA INGUINAL APLICADA 9
Leandro Totti Cavazzola ▪ Henrique Záquia Leão

Capítulo 3
ANESTESIA LOCAL NA HERNIORRAFIA INGUINAL 33
Flávio Malcher M. Oliveira ▪ Leonel Pereira dos Santos
José Júlio do Rêgo Monteiro Filho
Heitor Márcio Gavião Santos

Capítulo 4
REPARO DA HÉRNIA INGUINAL PELA TÉCNICA DE BASSINI 41
Enrico Nicoló ▪ Tradução: Renato Miranda de Melo

Capítulo 5
REPARO INGUINAL SEM TENSÃO – A TÉCNICA DE SHOULDICE EM TRÊS PLANOS 55
Renato Miranda de Melo

Capítulo 6
TÉCNICA DE LICHTENSTEIN 69
Cláudio Renato Penteado De Luca Filho

Capítulo 7
TÉCNICAS PRÉ-PERITONEAIS PELA VIA ABERTA PARA O TRATAMENTO DE HÉRNIAS INGUINAIS – TÉCNICAS DE NYHUS E STOPPA 75
Júlio César Beitler

Capítulo 8
CIRURGIA COM TELA DUPLA 87
Heitor Fernando Xediek Consani ▪ Arthur I. Gilbert

Capítulo 9
REPARO LAPAROSCÓPICO TRANSABDOMINAL PRÉ-PERITONEAL (TAPP) DA HÉRNIA INGUINAL 99
Eduardo Parra-Davila ▪ Carlos M. Ortiz-Ortiz
Jose Yeguez

Capítulo 10
REPARO ENDOSCÓPICO TOTALMENTE EXTRAPERITONEAL (TEP) DE HÉRNIA INGUINAL 115
Lawrence C. Biskin ▪ Alexander Morrell

Capítulo 11
MINILAPAROSCOPIA – ABORDAGEM COMBINADA (TAPP–TEP) PARA HÉRNIA INGUINAL 125
Gustavo L. Carvalho ▪ Marcelo P. Loureiro
Flávio Malcher M. Oliveira

ÍNDICE REMISSIVO 131

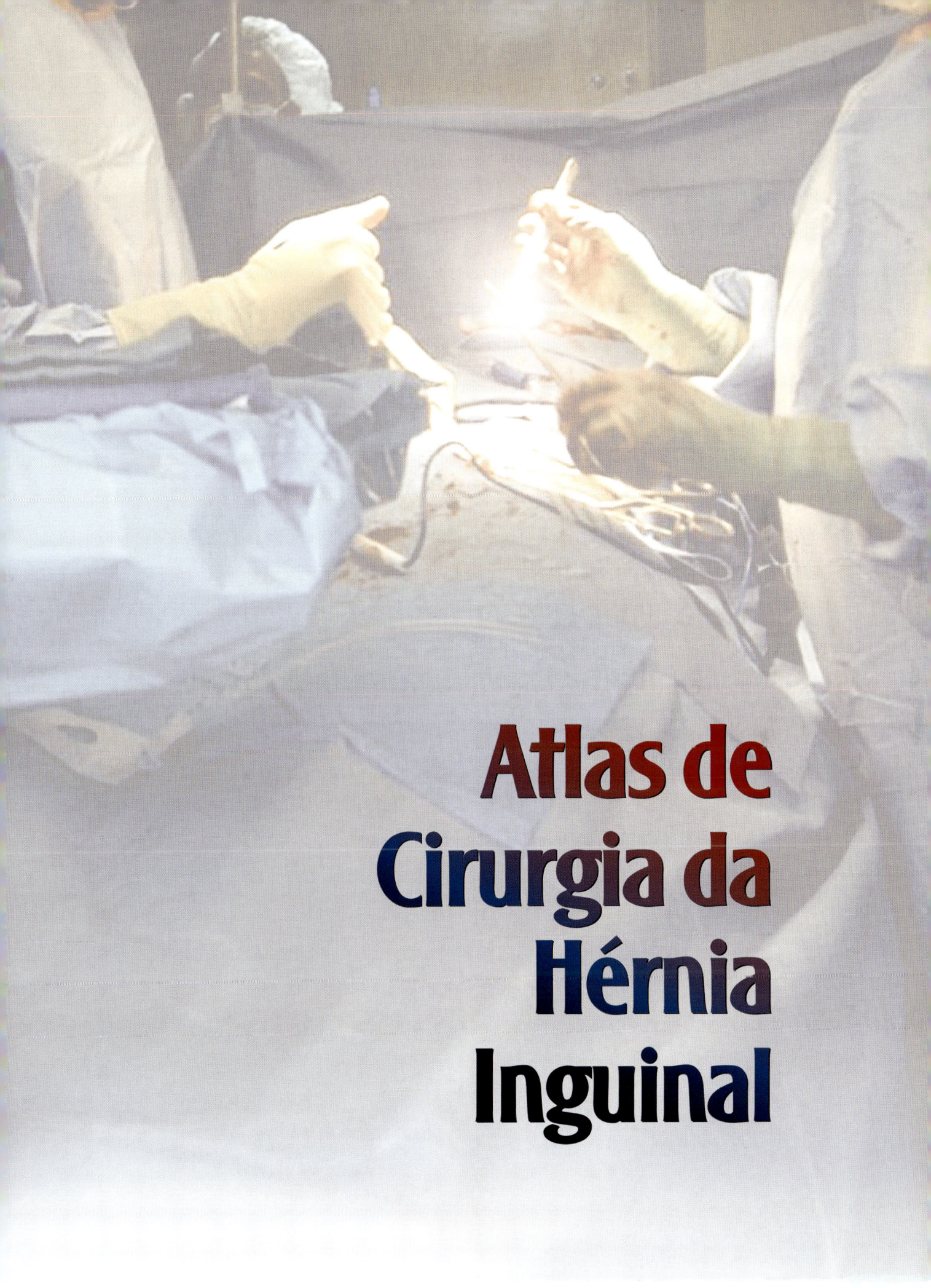

Atlas de Cirurgia da Hérnia Inguinal

Treinamento em Hérnia Inguinal e Centros de Hérnia

CAPÍTULO 1

D. Lomanto ■ V. Kumar ■ A. Agarwal

"Reparo de hérnia inguinal não tem o glamour de um Whipple ou de um transplante cardíaco, mas em termos de preservação de anos de vida útil, simplesmente em volume, é um dos mais importantes procedimentos cirúrgicos."

Dr. Jonathan E. Rhoades

Reparo de hérnia inguinal é um dos procedimentos cirúrgicos mais comuns em todo o mundo.[4] Ele forma uma parte importante do treinamento de jovens cirurgiões, como é rotineiramente efetuado, tem uma dificuldade técnica apropriada, e o resultado clínico deve ter um baixo risco de recorrência. Além disso, nas duas últimas décadas os reparos de hérnia inguinal, ventral ou hiatal sofreram desafios em termos de novas condutas, como reparo isento de tensão, novos biomateriais, operação laparoscópica e, ultimamente, NOTES *(natural-orifice transluminal endoscopic surgery)* ou cirurgia laparoscópica de porta única. Diversos estudos mostraram que a morbidade aumenta com a cirurgia sendo efetuada por cirurgiões sem experiência, desse modo tornando o cirurgião o mais importante fator prognóstico no reparo de hérnia.[23] Quanto ao reparo aberto de hérnia, há muito tempo tem sido dito que o valor de um cirurgião pode ser conhecido pela maneira como ele efetua um reparo de hérnia inguinal. Portanto, considerando-se o volume de operações de hérnia que são efetuadas e os padrões cirúrgicos crescentes da assistência aos pacientes, hoje há uma necessidade de que sejam estabelecidos programas bem estruturados de treinamento em hérnia inguinal.

A educação cirúrgica está passando por uma mudança de paradigma no século XXI, do modelo tradicional fundamentado na experiência para um programa estruturado que exige documentação da proficiência. O antigo provérbio chinês *"Eu ouço, eu esqueço... Eu vejo, eu lembro... Eu faço, eu compreendo"* enfatizou a importância de aprender fazendo, desde eras passadas.

Os desafios do treinamento cirúrgico de hérnia hoje são:

1. Atitude para com novos desenvolvimentos (*i. e.*, laparoscopia, reparo posterior, tela 3-D etc.).
2. Retreinamento.
3. Tempo levado para cirurgia.
4. Custos envolvidos.
5. Novas tecnologias – exequibilidade, eficácia e eficiência.

A importância do treinamento em hérnia foi muito bem descrita por *Sir* Ashley Cooper, em 1804:

> "Nenhuma doença cirúrgica do corpo humano exige no seu tratamento uma melhor combinação de conhecimento anatômico preciso com perícia cirúrgica do que hérnia inguinal em todas as suas variantes."

Cirurgia de hérnias inguinais foi mencionada na literatura da Antiguidade por Celso durante o século I d.C. Entretanto, operações com base anatômica só puderam ser realizadas depois que a moderna anatomia foi estabelecida durante o século XIX. Há três marcos na história do reparo de hérnia inguinal:

1. Reparo tecidual por Edoardo Bassini, em 1888.
2. Reparo com tela em *onlay* (enxerto de aposição) livre de tensão por Irving Lichtenstein, em 1984.
3. Reparo laparoscópico de hérnia, em 1992.

Desde sua introdução, o reparo tecidual puro de Bassini com suas várias modificações (Halsted, McVay, Tanner, Shouldice...) deu bons resultados mundialmente. Atualmente, o reparo de Lichtenstein (reparo com *onlay* de tela sem tensão) tem sido o sustentáculo para reparo de hérnia inguinal nas duas últimas décadas e é a técnica mais frequentemente usada com menores taxas de recorrência em mãos experientes.[2] Mas desde que a primeira colecistectomia laparoscópica foi efetuada por Philippe Mouret, em 1987, houve um aumento no número e tipos de operações que estão sendo feitas laparoscopicamente.[18] Reparo de hérnia inguinal não é exceção. Reparo laparoscópico extraperitoneal total (TEP) foi primeiro introduzido por Ferzli *et al.* e McKernan e Laws, em 1992.[7,14] Hoje, o reparo laparoscópico de hérnia é recomendado como procedimento de escolha para hérnias inguinais bilaterais e recorrentes pelo *National Institute of Clinical Excellence*, U.K. e muitas experiências controladas randomizadas (ECRs/*RCTs*).[19] Entretanto, agora esse procedimento está sendo praticado em todo o mundo para hérnia inguinal unilateral primária também, em razão dos seus benefícios iguais ou superiores ao reparo aberto.[5]

Reparo laparoscópico de hérnia inguinal é feito por método TEP ou TAPP (transabdominal pré-peritoneal). TEP, embora difícil de aprender, é preferido sobre TAPP considerando que é menos invasivo e preserva a integridade peritoneal.[15] Os desafios para reparo laparoscópico de hérnia são, primeiramente, aqueles que são comuns à laparoscopia, como custo, tecnologia e curva ascendente de aprendizado, e em segundo lugar aqueles específicos, como a anatomia interna vista de fora, marcos anatômicos difíceis, espaço estreito no reparo TEP, dificuldade técnica (em hérnia inguinoscrotal, hérnia recorrente em razão da anatomia distorcida, como aderências, cicatriz etc.). Considerando que a cirurgia laparoscópica exige maior nível de resolução espacial, destreza e perícia técnica, um período inicial de treinamento é, com frequência, necessário para a maioria dos cirurgiões se tornar proficiente em reparo de hérnia pela repetição contínua de tarefas.

Mostrou-se que procedimentos cirúrgicos têm melhor resultado quando executados por centros especialistas de maior casuística, mesmo para finalidades de ensino – especialmente quanto a centros de hérnia.[20]

Um centro de hérnia é necessário para:

- Treinamento de jovens cirurgiões.
- Coordenar tratamentos de pacientes.
- Coordenar estudo de protocolos, atividades de pesquisa e desenvolvimento.
- Acessar banco de dados e auditagem.
- Promover colaboração com outros centros no mundo.
- Estabelecer parcerias com companhias para desenvolver novos produtos, coordenar estudos pré-clínicos, etc.
- Fornecer cirurgia de hérnia no estado da arte em um contexto de cirurgia de caso-dia, bem como executar e ensinar cirurgia complexa da parede abdominal.

Ademais o centro de treinamento de hérnia deve preparar um programa bem estruturado, consistindo de:

1. Docentes de ensino.
2. Ensino em classe interativa.
3. Prática de técnica cirúrgica.
4. *Proctorship* ("inspetoria")/cirurgia supervisionada.
5. Relato mensal de casos/projetos de pesquisa.
6. "Diário de atividades" operatórias dos residentes.
7. Duração do treinamento cirúrgico.
8. Comparecimento e atuação em conferências/grupos de trabalho cirúrgicos nacionais e internacionais.

1. Docentes de ensino

O docente, diretor de programa ou principal professor de um programa de treinamento de hérnia com base em hospital, deve ser um cirurgião geral completamente treinado, inteiramente experiente, com credenciais de uma sociedade cirúrgica internacional reconhecida. O docente deve ser qualificado(a) e experiente em diferentes tipos de cirurgia de hérnia, tanto aberta quanto laparoscópica. Além disso deve ser apaixonadamente dedicado a treinar jovens médicos para se tornarem cirurgiões gerais qualificados. O diretor de programa deve providenciar docentes visitantes qualificados, de modo que o *trainee* seja qualificado por diferentes cirurgiões de diferentes hospitais.

2. Ensino em classe interativa

O ensino em classe interativa deve focalizar aspectos técnicos, como:

- Anatomia detalhada da região inguinal (aberta e laparoscópica).
- Apresentações clínicas de hérnias inguinais.
- Avaliação pré-operatória.
- Consentimento informado.
- Requisitos de instrumentos e próteses.
- Conhecimento de técnica asséptica.
- Complicações e seu tratamento.

3. Prática de técnica cirúrgica

Os pacientes esperam ser tratados por um cirurgião experiente, que seja treinado com os últimos conhecimentos. Antes da prática, os *trainees* devem passar por diferentes técnicas cirúrgicas por diferentes cirurgiões com temas incluindo como fazer, o que fazer e o que não fazer em cirurgia de hérnia. Sessões práticas devem ser incentivadas em tecidos vivos e/ou simuladores de realidade virtual. Ambas as sessões de treinamento proporcionam aprendizado em um ambiente estruturalmente controlado, usando estratégias e modalidades inanimadas similar ao aprendizado em paciente sem, contudo, comprometer sua segurança. Com o uso de estações de trabalho de ensino e avaliação autônomas, a eficiência do lado educacional da medicina aumentará. Maior número de qualificados pode ser treinado em um tempo menor (Figs. 1-1 e 1-2A, B).

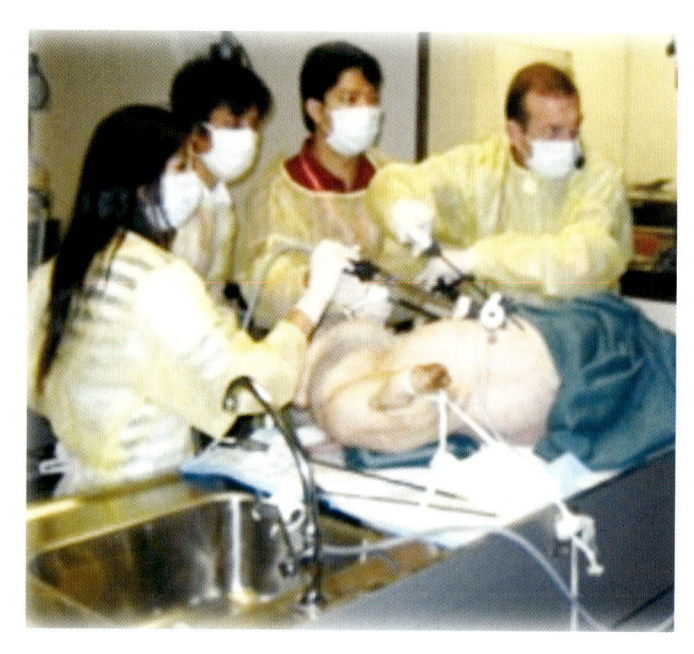

Fig. 1-1. Prática de técnica cirúrgica.

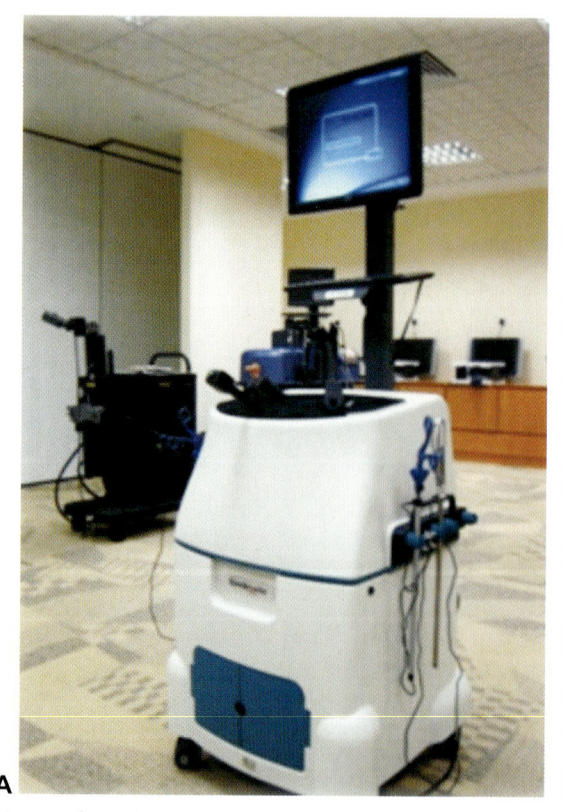

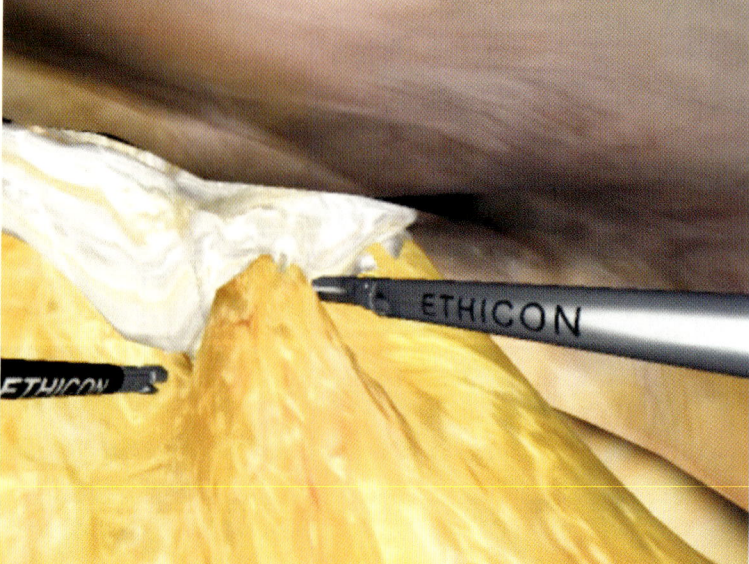

Fig. 1-2. (A e B) Prática em simuladores de realidade virtual.

Demonstrou-se, no centro de treinamento do autor que os participantes necessitaram de cerca de 30% menos tempo para completar as tarefas pré-selecionadas após treinamento *hands on* (com as próprias mãos) (Figs. 1-3 e 1-4).[12]

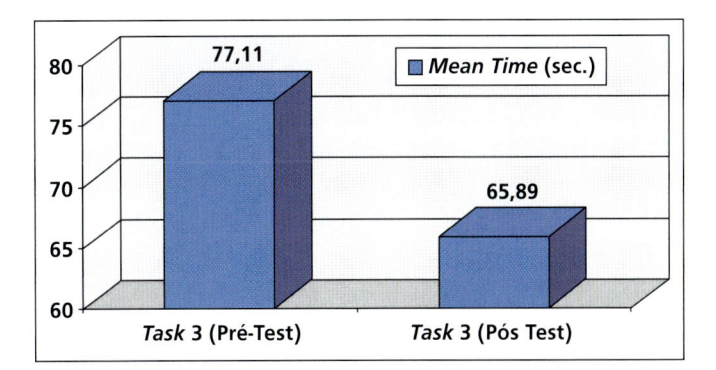

Fig. 1-3. Resultados dos treinandos em Tarefa 3 F.L.S. (tarefa com *endoloop*).

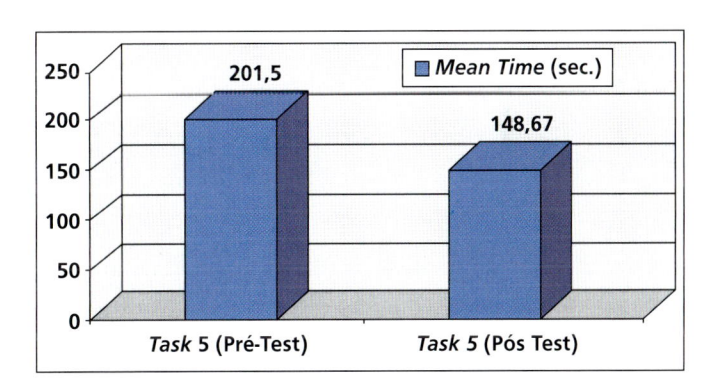

Fig. 1-4. Resultados dos treinandos em Tarefa 5 F.L.S. (sutura intracorpórea).

4. *Proctorship* (inspetoria)/cirurgia supervisionada

Só depois que os residentes demonstrarem adequada proficiência, estarão aptos a operar pacientes reais sob supervisão perita direta de consultor/especialista cirúrgico. Com supervisão adequada, resultados comparáveis aos consultores foram descritos na literatura, quando operados por treinandos de cirurgia colorretal, cirurgia gastrointestinal superior e cirurgia pancreática.[8,16,17] Similarmente, duração e resultado bem-sucedidos em termos de taxas de complicação e recorrência não foram diferentes entre residentes, quando efetuado o reparo aberto/laparoscópico de hérnia sob supervisão perita (Quadros 1-1 e 1-2).[10,20] Contudo, quando não supervisionados, os treinandos juniores tinham taxas de recorrência significativamente maiores em reparos abertos com tela e abertos suturados do que os consultores.[1] Casos inicialmente simples, como hérnia inguinal direta unilate-

Quadro 1-1	Recorrência após reparo aberto com tela por treinandos em comparação a consultores			
Cirurgião principal	**Supervisor**	**Recorrência**	**Risco relativo**	**P**
Consultor		8 de 905 (0,9%)		
Trainee júnior	Consultor	3 de 375 (0,8%)	0,9 (0,2, 3,4)	1,000
	Trainee sênior	5 de 272 (1,8%)	2,1 (0,7, 6,3)	0,192
	Não supervisionado	5 de 27 (19%)	21 (7,3, 59,9)	< 0,001
Trainee sênior	Consultor	2 de 218 (0,9%)	1 (0,2, 4,9)	1,000
	Não supervisionado	4 de 995 (0,4%)	0,5 (0,1, 1,5)	0,249

(Fonte: Robson AJ *et al.* BJS, 2004)[1]

Quadro 1-2	Recorrência após reparo aberto suturado por treinandos em comparação a consultores			
Cirurgião principal	Supervisor	Recorrência	Risco relativo	P
Consultor		10 de 220 (4,5%)		
Trainee júnior	Consultor	3 de 73 (4%)	0,9 (0,3, 3,2)	1,000
	Trainee sênior	2 de 54 (3%)	0,7 (0,2, 3,1)	1,000
	Não supervisionado	3 de 4 (75%)	16,5 (7,2, 37,8)	< 0,001
Trainee sênior	Consultor	1 de 48 (2%)	0,5 (0,1, 3,5)	0,695
	Não supervisionado	7 de 215 (3,3%)	0,7 (0,3, 1,8)	0,622

(Fonte: Robson AJ et al. BJS, 2004)[1]

ral, devem ser efetuados pelos treinandos, seguindo-se, gradualmente, pelos mais difíceis. Embora hoje a maioria das operações de hérnia (abertas e laparoscópicas) esteja sendo feita na base de cirurgia-dia, tratamentos pré- e pós-operatórios ainda são mais bem ensinados, realizando-se visitas/rondas com o cirurgião assistente aos pacientes hospitalizados nas enfermarias cirúrgicas.[6] Por essa razão, todo centro de treinamento deve cuidar de pacientes internos para finalidades de ensino.

5. Relatos de casos mensais ou projetos de pesquisa

Treinandos de todos os níveis aprendem mais rápido e completamente se descobrirem as causas por si mesmos. Relatos mensais de casos escritos ou projetos de pesquisa ajudam os residentes a encontrar respostas para os problemas que encontram durante o treinamento. Eles podem receber projetos, como comparação de diferentes tipos de materiais protéticos usados, fixação ou não fixação, ou recuperação após reparo laparoscópico *versus* aberto de hérnia inguinal. Constitui responsabilidade do Diretor do Programa desenvolver uma biblioteca cirúrgica, equipada com livros e revistas necessárias, e torná-la disponível aos residentes para que possam ler e pesquisar, quando for necessário.

6. Diário de atividades operatórias dos residentes

Os residentes devem também manter um diário de todas as operações de hérnia (abertas e laparoscópicas) que eles ajudam, executam ou ensinam a residentes mais jovens. Isto capacitará o Diretor do Programa a identificar áreas que necessitam de mais atenção.

7. Duração do treinamento cirúrgico

A curva de aprendizado foi definida como o número necessário de operações para estabilização dos tempos de operação e taxas de complicação.[22] Não existe resposta absoluta por que os residentes aprendem em diferentes velocidades. O fator-chave é que o resultado melhora com a experiência. Diferentes estudos descreveram variados números de casos requeridos para treinamento de hérnia aberta ou laparoscópica (Quadro 1-3).[3,9,11,22] O tempo cirúrgico diminui à medida que se acumula a experiência do cirurgião.[3]

Quadro 1-3	Número necessário de casos para treinamento em hérnia laparoscópica
Estudo	Curva de aprendizado para reparo laparoscópico de hérnia
Lomanto et al., 2004[3]	40 casos
H. Lau et al., 2002[9]	80 casos
Liem et al., 1996[11]	> 30 casos
Voitk et al., 1998[22]	50 casos

8. Comparecimento e atuação em conferências/grupos de trabalho cirúrgicos nacionais e internacionais

Comparecer em conferências regionais e internacionais capacita os treinandos a trabalhar em equipe com outros cirurgiões, ganhar experiência em analisar trabalhos que foram apresentados, expor seus próprios trabalhos e aprender com os colegas. Também traz legitimidade a programas de hérnia bem concebidos e organizados e permite a outros cirurgiões aferir aqueles cirurgiões que estão em treinamento.

CONCLUSÃO

Na última década, a cirurgia de hérnia deu um grande avanço depois de mais de 100 anos do reparo chamado "padrão ouro", conhecido como técnica de Bassini-Shouldice. A operação-padrão hoje é um reparo com tela sem tensão feita por acesso aberto ou laparoscópico com novas implicações em termos de diferentes condutas cirúrgicas (remendo aberto somente, tampão e remendo, tela anatômica tridimensional, até condutas laparoscópicas, como TEP ou TAPP) e novas telas (polipropileno, poliglactina-polipropileno, peso leve, até novas próteses biológicas, etc.) e assim por diante. Por essas razões, nesta era de desenvolvimento rápido, o papel do treinamento e do retreinamento (aberto e laparoscópico) torna-se cada vez mais importante. Foi observado que, embora o reparo laparoscópico de hérnia tenha menor incidência de dor inguinal crônica, menores taxas de recorrência e mais rápido retorno às atividades normais do que o reparo aberto as complicações do reparo laparoscópico são mais sérias (viscerais e vasculares) que as do aberto.[13] Além disso, como o reparo laparoscópico de hérnia é associado a uma curva ascendente de aprendizado, necessitamos estabelecer centros de treinamento de hérnia bem estruturados para os treinandos a fim de minimizar as taxas de complicação e satisfazer as expectativas dos pacientes. Estudo recente mostrou que muitos cirurgiões (um em três) não ofereciam opção de reparo laparoscópico aos seus pacientes por falta de treinamento, mas a maioria deles (80%) estava disposta a comparecer ao treinamento em cirurgia laparoscópica às próprias custas, desse modo salientando, ainda mais, a necessidade de novos centros de treinamento de hérnia.[21]

- Oficinas de trabalho cirúrgico (aberto e laparoscópico) são ferramentas úteis, efetivas e indispensáveis para educação cirúrgica continuada, mas precisam ser adequadamente estruturadas.
- Simulador de realidade virtual é um meio objetivo para avaliar treinandos cirúrgicos e elimina o potencial de morbidade real para os pacientes.
- Nova tecnologia (centro cirúrgico [TO = teatro de operação], *telementoring* [teleorientação]/*teleproctoring* ["teleinspetoria"]) é útil para melhorar o resultado.
- Prática deliberada e contínua é crucial para superar as dificuldades iniciais e a inclinação ascendente da curva de aprendizado.

REFERÊNCIAS

1. Robson AJ, Wallace CG, Sharma AK *et al*. Effects of training and supervision on recurrence rate after inguinal hernia repair. *Br J Surg* 2004;91:774-77.
2. Bay-Nielsen M, Kehlet H, Strand L. Quality assessment of 26304 herniorraphies in Denmark: a prospective nation-wide study. *Lancet* 2001;358:1124.
3. Cheah WK, So JB, Lomanto D. Endoscopic extraperitoneal inguinal hernia repair: a series of 182 repairs. *Singapore Med J* 2004 June;45(6):267-70.
4. Cheek CM, Black NA, Devlin HB. Groin hernia surgery: a systematic review. *Ann R Coll Surg Eng Suppl* 1998;80:S120.
5. Chung RS, Rowland DY. Meta-analyses of randomized controlled trials of laparoscopic vs conventional inguinal hernia repairs. *Surg Endosc* 1999 July;13(7):689-94.

6. Department of Health. National Good Practice Guidance on preoperative assessment for Day Surgical Units. Modernisation Agency: Operating Theatre Pre-operative Assessment Programme. London: DH, 2002. Disponível em: <www.doh.gov.uk/daysurgery>
7. Ferzli GS, Massad A, Albert P. Extraperitoneal endoscopicinguinal hernia repair. *J Laparoendosc Surg* 1992;2:281-85.
8. Hawkins WJ, Moorthy KM, Tighe D *et al.* With adequate supervision, the grade of the operating surgeon is not a determinant of outcome for patients undergoing urgent colorectal surgery. *Ann R Coll Surg Engl* 2007;89:760-65.
9. Lau H, Patil NG, Yuen WK *et al.* Learning curve for unilateral endoscopic totally extraperitoneal (TEP) inguinal hernioplasty. *Surg Endosc* 2002;16:1724-28.
10. Haidenberg J, Kendrick ML, Meile T *et al.* Totally Extraperitoneal (TEP) Approach for inguinal hernia: the favorable learning curve for trainees. *Curr Surg* 2003 Jan./Feb.;60(1):65-68.
11. Liem MSL, van Steensel CJ, Boelhouwer RU *et al.* Learning curve for totally extraperitoneal laparoscopic inguinal hernia repair. *Am J Surg* 1996;171:281-85.
12. Lomanto D, Chua H, Chou P *et al. Use of virtual reality simulators in pre- and post- training assessment of laparoscopic surgical workshops.* Oral presentation during the 8th Asia Pacific meeting of the Endoscopic and Laparoscopic Surgeons of Asia (ELSA), Hyderabad, India, 17-19 Aug. 2007.
13. McCormack K, Scott NW, Go PM *et al.* EU Hernia Trialists Collaboration. Laparoscopic techniques versus open techniques for inguinal hernia repair. *Cochrane Database Syst Rev* 2003;(1):CD001785.
14. McKernan JB, Laws HL. Laparoscopic repair of inguinal hernias using a totally extraperitoneal prosthetic approach. *Surg Endosc* 1993;7:26-28.
15. Simons MP *et al.* European Hernia Society guidelines on the treatment of inguinal hernia in adult patients. *Hernia* 2009 Aug.;13(4):343-403.
16. Paisley AM, Madhavan KK, Paterson-Brown S *et al.* Role of the surgical trainee in upper gastrointestinal resectional surgery. *Ann R Coll Surg Engl* 1999;81:40-45.
17. Praseedom RK, Paisley A, Madhavan KK *et al.* Supervised surgical trainees can perform pancreatic resections safely. *J R Coll Surg Edinb* 1999;44:16-18.
18. Profiles in laparoscopy: Mouret, Dubois, and Perissat: the laparoscopic breakthrough in Europe (1987-1988). *JSLS* 1999 Apr.-June;3(2):163-67.
19. Pullyblank AM, Carney L, Braddon F *et al.* Laparoscopic inguinal hernia repair: a NICE operation. *J R Coll Surg Edinb* 2002 Aug.;47(4):630-33.
20. Sanjay P, Woodward A. Local anaesthetic inguinal hernia repair performed under supervision: early and long-term outcomes. *Ann R Coll Surg Engl* 2009 Nov.;91(8):677-80.
21. Shaikh I, Olabi B, Wong VM *et al.* NICE guidance and current practise of recurrent and bilateral groin hernia repair by Scottish surgeons. *Hernia* 2011 Feb. 5. [Epub ahead of print].
22. Voitk AJ. The learning curve in laparoscopic inguinal hernia repair for the community general surgeon. *Can J Surg* 1998;41:446-50.
23. Wilkiemeyer M, Pappas TN, Giobbie-Hurder A *et al.* Does resident postgraduate year influence the outcomes of inguinal hernia repair. *Ann Surg* 2005;241:879-84.

ANATOMIA INGUINAL APLICADA

CAPÍTULO 2

Leandro Totti Cavazzola ▪ Henrique Záquia Leão

"Um homem cego trabalha na madeira da mesma maneira que um cirurgião trabalha no corpo, quando ele desconhece a anatomia."

Guy de Chauliac (1300-1368)

DEFINIÇÃO

A região inguinal cirúrgica difere da divisão em nove segmentos do abdome comumente utilizada nos livros de anatomia. O limite superior, dado pelo plano entre as espinhas ilíacas anterossuperiores, e o limite inferior, representado na anatomia da superfície pela prega inguinal e profundamente pelo ligamento inguinal, são semelhantes às divisões anatômica e cirúrgica. No entanto, o limite medial do triângulo é diferente, sendo representado na anatomia pela linha hemiclavicular ou hemi-inguinal. Na divisão cirúrgica, a linha semilunar é a responsável por este limite, o que permite que sejam incluídos nesta região os defeitos inguinais diretos, não comportados na divisão clássica. De forma análoga, neste capítulo será considerada também a anatomia da região abaixo do ligamento inguinal, denominada de região femoral anterior (que participa do membro inferior na anatomia descritiva clássica), pois os defeitos femorais podem ser abordados por técnicas que necessitam de conhecimento profundo da anatomia desta região (Fig. 2-1).

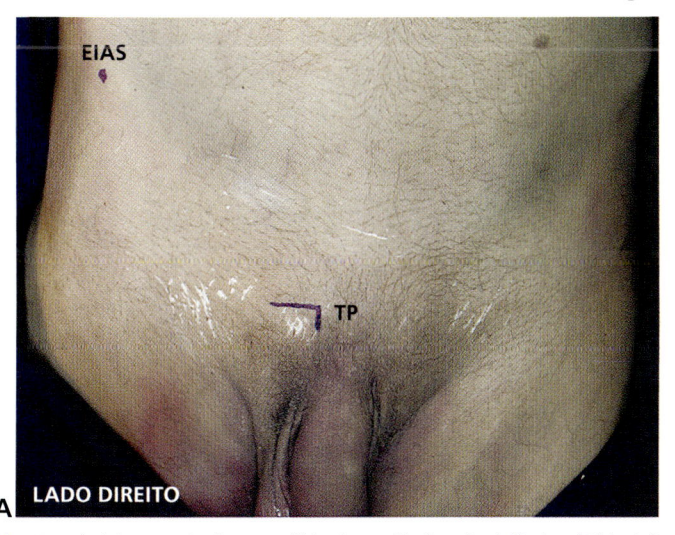

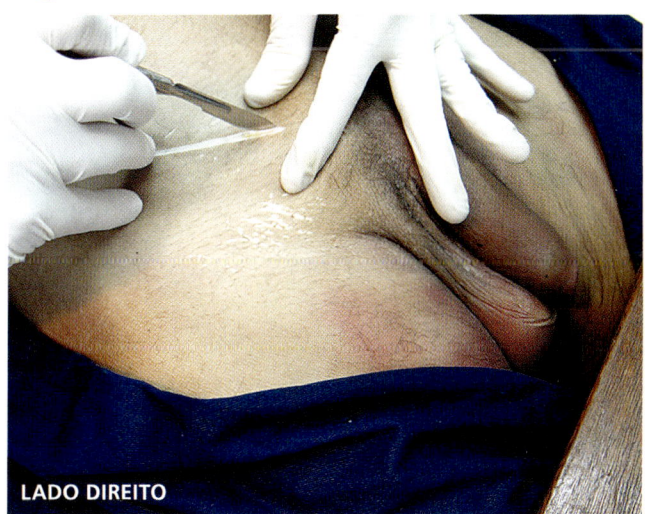

Fig. 2-1. (**A**) Anatomia de superfície da região inguinal direita; (**B**) incisão para dissecção anterior – abertura da pele. EIAS = Espinha ilíaca anterossuperior; TP = tubérculo púbico.

CONSIDERAÇÕES GERAIS

A região inguinal pode ser abordada por via anterior ou posterior, seja através de procedimento convencional (com incisão da parede anterolateral) ou por via endoscópica (transperitoneal ou criando-se um espaço pré-peritoneal), o que faz com que o cirurgião de hérnia tenha que conhecer a anatomia desta área por ambos os acessos.

Dissecção por via anterior (Figs. 2-2 a 2-33)

A tela subcutânea da parede abdominal é composta por dois estratos: uma camada mais superficial, formada por tecido areolar, denominada de fáscia areolar (ou de Scarpa), que contém vasos superficiais responsáveis pela irrigação da porção inferior da parede anterolateral do abdome (os chamados vasos epigástricos superficiais), e uma mais profunda, denominada de fáscia lamelar (ou de Camper) que contém tecido conectivo mais denso e organizado.

A próxima camada corresponde ao músculo oblíquo externo do abdome, que se dirige de superior para inferior, de lateral para medial e de posterior para anterior. Após tornar-se aponeurótico, transforma-se em uma banda fibrosa, denominada ligamento inguinal (ou de Poupart), que serve de inserção para os demais músculos da parede lateral (oblíquos interno e transverso do abdome) e que se localiza entre a espinha ilíaca anterossuperior e o tubérculo púbico. O ligamento inguinal é de extrema importância clínica e cirúrgica, pois delimita a ocorrência de hérnias inguinais (acima dele) ou femorais (abaixo). O músculo oblíquo

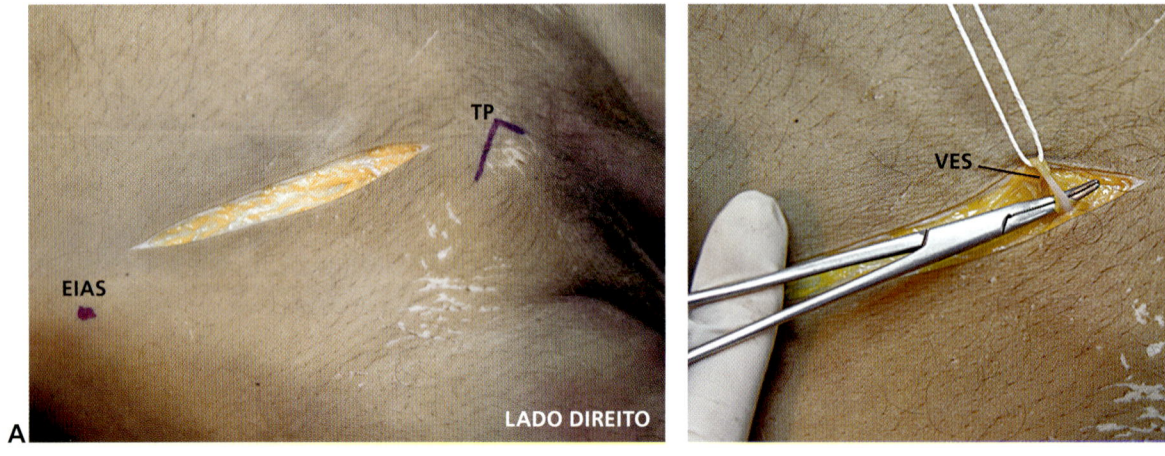

Fig. 2-2. Visualização da camada superficial da fáscia profunda. (A) Fáscia areolar; (B) vasos epigástricos superficiais (VES). EIAS = Espinha ilíaca anterossuperior; TP = tubérculo púbico.

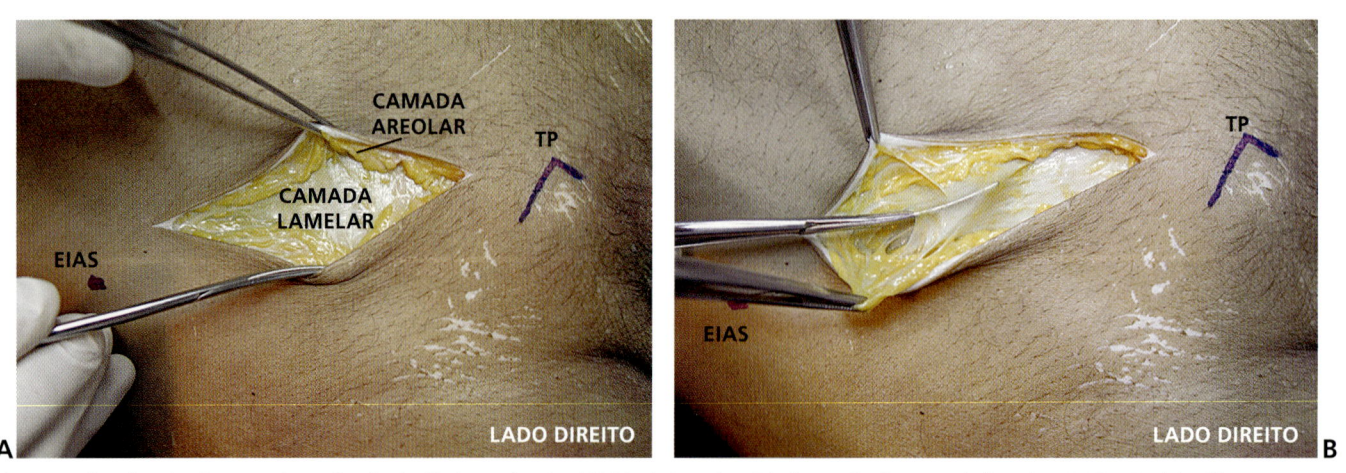

Fig. 2-3. Visualização da camada profunda da fáscia profunda. (A) Fáscia lamelar; (B) dissecção da camada lamelar. EIAS = Espinha ilíaca anterossuperior; TP = tubérculo púbico.

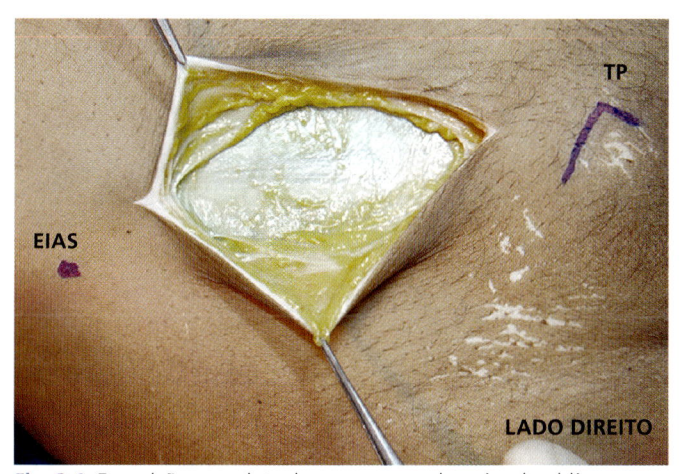

Fig. 2-4. Exposição completa da aponeurose do músculo oblíquo externo após secção das camadas areolar e lamelar da fáscia profunda. EIAS = Espinha ilíaca anterossuperior; TP = tubérculo púbico.

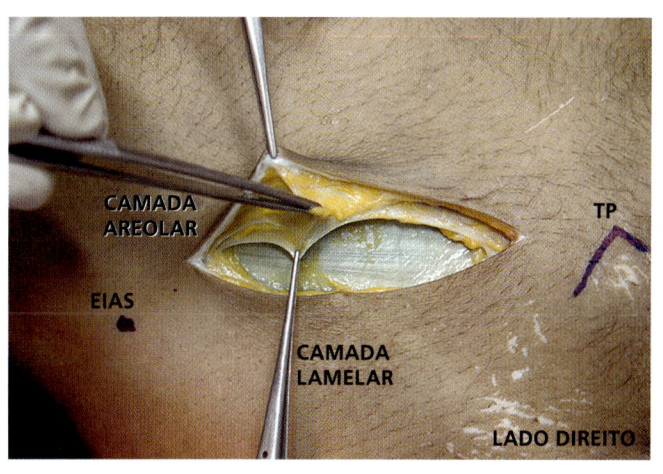

Fig. 2-5. Diferenciação entre as camadas da fáscia profunda. Pinças tracionando as camadas areolar e lamelar. EIAS = Espinha ilíaca anterossuperior; TP = tubérculo púbico.

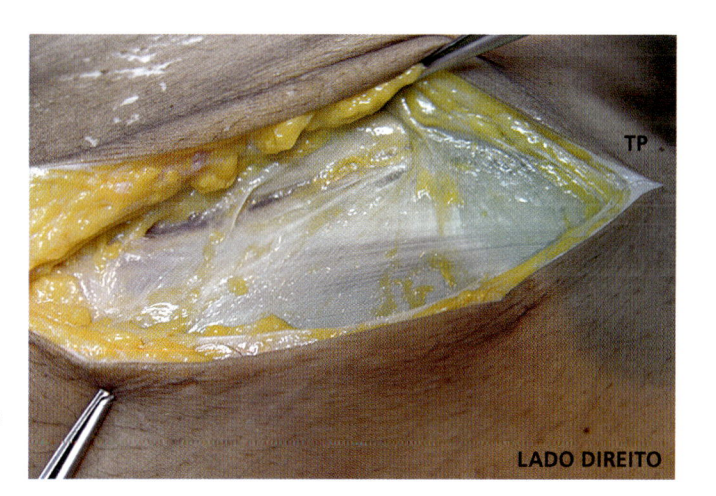

Fig. 2-6. Exposição do músculo oblíquo externo do abdome rebatidas fáscias areolar e lamelar. TP = Tubérculo púbico.

externo, ao se refletir para formar o ligamento inguinal, possui uma abertura para a exteriorização dos elementos do funículo espermático, denominado de anel inguinal superficial ou externo. Este anel possui dois pilares, um pilar medial e um pilar lateral. É palpável no exame físico através da inversão da bolsa escrotal e serve como referência para definir a extensão da incisão cirúrgica anterior.

Após incisar o músculo oblíquo externo, a próxima camada a ser visualizada corresponde à inserção do músculo oblíquo interno no ligamento inguinal. Esta inserção se forma por um arco, formando um espaço entre o músculo e o ligamento que é preenchido por fáscia *transversalis*. Na região inguinal, o músculo oblíquo interno e a camada muscular profunda a ele, formada pelo músculo transverso do abdome, possuem a mesma orientação e sentido das fibras, sendo denominadas, comumente, de tendão conjunto, devido a impossibilidade de separar as fibras musculares destas camadas nesta região anatômica. Sobre o tendão conjunto pode-se visualizar um dos ramos do plexo lombar responsáveis pela inervação sensitiva das regiões inguinal e suprapúbica, denominado nervo ílio-hipogástrico. É fundamental seu reconhecimento na abordagem anterior da região inguinal, pois deve-se evitar lesá-lo ou englobá-lo em suturas que envolvam o tendão conjunto. Muito importante entender que, medialmente, próximo ao reto abdominal, este nervo pode aprofundar-se e possuir uma porção intramuscular que ocorre em até 30% dos pacientes. Junto aos elementos do funícu-

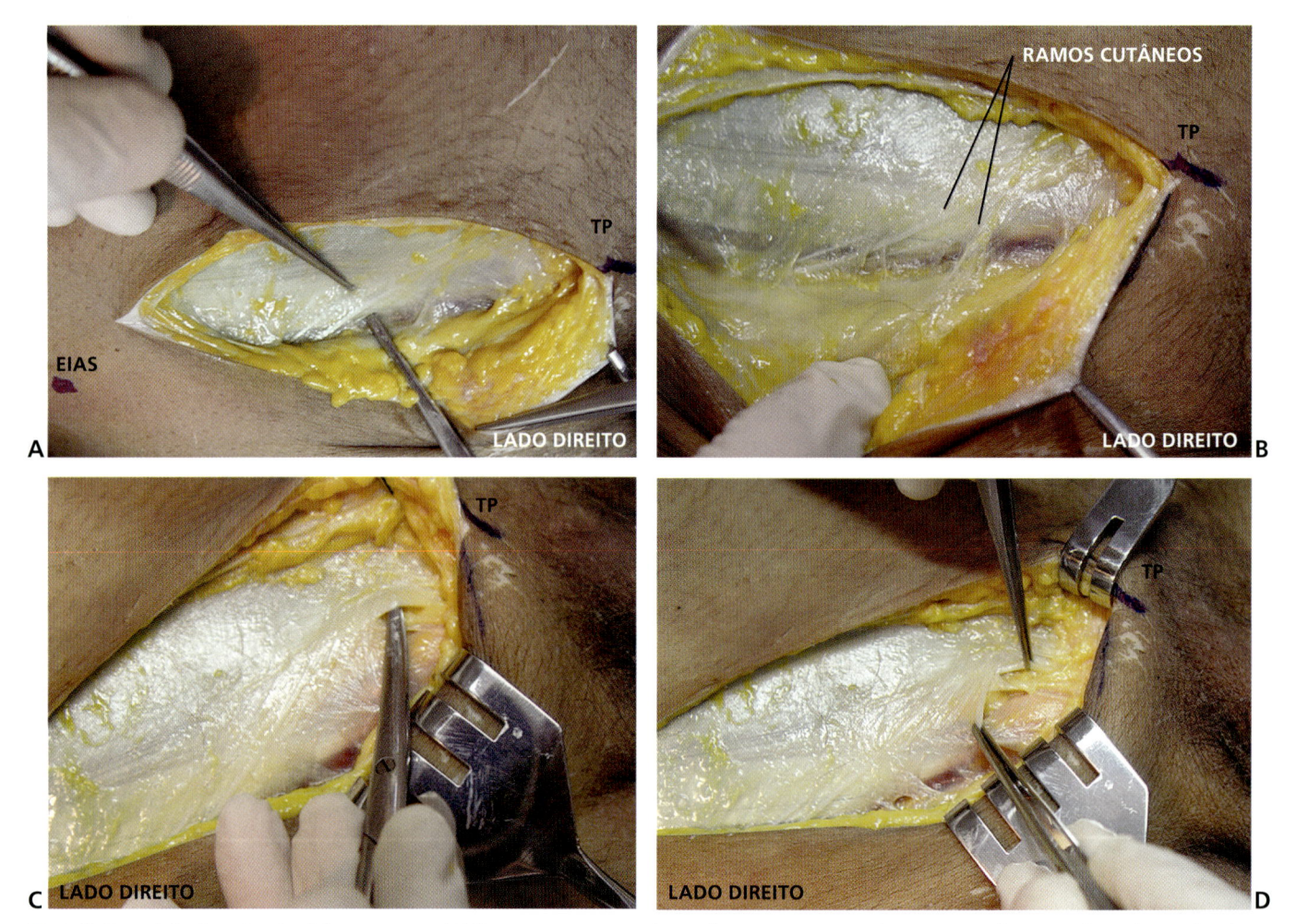

Fig. 2-7. Exposição do músculo oblíquo externo. (**A**) No espaço entre as pinças observam-se ramos dos nervos cutâneos perfurando o músculo oblíquo externo para promover inervação sensitiva cutânea; (**B**) ramos cutâneos; (**C**) ponta da tesoura no pilar medial do anel inguinal superficial; (**D**) as pinças seguram os pilares medial e lateral do anel inguinal superficial. EIAS = Espinha ilíaca anterossuperior; TP = tubérculo púbico.

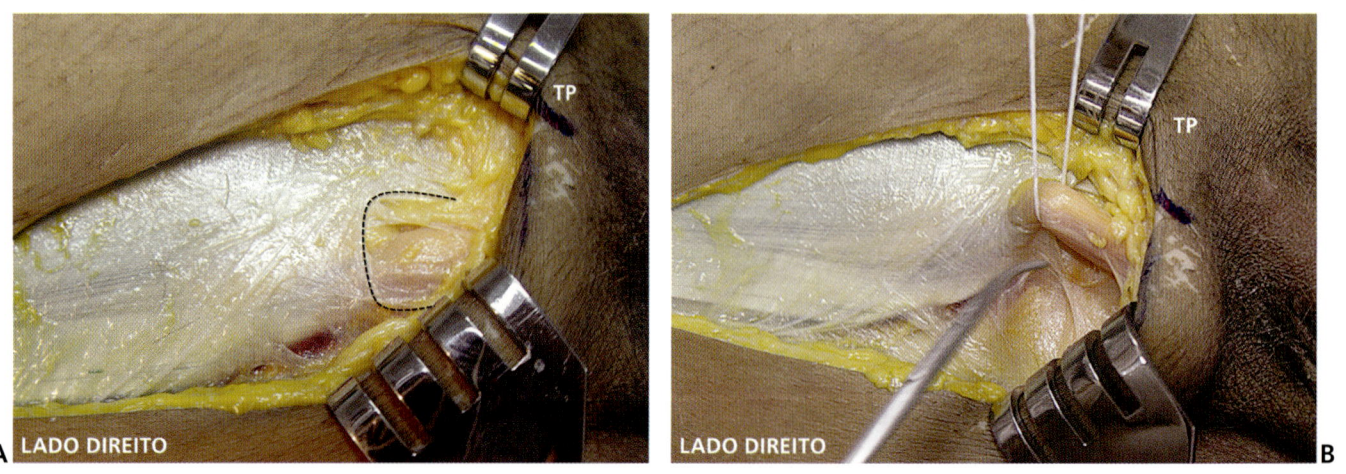

Fig. 2-8. Anel inguinal superficial. (**A**) A linha pontilhada demonstra os limites medial e lateral do anel inguinal superficial, dando passagem aos elementos do funículo espermático; (**B**) a linha branca rebate cranial e, medialmente, os elementos do funículo espermático, e a pinça demonstra o pilar lateral do anel inguinal superficial. TP = Tubérculo púbico.

Capítulo 2 ■ Anatomia Inguinal Aplicada   13

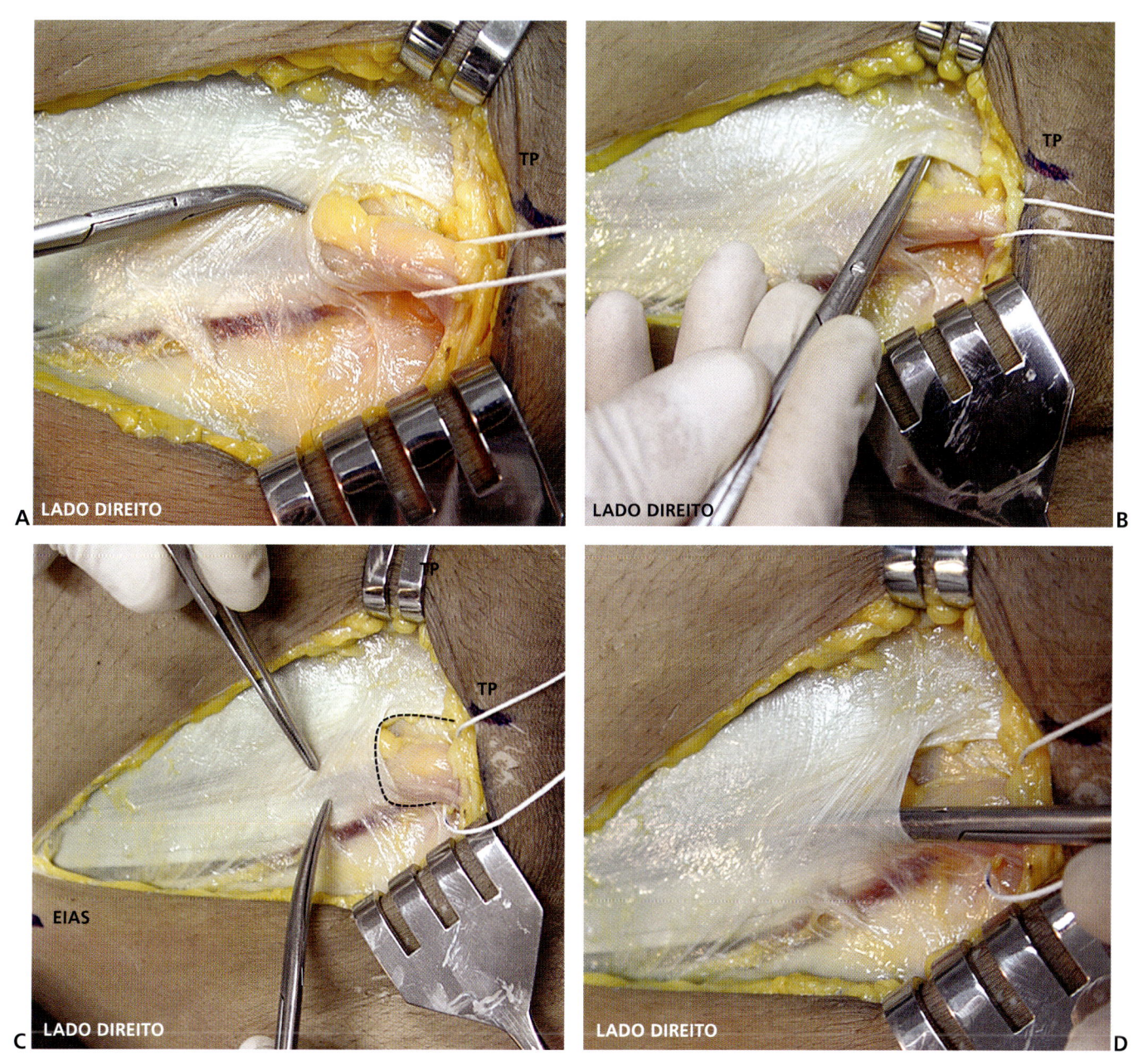

Fig. 2-9. Anel inguinal superficial. (**A**) A linha branca rebate caudal e medialmente os elementos do funículo espermático, e a pinça demonstra o contorno do anel inguinal superficial; (**B**) a pinça mostra o pilar medial do anel inguinal superficial; (**C**) o espaço entre a pinça e a tesoura indica as fibras do músculo oblíquo externo separando-se para formar o anel inguinal superficial, que é demonstrado pela linha pontilhada; (**D**) a tesoura isola o anel inguinal superficial das estruturas do funículo espermático. EIAS = Espinha ilíaca anterossuperior; TP = tubérculo púbico.

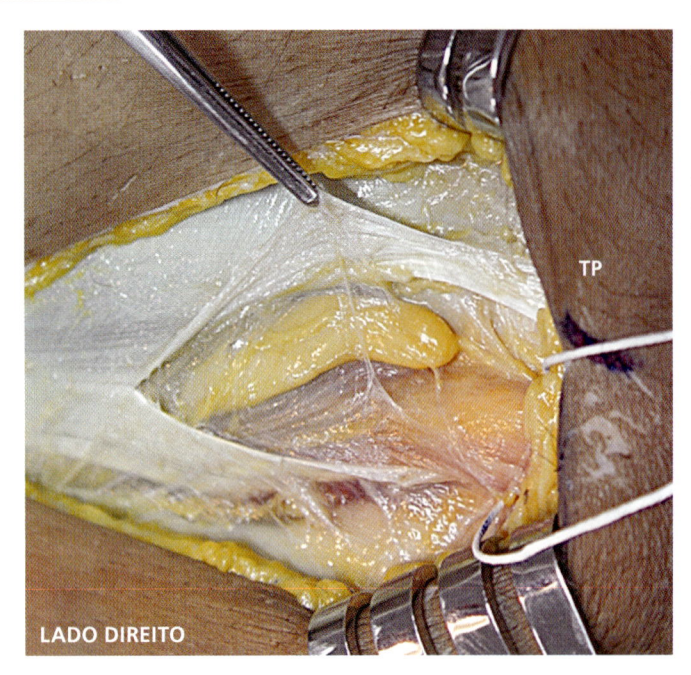

Fig. 2-10. Secção do músculo oblíquo externo. A pinça rebate cranialmente o músculo oblíquo externo, permitindo o acesso às camadas mais profundas. A linha branca rebate caudal e medialmente os elementos do funículo espermático.
TP = Tubérculo púbico.

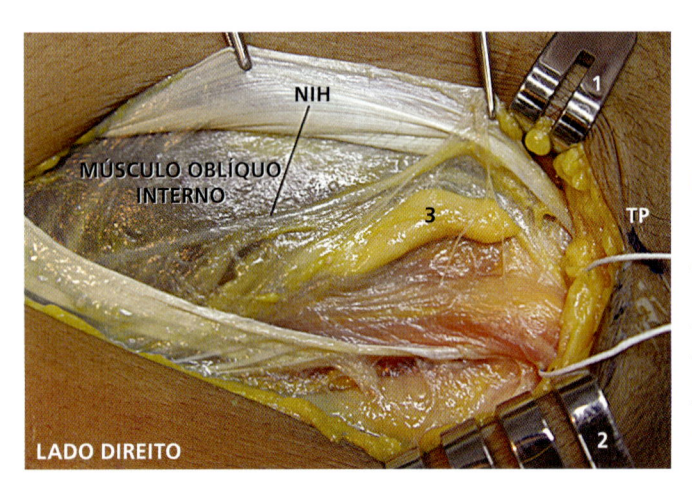

Fig. 2-11. Secção do músculo oblíquo externo. As pinças rebatem cranial (1) e caudalmente (2) o músculo oblíquo externo. O número 3 corresponde a um lipoma de cordão, variante anatômica extremamente comum. A linha branca rebate caudal e medialmente os elementos do funículo espermático. NIH = Nervo ílio-hipogástrico; TP = tubérculo púbico.

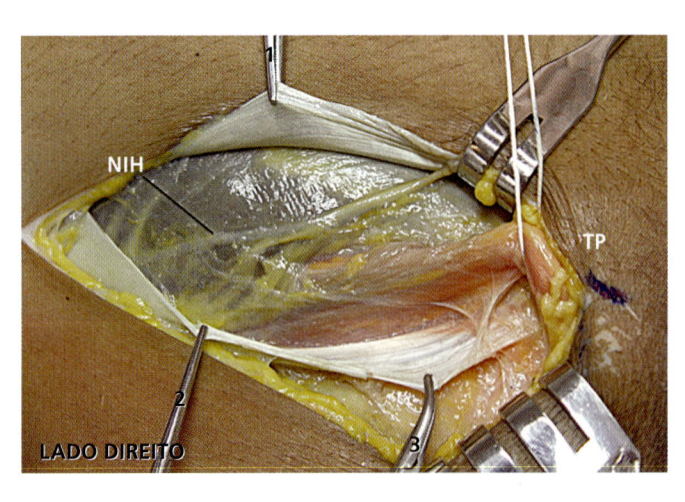

Fig. 2-12. Secção do músculo oblíquo externo – anatomia após ressecção do lipoma de cordão. As pinças rebatem cranial (1) e caudalmente (2 e 3) o músculo oblíquo externo. A linha branca rebate cranial e medialmente os elementos do funículo espermático. NIH = Nervo ílio-hipogástrico; TP = tubérculo púbico.

Fig. 2-13. Dissecção dos elementos do funículo. As pinças rebatem cranial (1) e caudalmente (2 e 3) o músculo oblíquo externo, a linha branca rebate cranial e medialmente os elementos do funículo espermático. A tesoura inicia a separação dos elementos do funículo espermático da parede posterior do canal inguinal. NIH = Nervo ílio-hipogástrico; TP = tubérculo púbico.

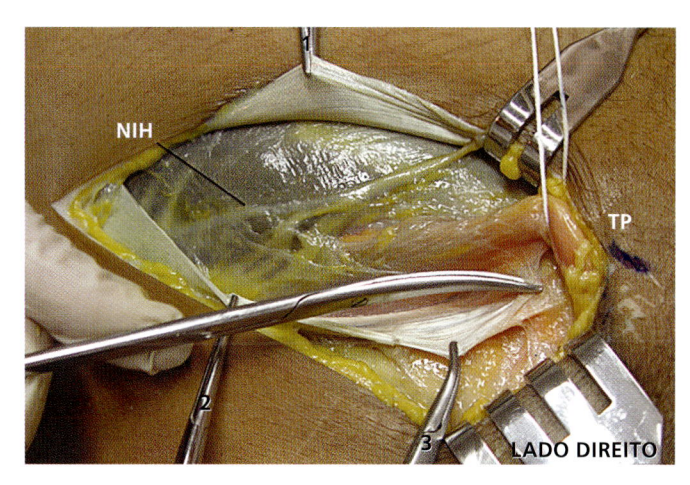

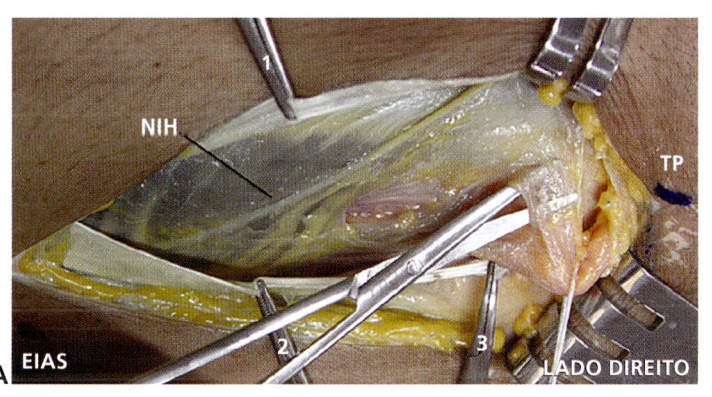

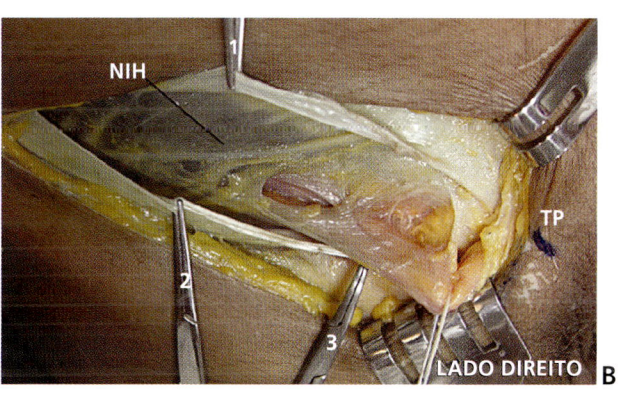

Fig. 2-14. Dissecção dos elementos do funículo. (**A**) As pinças rebatem cranial (1) e caudalmente (2 e 3) o músculo oblíquo externo. A linha branca rebate caudal e lateralmente os elementos do funículo espermático. A tesoura inicia a separação dos elementos do funículo espermático da parede posterior do canal inguinal. (**B**) Observam-se os elementos praticamente separados da parede posterior. EIAS = Espinha ilíaca anterossuperior; TP = tubérculo púbico. NIH = nervo ílio-hipogástrico.

Fig. 2-15. Dissecção dos elementos do funículo. As pinças rebatem cranial (1) e caudalmente (2 e 3) o músculo oblíquo externo. A linha branca rebate caudal e medialmente os elementos do funículo espermático. Observam-se os elementos praticamente separados da parede posterior. NIH = Nervo ílio-hipogástrico; TP = tubérculo púbico.

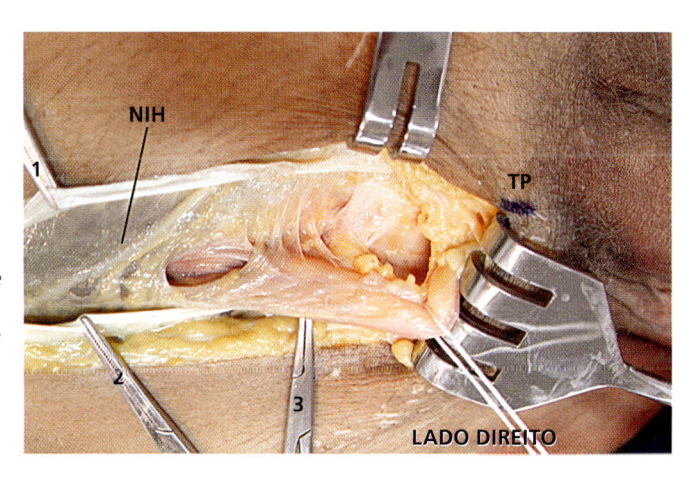

lo espermático existe outro ramo do plexo lombar que inerva a face anterior da bolsa escrotal, o nervo ilioinguinal. Seu reconhecimento é muito importante quando são explorados os elementos do funículo espermático na avaliação de hérnias inguinais indiretas, pois pode ser lesionado durante a abertura do músculo cremáster, que envolve as estruturas do cordão.

16 Capítulo 2 ■ Anatomia Inguinal Aplicada

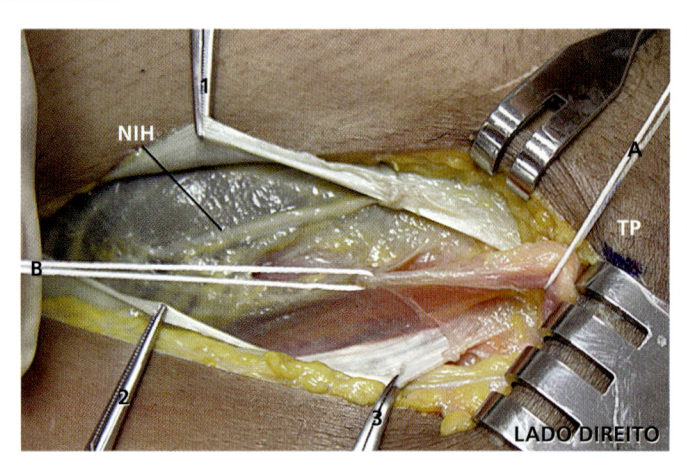

Fig. 2-16. Dissecção dos elementos do funículo. As pinças rebatem cranial (1) e caudalmente (2 e 3) o músculo oblíquo externo. A linha branca A rebate cranial e medialmente os elementos do funículo espermático. A linha branca B isola o nervo ilioinguinal dos demais elementos. NIH = Nervo ílio-hipogástrico; TP = tubérculo púbico.

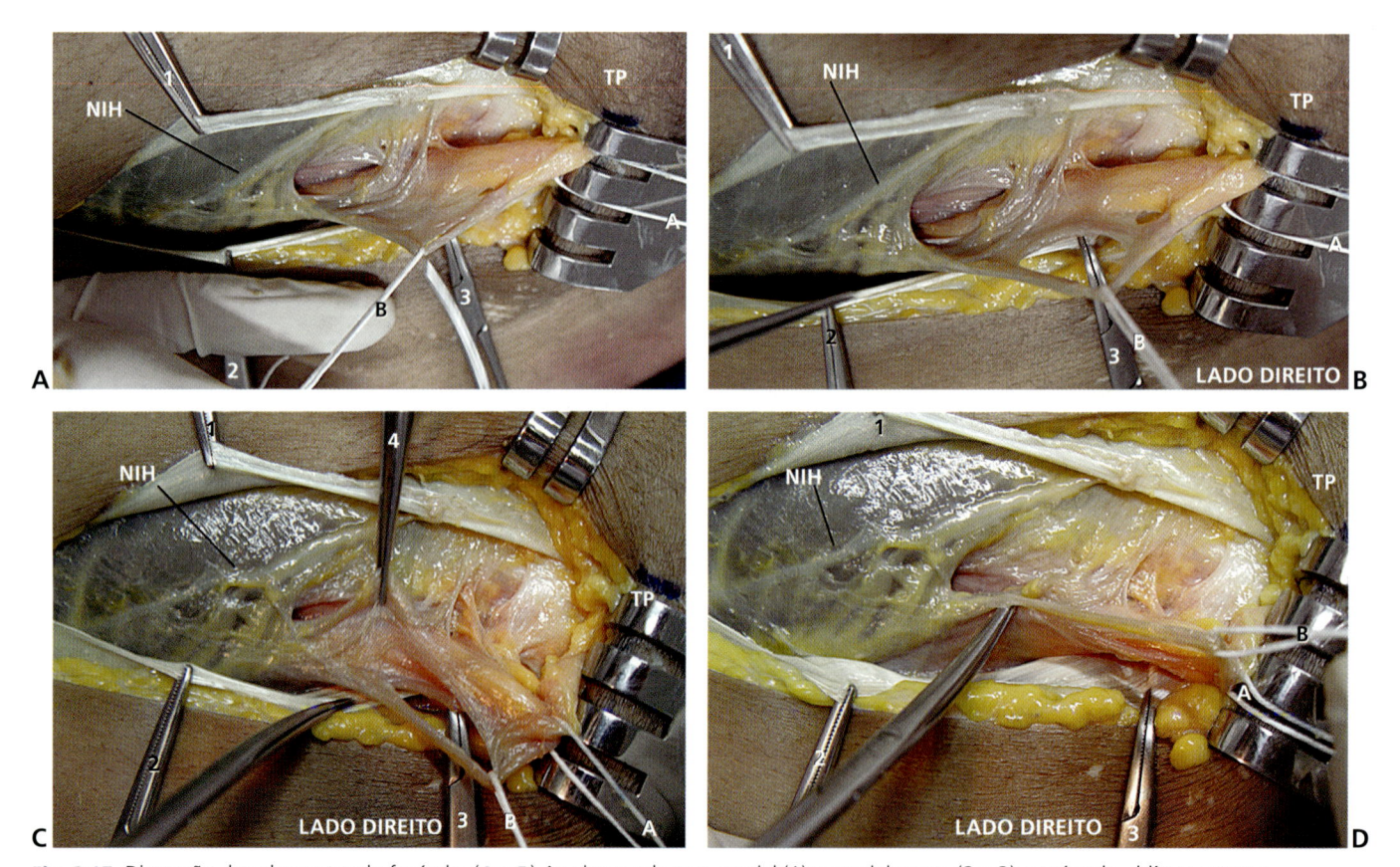

Fig. 2-17. Dissecção dos elementos do funículo. (**A** e **B**) As pinças rebatem cranial (1) e caudalmente (2 e 3) o músculo oblíquo externo. A linha branca A rebate caudal e medialmente os elementos do funículo espermático. A linha branca B isola o nervo ilioinguinal dos demais elementos; (**C**) a pinça 4 demonstra o músculo cremáster; (**D**) a linha branca B e a tesoura isolam o nervo ilioinguinal dos demais elementos. NIH = Nervo ílio-hipogástrico; TP = tubérculo púbico.

    Este é o cenário que será visualizado durante uma cirurgia de hérnia inguinal por via anterior. É neste momento que são conceituados os defeitos herniários em diretos ou indiretos, com base na referência anatômica dos vasos epigástricos inferiores: defeitos mediais aos vasos, que causam destruição da fáscia *transversalis*, são denominados de hérnias inguinais indiretas, ao passo que defeitos laterais aos vasos, e que se projetam junto com as estruturas do funículo espermático, são denominados de defeitos indiretos. O espaço delimitado pelo tendão conjunto, cranialmente, ligamento inguinal, inferiormente, e vasos epigástricos

Capítulo 2 ■ Anatomia Inguinal Aplicada 17

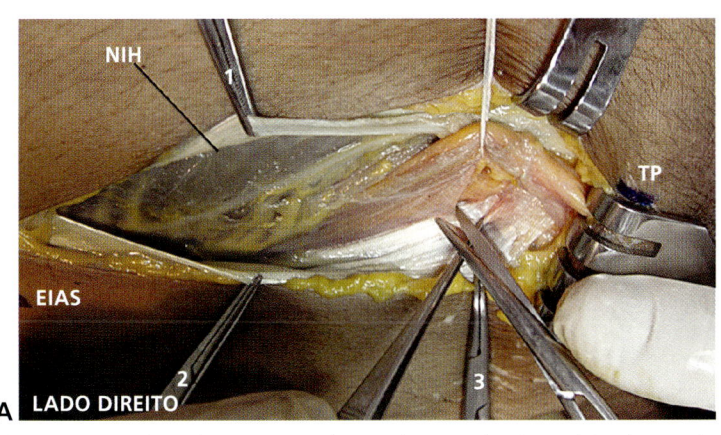

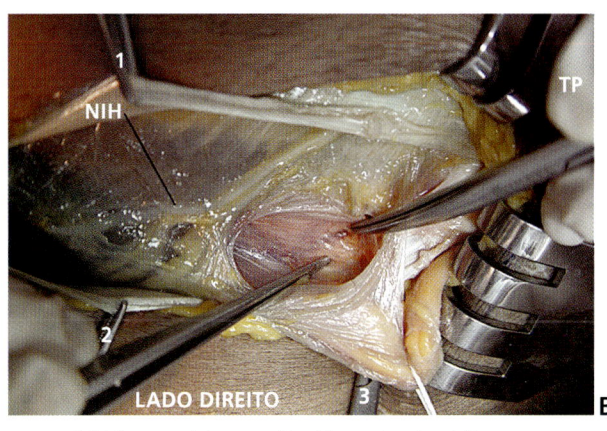

Fig. 2-18. Exposição das estruturas da parede posterior. (**A** e **B**) As pinças rebatem cranial (1) e caudalmente (2 e 3) o músculo oblíquo externo. A linha branca rebate caudal e medialmente os elementos do funículo espermático. Observa-se a entre a pinça anatômica e a tesoura a projeção do ramo genital do nervo genitofemoral. EIAS = Espinha ilíaca anterossuperior; TP = tubérculo púbico; NIH = nervo ílio-hipogástrico.

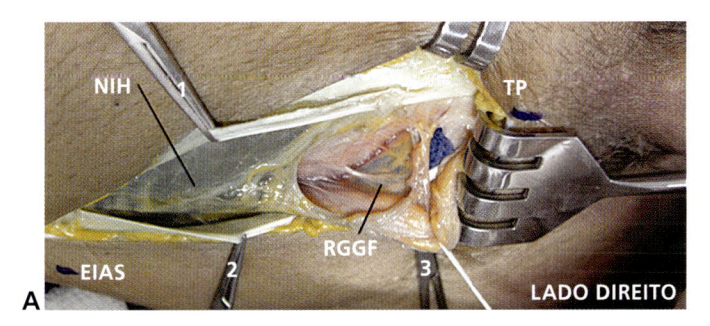

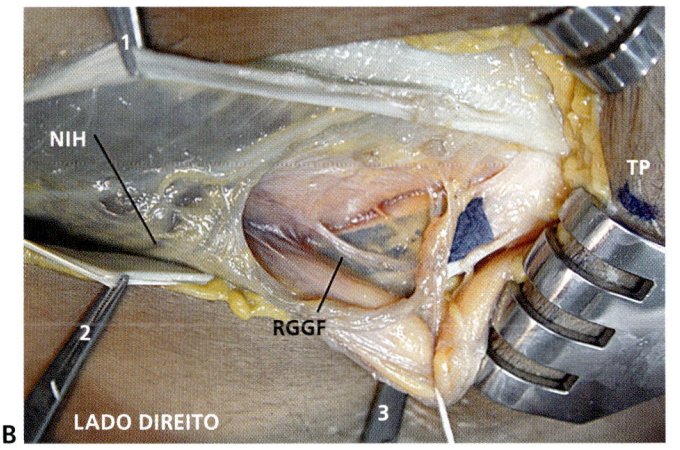

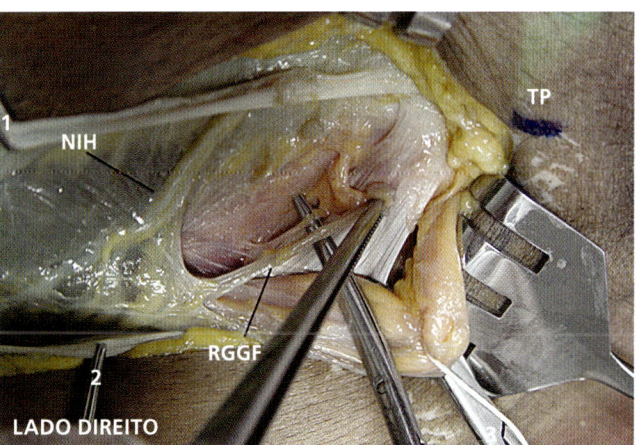

Fig. 2-19. Exposição das estruturas da parede posterior. (**A**) As pinças rebatem cranial (1) e caudalmente (2 e 3) o músculo oblíquo externo. A linha branca rebate caudal e lateralmente os elementos do funículo espermático. Observa-se a veia cremastérica, que é a referência anatômica para o ramo genital do nervo genitofemoral – (*blue line* ou linha azul); (**B**) o pedaço de papel azul isola os vasos cremastéricos dos demais elementos do funículo; (**C**) a tesoura isola o ramo genital do nervo genitofemoral e a veia cremastérica. RGGF = Ramo genital do nervo genitofemoral; NIH = nervo ílio-hipogástrico; EIAS = espinha ilíaca anterossuperior.

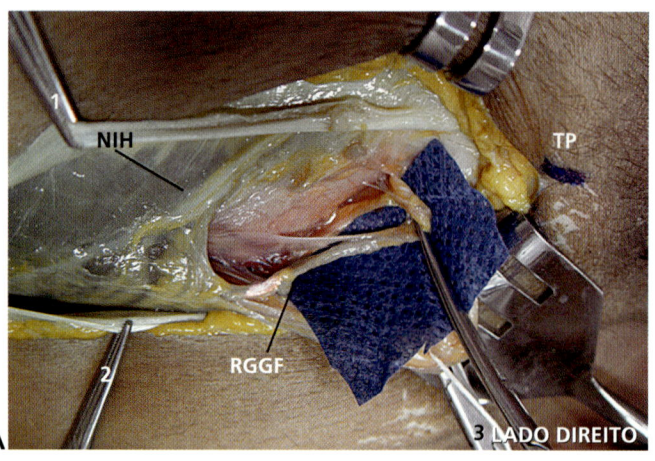

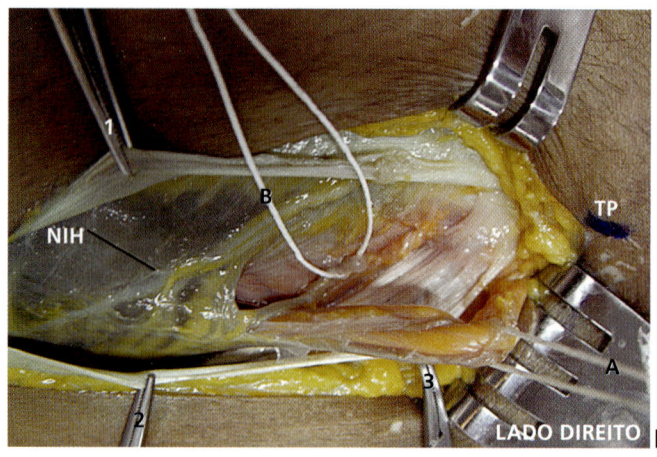

Fig. 2-20. Exposição das estruturas da parede posterior. (**A**) As pinças rebatem cranial (1) e caudalmente (2 e 3) o músculo oblíquo externo. O papel azul isola o ramo genital do nervo genitofemoral e a veia cremastérica. Os elementos do funículo espermático estão tracionados caudalmente e atrás do papel azul; (**B**) a linha branca A rebate caudal e lateralmente os elementos do funículo espermático. A linha branca B rebate o ramo genital do nervo genitofemoral. RGGF = Ramo genital do nervo genitofemoral; NIH = nervo ílio-hipogástrico; TP = tubérculo púbico.

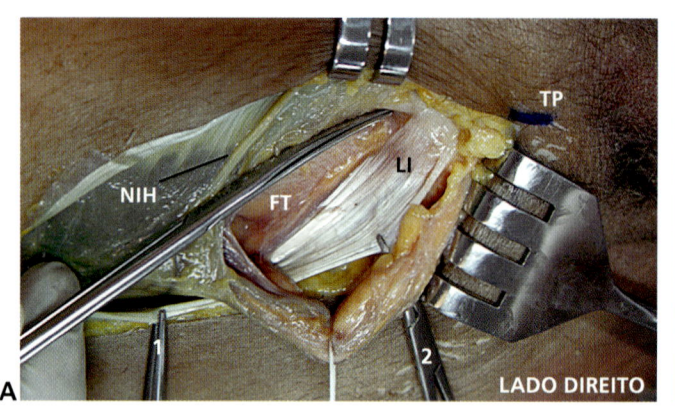

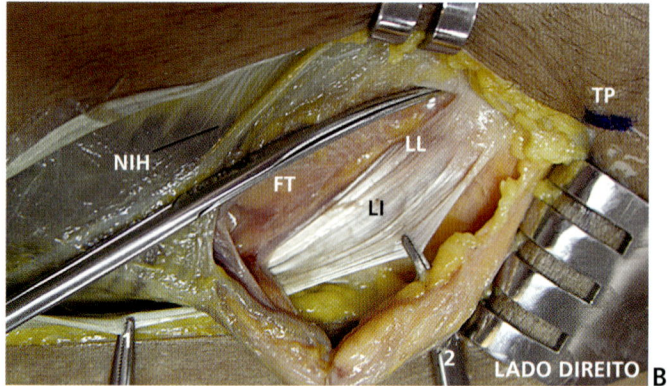

Fig. 2-21. Exposição das estruturas da parede posterior. (**A**) As pinças (1 e 2) rebatem caudalmente o ligamento inguinal (LI). A linha branca rebate caudal e lateralmente os elementos do funículo espermático. A tesoura limita a inserção do tendão conjunto, demonstrando o espaço entre ela e o ligamento inguinal preenchido por fáscia *transversalis* (FT). É possível identificar o ligamento inguinal e (**B**) o início do ligamento lacunar (LL). NIH = Nervo ílio-hipogástrico; TP = tubérculo púbico.

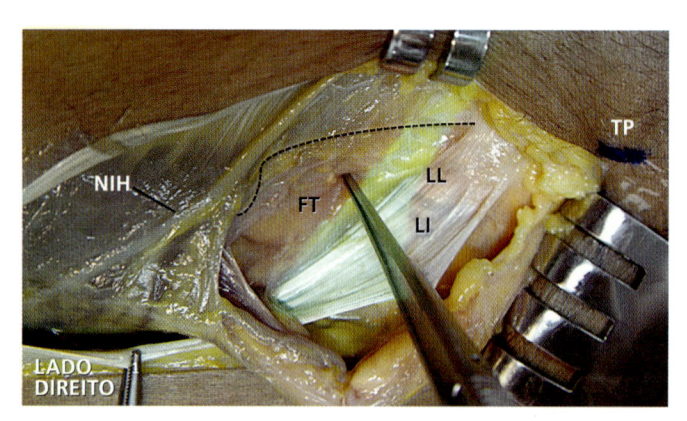

Fig. 2-22. Exposição das estruturas da parede posterior. A pinça 1 rebate caudalmente o ligamento inguinal (LI). A linha branca rebate caudal e lateralmente os elementos do funículo espermático. A linha pontilhada limita a inserção do tendão conjunto, demonstrando o espaço entre ela e o ligamento inguinal preenchido por fáscia *transversalis* (FT). A pinça anatômica está apontando a fáscia *transversalis*. NIH = Nervo ílio-hipogástrico; LL = ligamento lacunar; TP = tubérculo púbico.

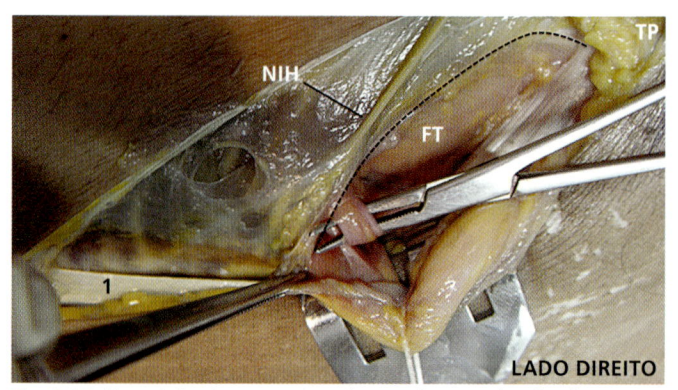

Fig. 2-23. Exposição das estruturas da parede posterior. O número 1 demonstra o limite inferior da abertura do músculo oblíquo externo. A linha branca rebate caudal e lateralmente os elementos do funículo espermático. A linha pontilhada limita a inserção do tendão conjunto. A pinça hemostática demonstra os vasos epigástricos inferiores. NIH = Nervo ílio-hipogástrico; FT = fáscia *transversalis*; TP = tubérculo púbico.

Fig. 2-24. Exposição das estruturas da parede posterior. O número 1 demonstra o limite inferior da abertura do músculo oblíquo externo. A linha branca A rebate caudal e lateralmente os elementos do funículo espermático. As linhas brancas B demonstram os vasos epigástricos inferiores. A linha pontilhada limita a inserção do tendão conjunto.
NIH = Nervo ílio-hipogástrico;
FT = fáscia *transversalis*;
TP = tubérculo púbico.

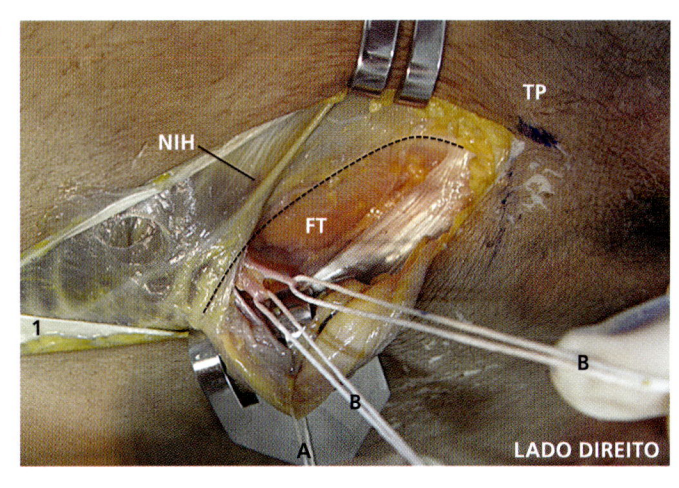

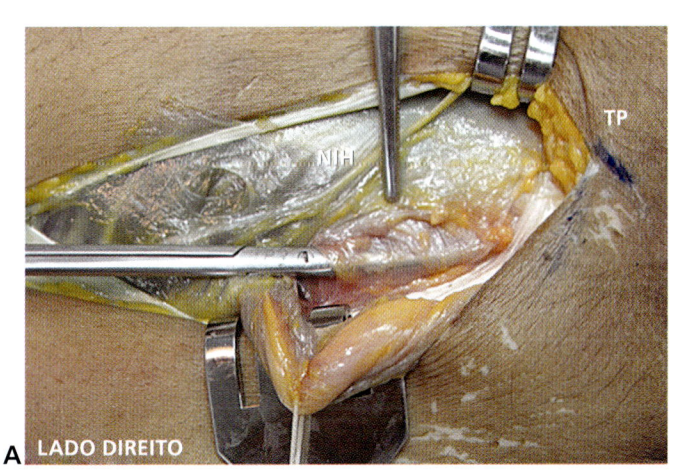

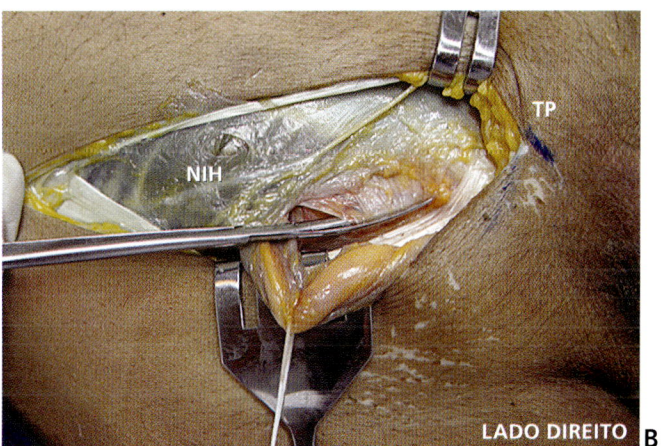

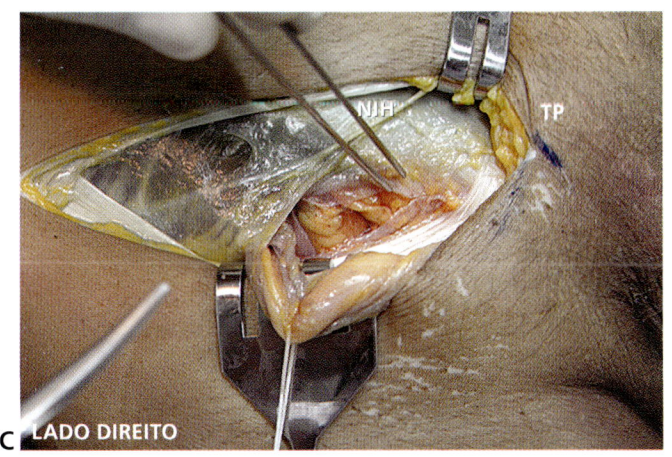

Fig. 2-25. Abertura da parede posterior. (**A**) A pinça anatômica demonstra o limite do tendão conjunto. A tesoura está inserida no anel inguinal profundo, elevando a fáscia *transversalis* que constitui a parede posterior; (**B**) tesoura seccionando a parede posterior do canal inguinal, dirigindo-se do anel inguinal profundo em direção ao tubérculo púbico (TP), a linha branca rebate caudal e lateralmente os elementos do funículo espermático; (**C**) a pinça anatômica demonstra o limite da superior e da secção da parede posterior, é possível visualizar a gordura pré-peritoneal abaixo, profundamente à parede posterior. NIH = Nervo ílio-hipogástrico.

inferiores medialmente é denominado de anel inguinal profundo ou interno, e é ele que dá passagem às estruturas do funículo espermático no homem, e corresponde a uma abertura na fáscia *transversalis* que permite que o testículo migre de uma posição retroperitoneal, logo abaixo do rim, para a bolsa escrotal, levando, neste trajeto, os vasos, drenagem linfática e inervação.

Ao incisar a fáscia *transversalis* deve observar que, em seu aspecto mais inferior, próximo ao ligamento inguinal, encontra-se o terceiro ramo do plexo lombar que deve ser preservado durante dissecção da região inguinal por via anterior: o ramo genital do nervo genitofemoral, que pode ser reconhecido nesta posição normalmente por acompanhar um

20 Capítulo 2 ■ Anatomia Inguinal Aplicada

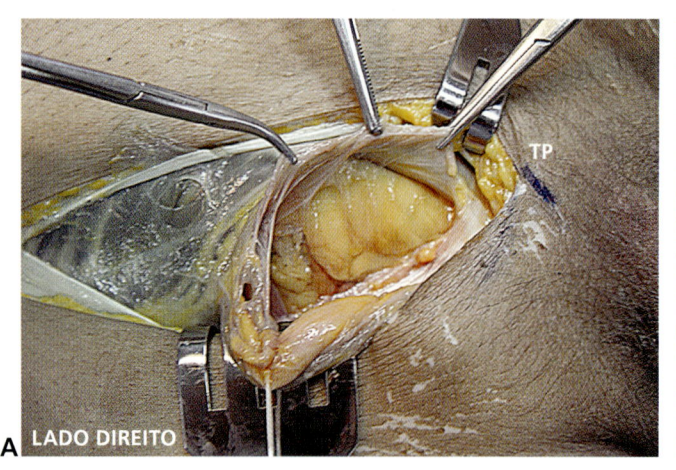

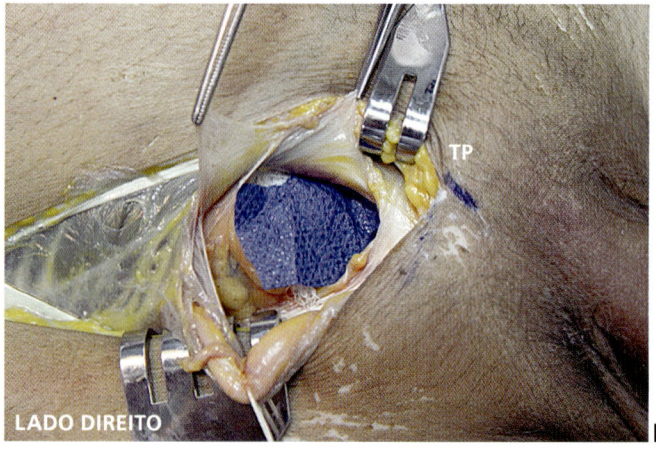

Fig. 2-26. Abertura da parede posterior. (**A**) A linha branca rebate caudal e lateralmente os elementos do funículo espermático. A fáscia *transversalis* está totalmente aberta e reparada por pinças. É possível visualizar a gordura pré-peritoneal; (**B**) para melhor entendimento, foi colocado um papel azul no espaço pré-peritoneal. TP = Tubérculo púbico.

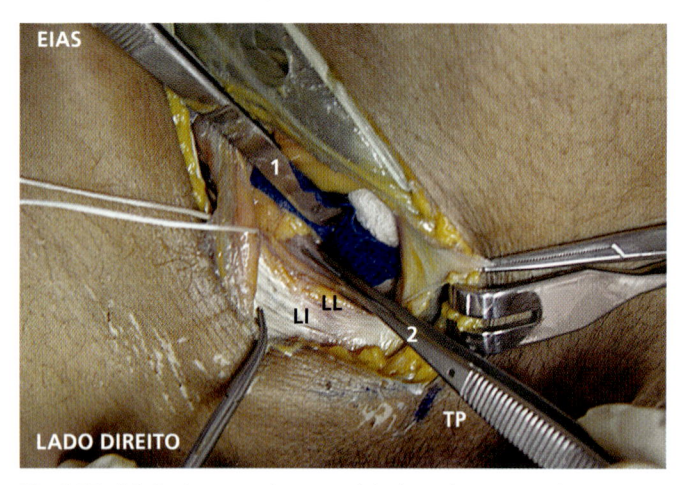

Fig. 2-27. A linha branca rebate caudal e lateralmente os elementos do funículo espermático. A pinça anatômica 1 está colocada no espaço pré-peritoneal, que está protegido por um papel azul. A pinça anatômica 2 aponta o ligamento pectíneo. A pinça hemostática traciona a borda inferior da secção do músculo oblíquo externo. EIAS = Espinha ilíaca anterossuperior; LI = ligamento inguinal; LL = ligamento lacunar; TP = tubérculo púbico.

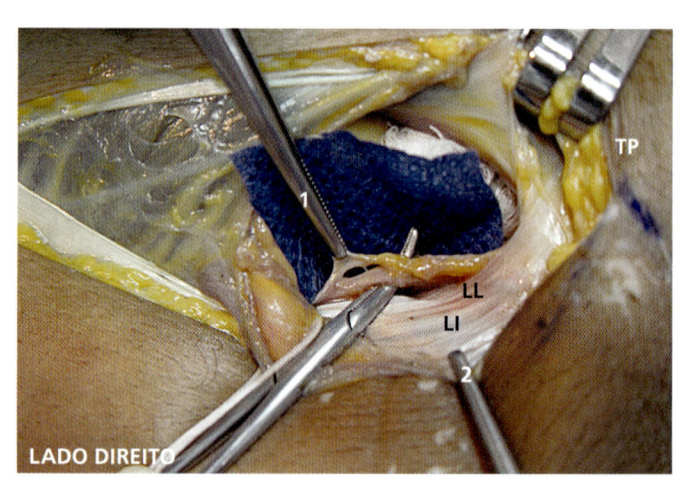

Fig. 2-28. Visualização da *blue line*. A parede posterior está aberta, e o papel azul isola as estruturas pré-peritoneais. A pinça hemostática está isolando a veia cremastérica e o e ramo genital do nervo genitofemoral. Este está pinçado pela pinça 1. A pinça 2 traciona a borda inferior da secção do músculo oblíquo externo. Os elementos do funículo espermático estão tracionados caudal e lateralmente, abaixo da pinça hemostática. LI = Ligamento inguinal; LL = ligamento lacunar; TP = tubérculo púbico.

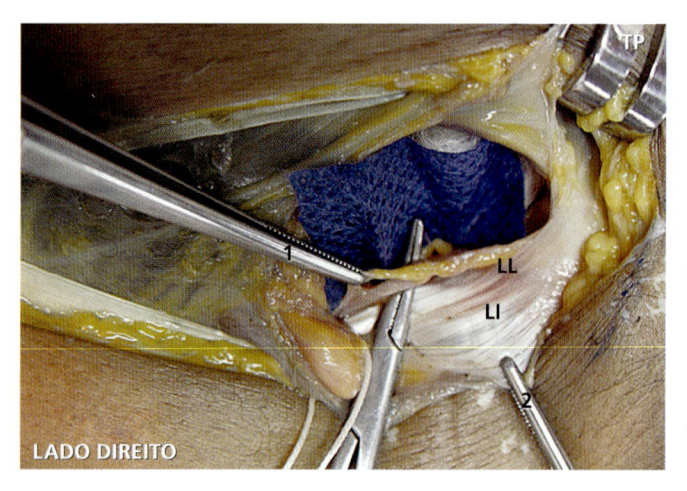

Fig. 2-29. Visualização do ramo genital do nervo genitofemoral. A parede posterior está aberta, e o papel azul isola as estruturas pré-peritoneais. A pinça hemostática está isolando a veia cremastérica e o ramo genital do nervo genitofemoral. Este está pinçado pela pinça 1. A pinça 2 traciona a borda inferior da secção do músculo oblíquo externo. A linha branca rebate caudal e lateralmente os elementos do funículo espermático. LI = Ligamento inguinal; LL = ligamento lacunar; TP = tubérculo púbico.

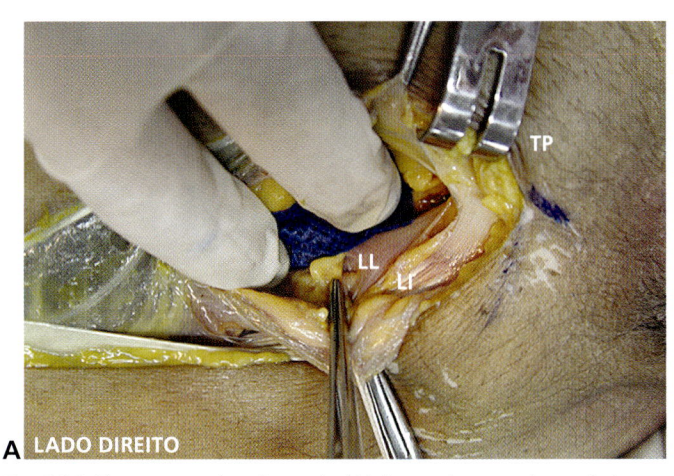

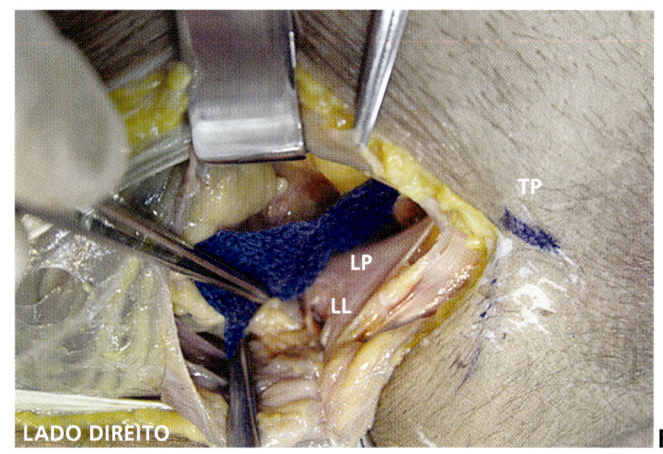

Fig. 2-30. Estruturas pré-peritoneais. (**A**) A parede posterior está aberta e o papel azul isola as estruturas pré-peritoneais, a pinça 1 traciona a borda inferior da secção do músculo oblíquo externo. A pinça anatômica demonstra o espaço lateral ao ligamento lacunar (LL) e abaixo do ligamento inguinal (LI), sítio de ocorrência das hérnias femorais; (**B**) é possível observar o ligamento pectíneo recobrindo a crista pectínea do osso do quadril, os elementos do funículo espermático estão deslocados caudalmente pela pinça anatômica mais inferior. TP = Tubérculo púbico; LP = ligamento pectíneo.

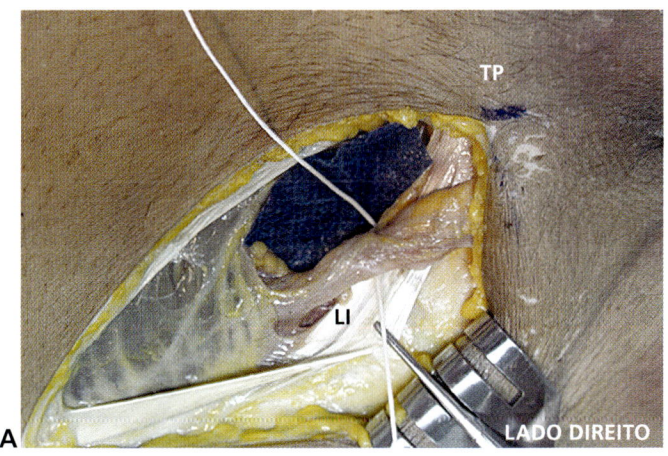

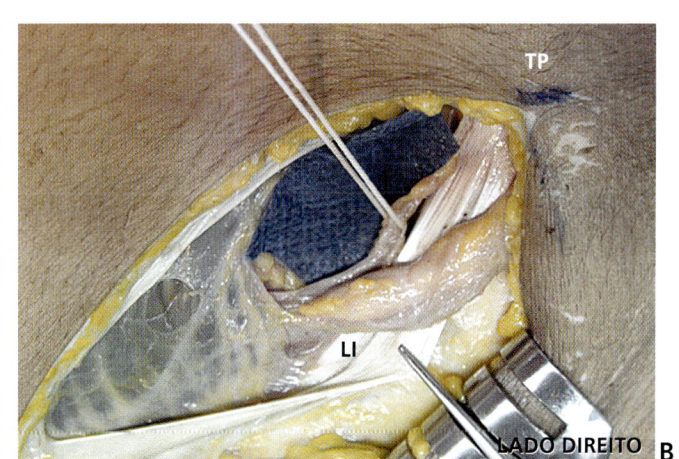

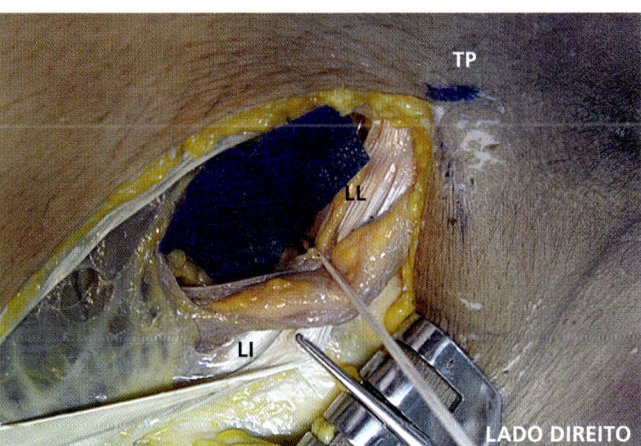

Fig. 2-31. Vista após abertura da parede posterior. A pinça anatômica está tracionando a abertura inferior da aponeurose do músculo oblíquo externo. A linha branca isola: (**A**) os elementos do funículo espermático; (**B**) a veia cremastérica e o ramo genital do nervo genitofemoral e (**C**) a veia cremastérica, o ramo genital do nervo genitofemoral em conjunto com os elementos do funículo espermático, podendo ser uma alternativa para a abordagem cirúrgica com colocação de prótese fixada no ligamento inguinal (LI). A parede posterior está aberta e o conteúdo está protegido pelo papel azul. LL = Ligamento lacunar; TP = tubérculo púbico.

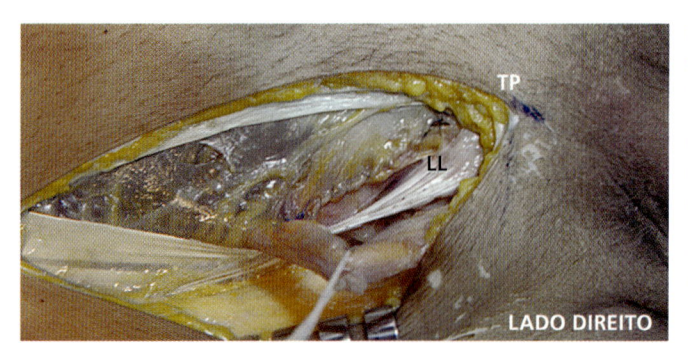

Fig. 2-32. Vista após sutura da parede posterior. A parede posterior foi suturada com um pequeno fio azul, que recria a parede posterior até seu limite lateral formado pelo anel inguinal profundo. A linha branca isola os elementos do funículo espermático, e é possível visualizar o ligamento inguinal e o ligamento lacunar (LL). TP = Tubérculo púbico.

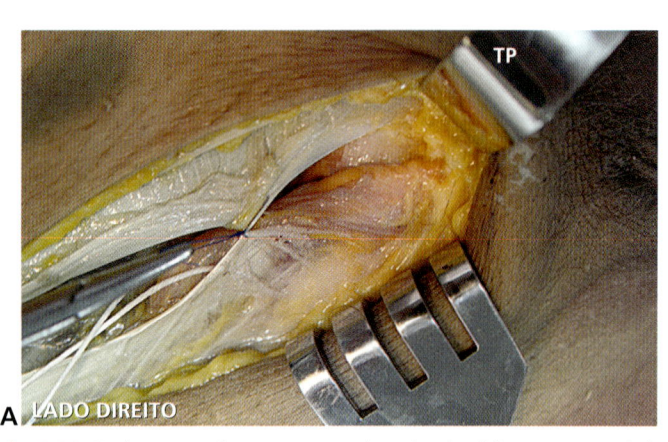

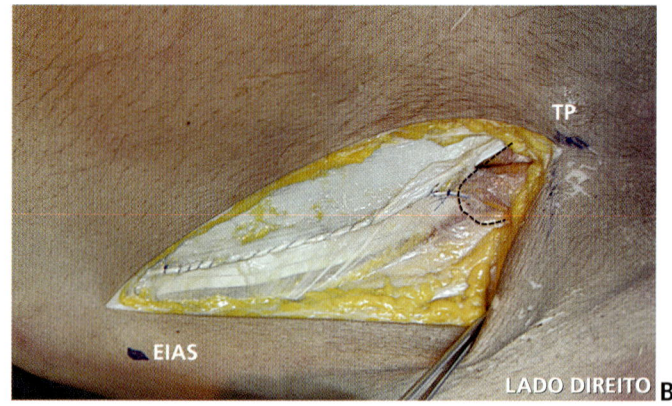

Fig. 2-33. Fechamento da aponeurose do músculo oblíquo externo. (**A**) Determina-se uma nova posição para o anel inguinal superficial (representado pelo ponto de sutura azul tracionado pela pinça) e a partir dele procede-se ao fechamento do músculo oblíquo externo com um fio de sutura; (**B**) observam-se o músculo oblíquo externo suturado e o novo anel inguinal superficial (linha pontilhada). EIAS = Espinha ilíaca anterossuperior; TP = tubérculo púbico.

pequeno ramo venoso, a veia cremastérica. A proximidade com este vaso faz com que a tentativa de visualização deste nervo esteja relacionada com a observação da veia, o que foi denominado pela literatura americana como *blue line*. Como será abordado posteriormente neste livro, atualmente mais importante do que a recidiva, é a ocorrência de dor crônica, que pode incapacitar os pacientes para realizar suas atividades diárias e que é evitada com o correto conhecimento e manejo dos nervos durante as dissecções cirúrgicas.

Após incisar a fáscia *transversalis* encontra-se o espaço pré-peritoneal, que será mais bem descrito na abordagem posterior da região inguinal. É neste espaço que se localizam dois importantes pontos de reparo anatômico e fixação de estruturas da região inguinocrural: os ligamentos pectíneo (ou de Cooper) e lacunar (ou de Gimbernat). O ligamento pectíneo corresponde ao espessamento do periósteo que reveste a crista pectínea do osso do quadril, e é muito importante, pois serve de referência para realização de suturas em alguns reparos musculares (como a técnica de McVay). Preenchendo o espaço entre o ligamento pectíneo e o ligamento inguinal encontra-se o ligamento lacunar. Lateralmente ao ligamento lacunar encontra-se o local de ocorrência das hérnias femorais, entre o mesmo e a veia femoral.

Algumas definições são importantes na abordagem anterior da região inguinal. O conceito de canal inguinal representa o trajeto do funículo espermático entre as camadas da parede abdominal. Inicia-se no anel inguinal profundo e termina no anel inguinal superficial. É limitado, anteriormente, pelo músculo oblíquo externo, posteriormente pela fáscia *transversalis* que preenche o espaço entre o tendão conjunto e o ligamento inguinal. O seu limite superior é dado pela fibras de inserção dos músculos oblíquos interno e transverso, e o seu limite inferior é dado pelo ligamento inguinal.

Conteúdo do canal inguinal

O funículo espermático é composto por um conjunto de estruturas que devem ser identificadas durante a dissecção desta região, a saber: nervo ilioinguinal, artéria e veia cremastérica, ducto deferente, artéria testicular, veias do plexo pampiniforme, artéria e veia deferenciais, o ramo genital do nervo genitofemoral, o plexo nervoso testicular (que contém fibras nervosas simpáticas e parassimpáticas) e vasos linfáticos. Na mulher, normalmente este canal é mais estreito e dá passagem durante o desenvolvimento embrionário apenas ao ligamento redondo do útero, o que explica porque os defeitos inguinais são menos frequentes nas mulheres do que nos homens. No sexo feminino, o conteúdo é composto pelo nervo ilioinguinal, artéria e veia cremastérica, o ligamento redondo do útero, a artéria do ligamento redondo do útero, o ramo genital do nervo genitofemoral e vasos linfáticos.

Dissecção por via posterior ou interna (Figs. 2-34 a 2-45)

Apesar de na maior parte das vezes o acesso à região inguinal e suas estruturas ser realizado por via anterior, existem diversas técnicas desenvolvidas que utilizam a abordagem por via posterior. O estudo anatômico através desta abordagem não é, comumente, realizado durante a graduação, o que torna ainda mais difícil o entendimento desta complexa área. Além das técnicas cirúrgicas convencionais que utilizam esta via de acesso, as abordagens endoscópicas exigem do cirurgião o reconhecimento das diversas estruturas que estão aqui presentes. Tanto nas abordagens endoscópicas quanto nas abertas, o objetivo é dissecar o espaço pré-peritoneal, profundo à fáscia *transversalis*. No caso das abordagens endoscópicas, este acesso pode ser feito pela cavidade peritoneal, identificando-se estruturas que produzem impressões visualizadas por laparoscopia (a chamada técnica TAPP – transabdominal pré-peritoneal) ou por técnicas que transformam o espaço pré-peritoneal, que em condições normais é um espaço virtual, em uma cavidade que permite a dissecção e a correção do defeito herniário (a técnica denominada TEP – totalmente extraperitoneal). Nesta, o espaço pode ser criado por dispositivos especiais (os chamados balões dissectores) ou pela disseção da lâmina posterior da bainha do músculo reto abdominal que, inferiormente à linha arqueada, permite que se acesse o pré-peritônio.

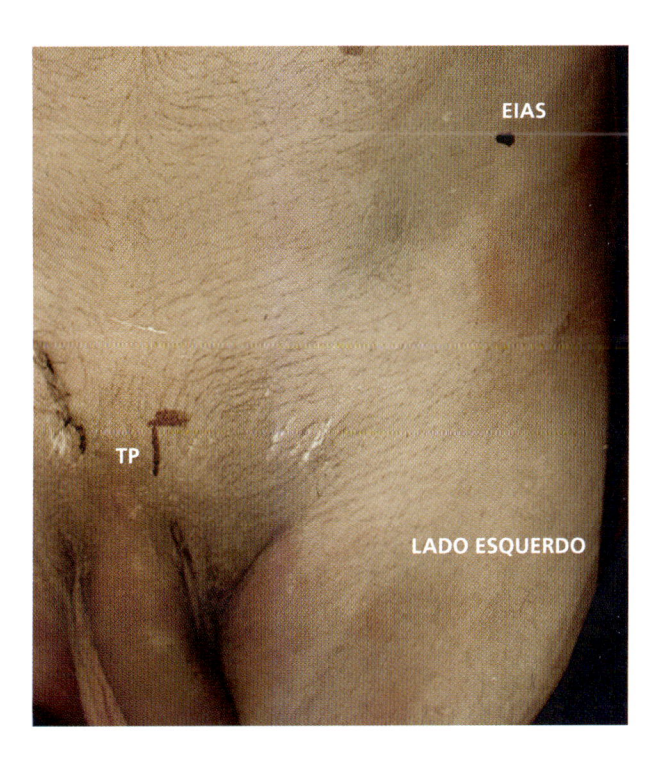

Fig. 2-34. Região inguinal esquerda. Observam-se o tubérculo púbico (TP) e a espinha ilíaca anterossuperior (EIAS).

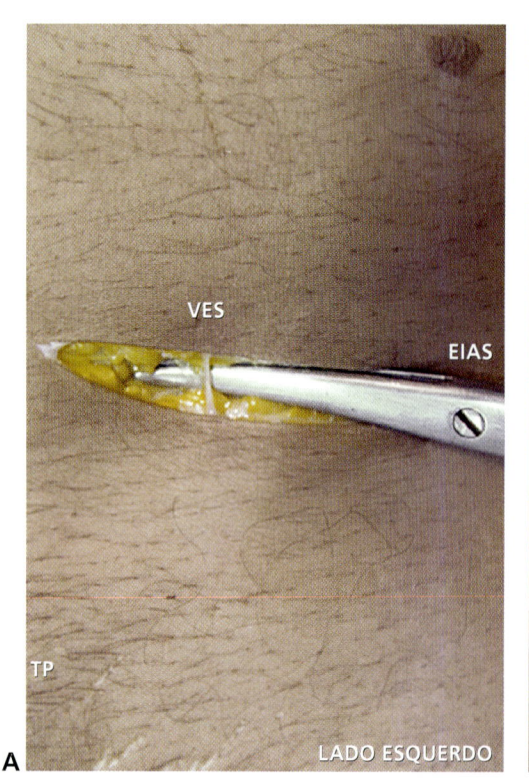

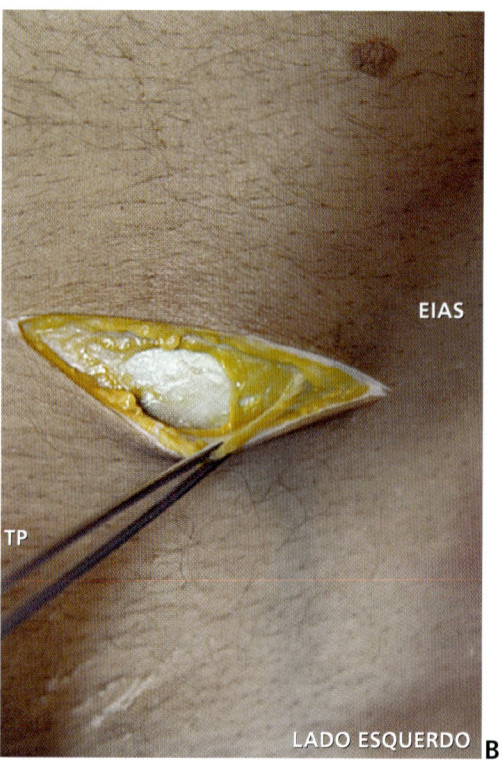

Fig. 2-35. Estruturas da camada superficial da fáscia profunda. (**A**) Vasos epigástricos superficiais (VES); (**B**) a pinça está apresentando a camada areolar da fáscia profunda. EIAS = Espinha ilíaca anterossuperior; TP = tubérculo púbico.

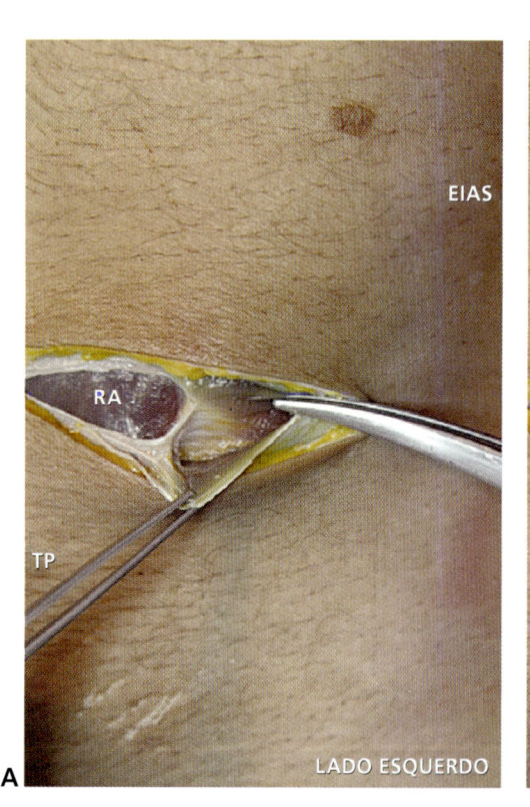

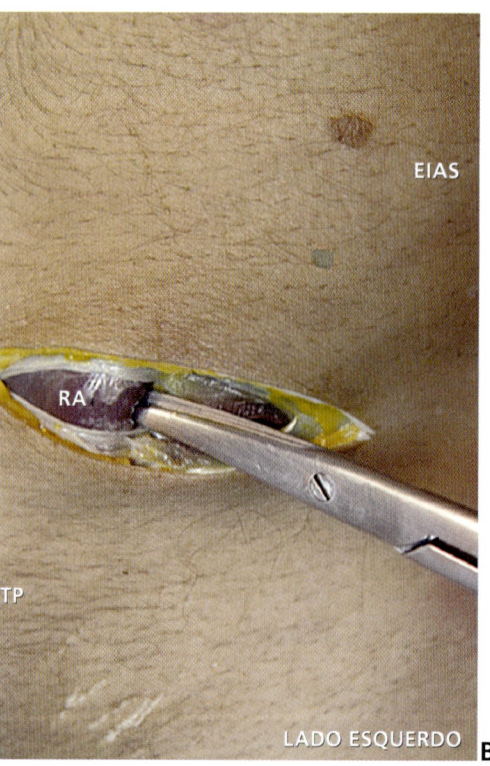

Fig. 2-36. Acesso ao espaço pré-peritoneal – planos musculares. (**A**) A lâmina anterior da bainha do músculo reto abdominal (RA) está aberta, permitindo sua visualização. A pinça anatômica está na camada lamelar, e a tesoura aponta para o músculo oblíquo externo do abdome; (**B**) a tesoura está rebatendo o músculo reto abdominal, para ter acesso à sua lâmina posterior. EIAS = Espinha ilíaca anterossuperior; TP = tubérculo púbico.

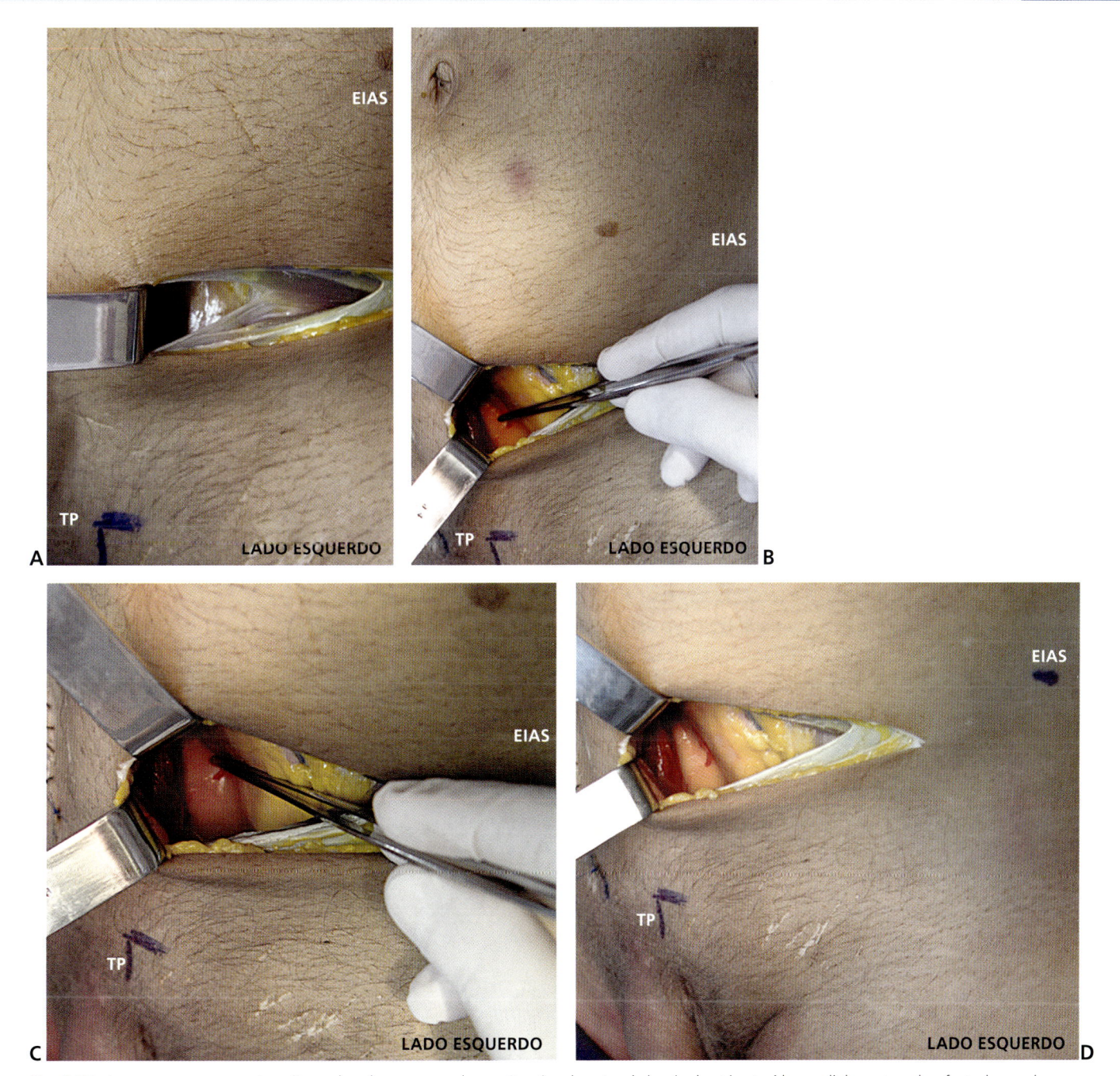

Fig. 2-37. Acesso ao espaço pré-peritoneal – planos musculares. O músculo reto abdominal está retraído medialmente pelo afastador onde se observam: (**A**) lâmina posterior de sua bainha; (**B**) lâmina posterior de sua bainha prestes a ser incisada pelo bisturi e, (**C**) assinalada pela pinça anatômica; (**D**) músculo reto abdominal retraído medialmente pelos afastadores. EIAS = Espinha ilíaca anterossuperior; TP = tubérculo púbico.

Caso a abordagem inclua a entrada na cavidade peritoneal, algumas referências são importantes: as chamadas pregas umbilicais. Na linha média encontra-se a prega umbilical mediana, que corresponde à impressão do peritônio parietal sobre o úraco. A prega umbilical mediana, que corresponde ao peritônio recobrindo a artéria umbilical, e a prega umbilical lateral, representando os vasos epigástricos inferiores, são as estruturas a serem visualizadas e que servem como guia para identificar os tipos de defeitos (diretos ou indiretos) e permitir a identificação dos demais acidentes anatômicos, bem como orientar as dissecções neste tipo de visão.

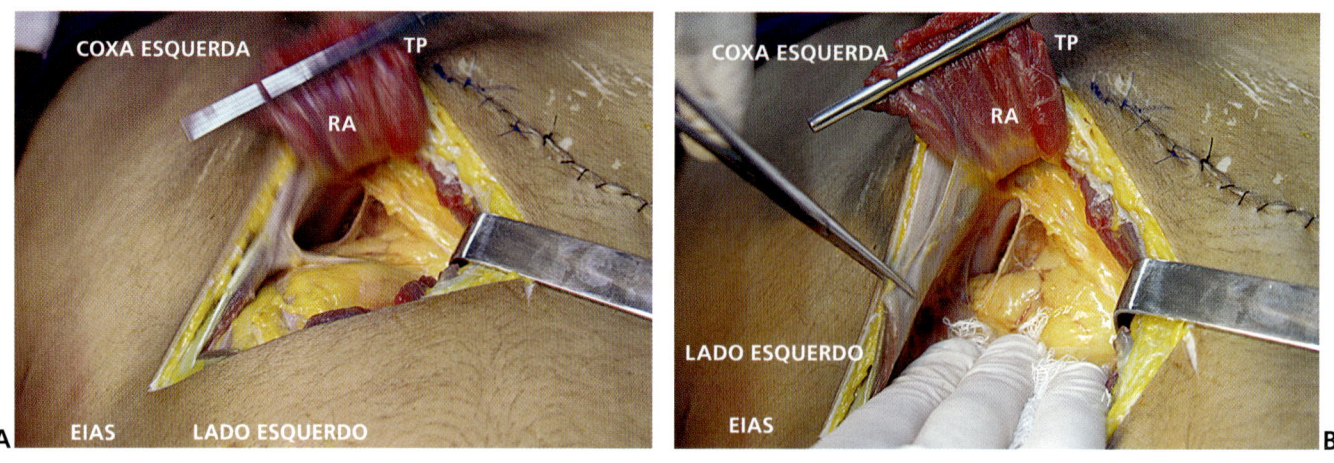

Fig. 2-38. Vista craniocaudal da região inguinal esquerda – espaço pré-peritoneal. (**A**) O músculo reto abdominal (RA) foi incisado para facilitar a visualização e está rebatido por uma pinça. A porção cranial do músculo reto é rebatida para facilitar a visualização do espaço pré-peritoneal; (**B**) a cavidade peritoneal está sendo comprimida para demonstrar a criação do espaço pré-peritoneal. EIAS = Espinha ilíaca anterossuperior; TP = tubérculo púbico.

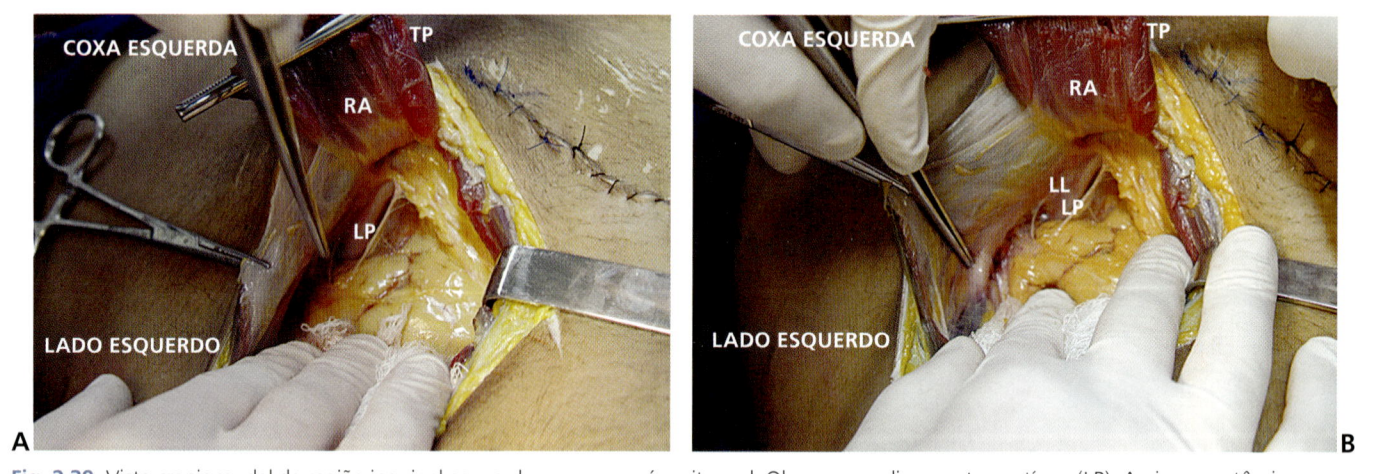

Fig. 2-39. Vista craniocaudal da região inguinal esquerda – espaço pré-peritoneal. Observa-se o ligamento pectíneo (LP). A pinça anatômica aponta: (**A**) anel femoral; (**B**) trato iliopúbico (representação interna do ligamento inguinal). TP = Tubérculo púbico; RA = músculo reto abdominal; LL = ligamento lacunar.

Após incisar o peritônio (na técnica TAPP), ou diretamente nas abordagens abertas (e na TEP), deve-se procurar entender algumas referências anatômicas que são fundamentais para o adequado entendimento da anatomia. Os ligamentos pectíneo e lacunar são facilmente visualizados, bem como os vasos epigástricos inferiores, que permitem definir, a exemplo do que ocorria na abordagem por via anterior, se um defeito é direto ou indireto. Como já foi citado, o ligamento inguinal é uma dependência do músculo oblíquo externo, e não pode ser visualizado nesta abordagem. No entanto, é possível visualizar a sua representação interna, que é denominado de trato iliopúbico (ou ligamento de Thompson) e permite definir se um defeito é inguinal (quando está acima dele) ou femoral (quando está abaixo).

O anel inguinal profundo é visualizado lateralmente aos vasos epigástricos inferiores, e é possível observar o ducto deferente e os vasos espermáticos convergindo para adentrar o canal inguinal e exteriorizar-se pelo anel inguinal superficial. É muito importante reconhecer estas estruturas anatômicas, pois delimitam duas regiões muito importantes do ponto de vista cirúrgico, que não possuem um análogo anatômico: o chamado triângulo do desastre e o triângulo da dor. O triângulo do desastre corresponde ao espaço entre o deferente e os vasos espermáticos. Recebe esta denominação pois, entre estas estruturas, encontram-se os vasos ilíacos externos que, ao passarem abaixo do ligamento inguinal são denominados

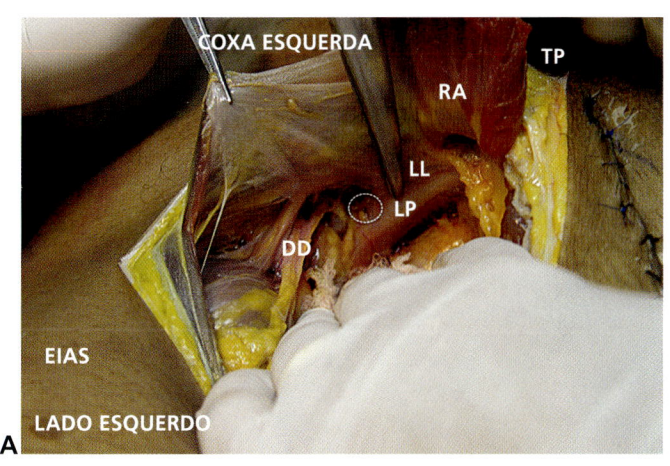

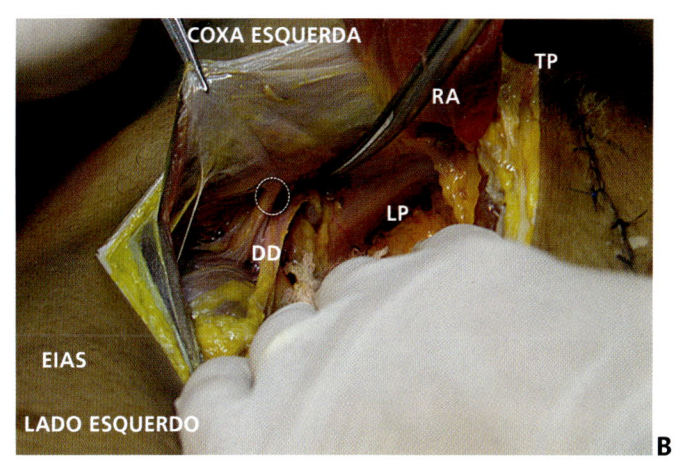

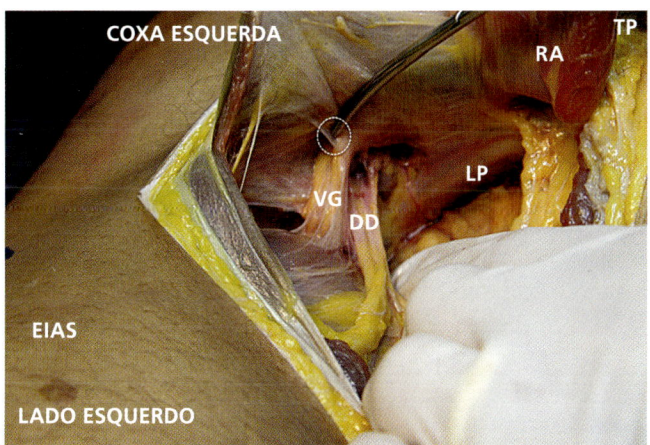

Fig. 2-40. Vista craniocaudal da região inguinal esquerda – espaço pré-peritoneal. (**A**) A tesoura está colocada sobre o ligamento pectíneo (LP); observam-se o ducto deferente e o anel femoral (linha branca pontilhada). (**B**) Tesoura colocada próxima ao anel inguinal profundo, representado pela linha branca pontilhada; (**C**) observam-se os vasos gonadais. DD = Ducto deferente; VG = vasos gonadais (espermáticos); RA = músculo reto abdominal; EIAS = espinha ilíaca anterossuperior; TP = tubérculo púbico; LL = ligamento lacunar.

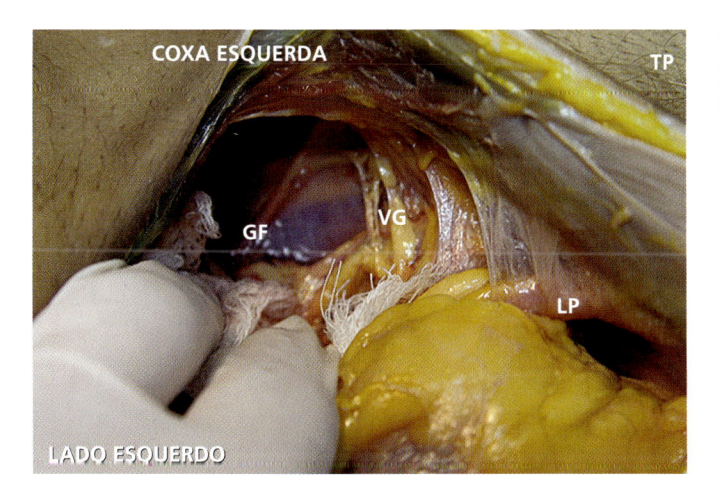

Fig. 2-41. Vista craniocaudal da região inguinal esquerda – espaço pré-peritoneal. Observa-se a inervação sensitiva, representada pelo nervo genitofemoral sobre o músculo psoas. GF = Nervo genitofemoral; VG = vasos gonadais, LP = ligamento pectíneo; TP = tubérculo púbico.

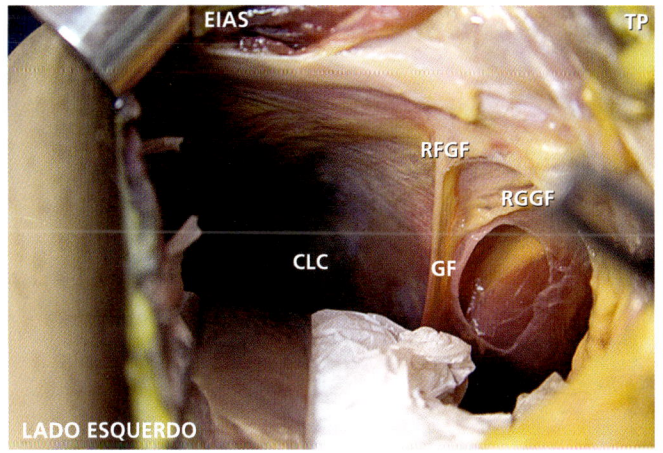

Fig. 2-42. Vista craniocaudal da região inguinal esquerda – espaço pré-peritoneal. Inervação sensitiva, representada pelo nervo genitofemoral (GF) sobre o músculo psoas e pelo nervo cutâneo lateral da coxa que se dirige para a EIAS. RFGF = Ramo femoral do nervo genitofemoral; CLC = nervo cutâneo lateral da coxa; TP = tubérculo púbico; RGGF = ramo genital do nervo genitofemoral; EIAS = espinha celíaca anterossuperior.

28 Capítulo 2 ■ Anatomia Inguinal Aplicada

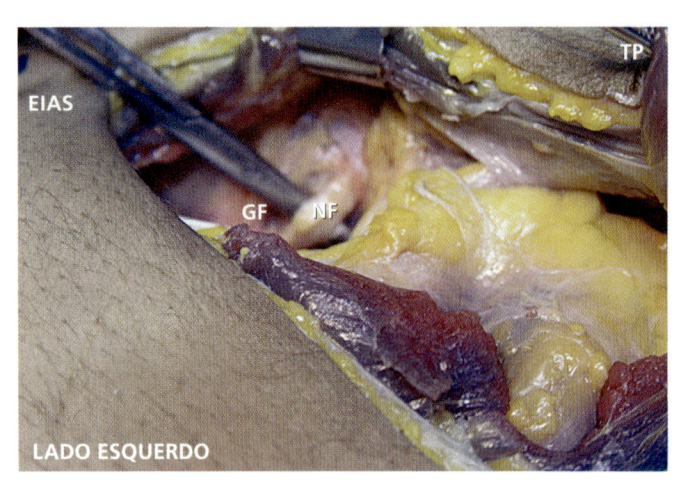

Fig. 2-43. Vista craniocaudal da região inguinal esquerda – espaço pré-peritoneal. Observa-se a inervação, nesta imagem representada pelo nervo femoral, isolado sobre a pinça hemostática entre as porções psoas e ilíaca do iliopsoas. NF = Nervo femoral; EIAS = espinha ilíaca anterossuperior; GF = nervo genitofemoral; TP = tubérculo púbico.

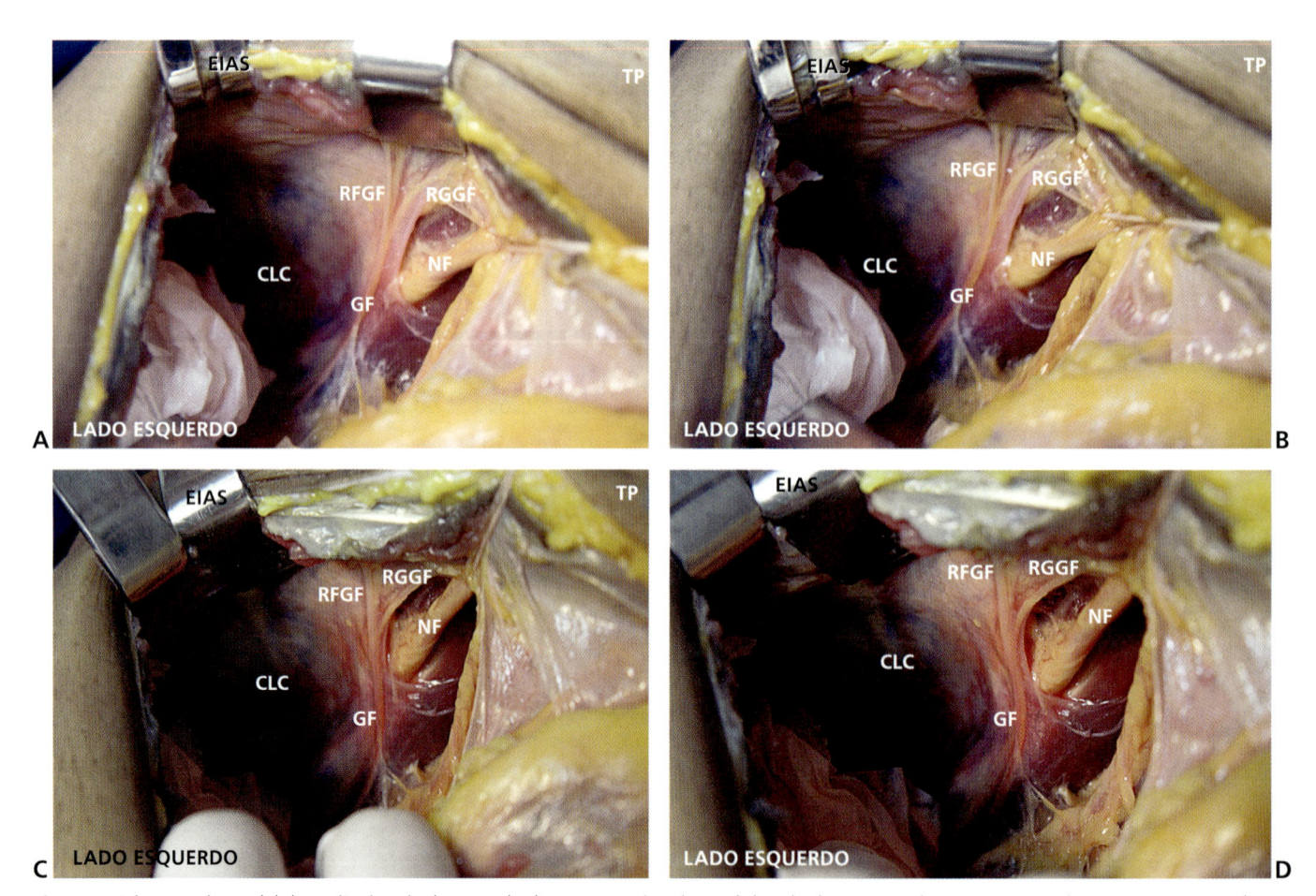

Fig. 2-44. Vista craniocaudal da região inguinal esquerda do espaço pré-peritoneal. (A-D) Observa-se a inervação, nesta imagem representada pelos três nervos que devem ser observados durante a dissecção por via posterior. O nervo femoral (NF) está isolado por uma linha branca. EIAS = Espinha ilíaca anterossuperior; TP = tubérculo púbico; RFGF = ramo femoral do nervo genitofemoral; RGGF = ramo genital do nervo genitofemoral; GF = nervo genitofemoral; CLC = nervo cutâneo lateral da coxa.

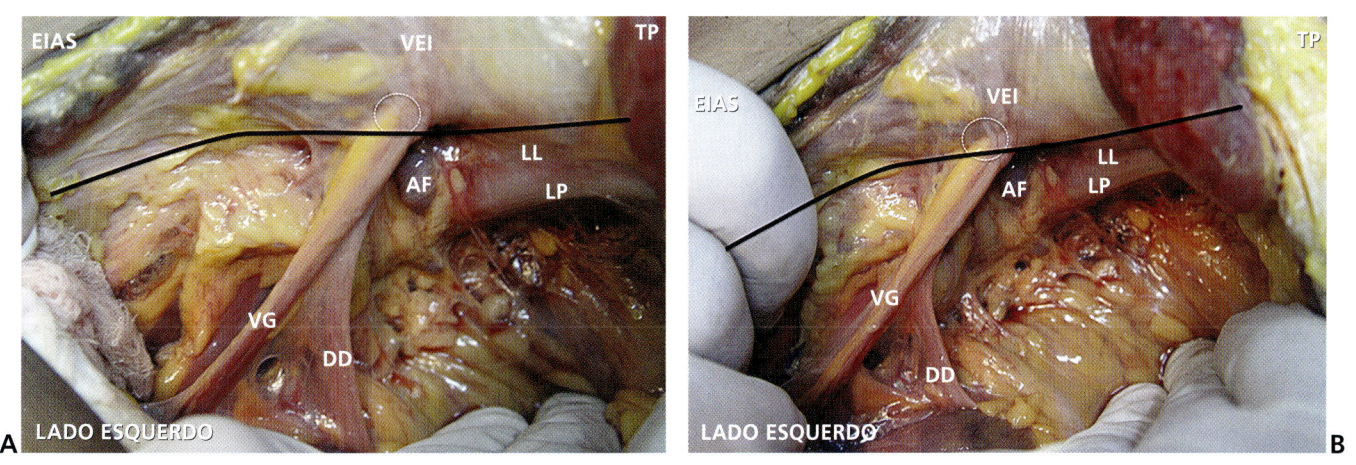

Fig. 2-45. Vista craniocaudal da região inguinal esquerda – espaço pré-peritoneal. A linha preta representa o trato iliopúbico. A linha pontilhada representa o anel inguinal profundo. (**A**) Observa-se o anel femoral e (**B**) os vasos epigástricos inferiores. AF = Anel femoral; VEI = vasos epigástricos inferiores; EIAS = espinha ilíaca anterossuperior; LL = ligamento lacunar; LP = ligamento pectíneo; DD = ducto deferente; VG = vasos gonodais; TP = tubérculo púbico.

vasos femorais e responsáveis pela vascularização do membro inferior. Essa denominação é bastante apropriada porque qualquer dissecção menos cuidadosa ou trauma neste espaço pode ter consequências catastróficas. Já o trígono da dor recebe esta denominação porque três importantes ramos nervosos do membro inferior transitam por esta região: o nervo femoral, o ramo femoral do nervo genitofemoral e nervo cutâneo lateral da coxa. Ele é delimitado pelo trato iliopúbico, cranialmente, e pelos vasos espermáticos, medialmente, e também é muito importante o seu reconhecimento (Figs. 2-46 a 2-49), pois dissecções inadequadas nesta região podem gerar dor crônica e desconforto pós-operatório.

Por esta abordagem também é facilmente visualizado o anel femoral, que corresponde ao espaço lateral ao ligamento lacunar e medial à veia femoral, situado abaixo do trato iliopúbico e que é o local de ocorrência das hérnias femorais.

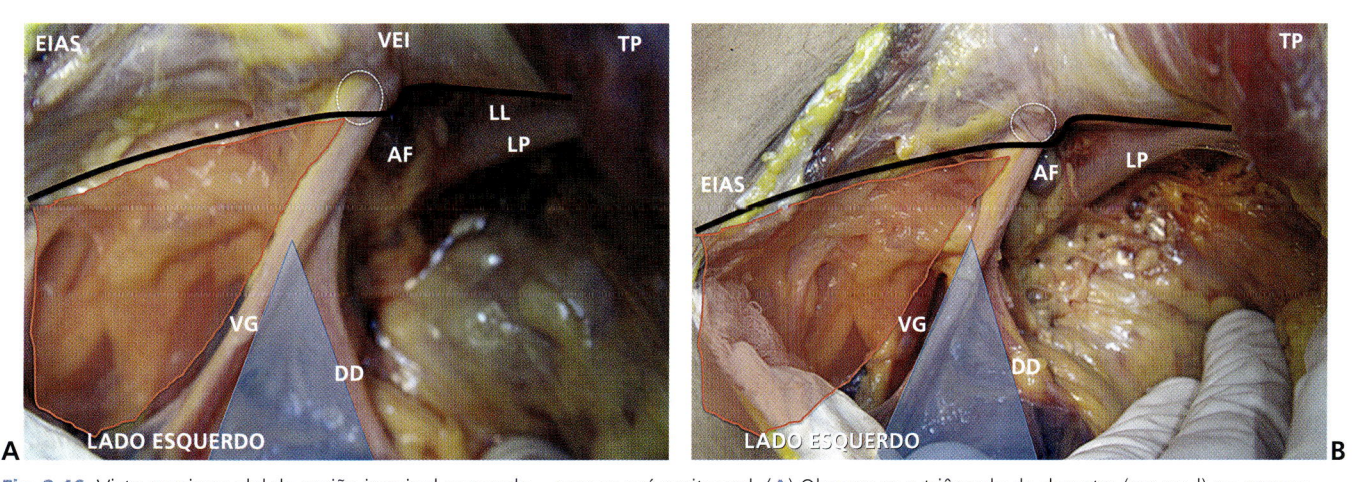

Fig. 2-46. Vista craniocaudal da região inguinal esquerda – espaço pré-peritoneal. (**A**) Observa-se o triângulo do desastre (em azul) no espaço entre os vasos espermáticos e o ducto deferente (DD). Também pode ser delimitado o trígono da dor, lateralmente aos vasos gonadais (VG) e abaixo do trato iliopúbico; (**B**) trígono do desastre (em azul) e trígono da dor (em vermelho). EIAS = Espinha ilíaca anterossuperior; TP = tubérculo púbico; LL = ligamento lacunar; LP = ligamento pectíneo; AF = anel femoral; VEI = vasos epigástricos inferiores.

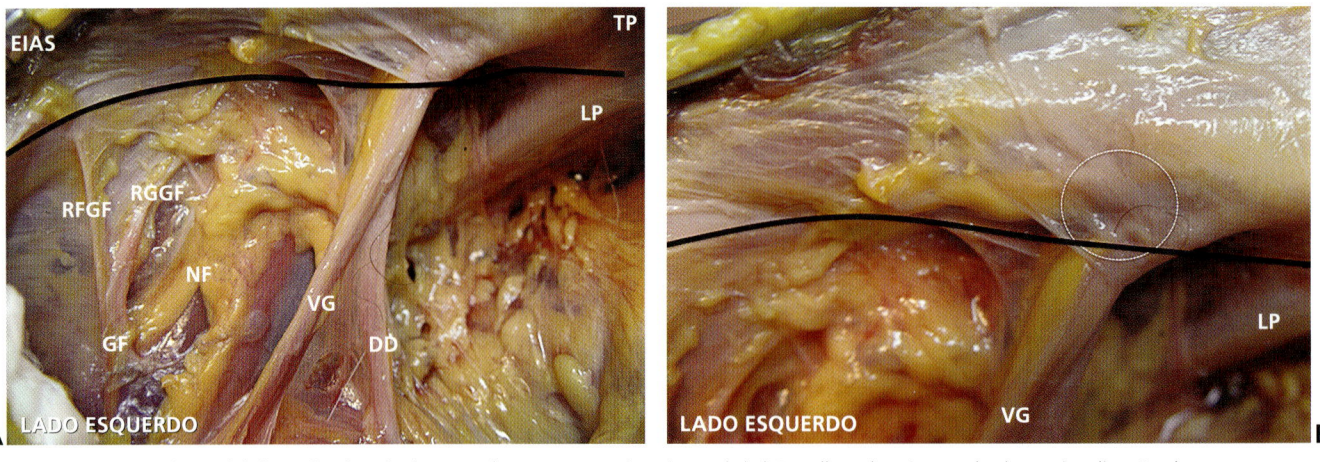

Fig. 2-47. Vista craniocaudal da região inguinal esquerda – espaço pré-peritoneal. (**A**) Detalhes do trígono da dor – visualização do nervo genitofemoral (GF) e do nervo femoral (NF). A linha preta corresponde ao trato iliopúbico; (**B**) trato iliopúbico e o anel inguinal profundo dando passagem aos elementos do funículo (linha pontilhada). EIAS = Espinha ilíaca anterossuperior; RFGF = ramo femoral do nervo genitofemoral; RGGF = ramo genital do nervo genitofemoral; VG = vasos gonodais; LP = ligamento pectíneo; DD = ducto deferente.

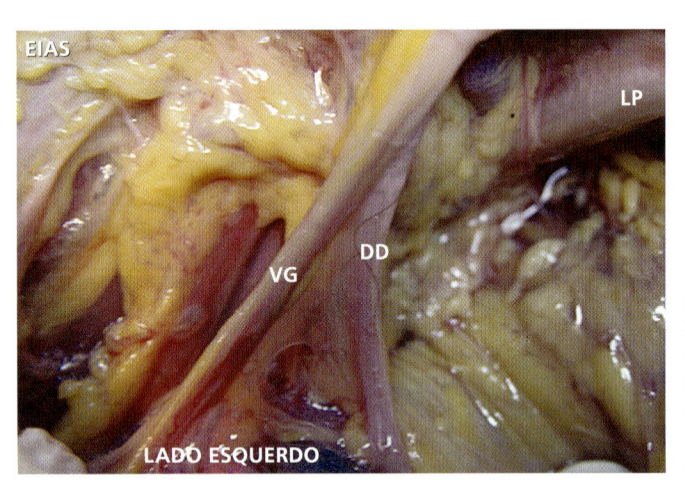

Fig. 2-48. Vista craniocaudal da região inguinal esquerda – espaço pré-peritoneal. Detalhes do trígono do desastre. O conteúdo deste trígono são os vasos ilíacos externos. EIAS = Espinha ilíaca anterossuperior; DD = ducto deferente; VG = vasos gonodais; LP = ligamento pectíneo.

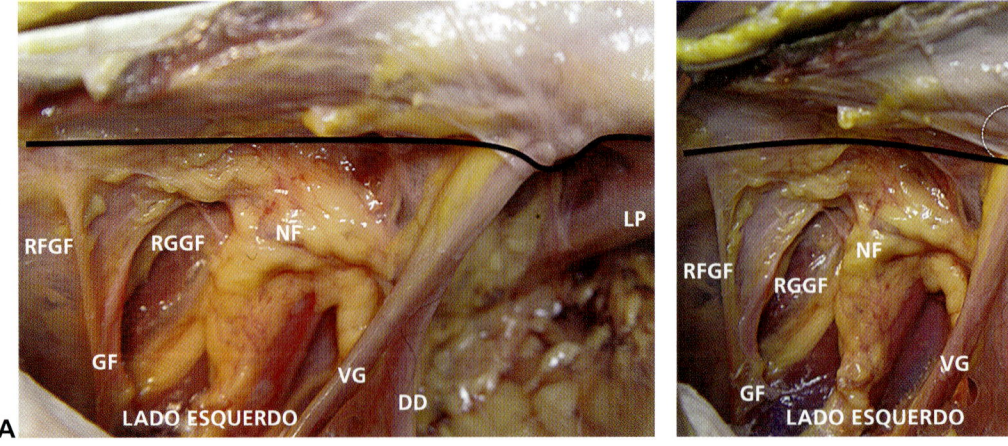

Fig. 2-49. Vista craniocaudal da região inguinal esquerda – espaço pré-peritoneal. (**A**) Detalhamento do trígono do desastre e do trígono da dor; (**B**) linha branca pontilhada corresponde ao anel inguinal profundo, e a linha preta contínua corresponde ao trato iliopúbico. RGGF = Ramo genital do nervo genitofemoral; RFGF = ramo femoral do nervo genitofemoral; GF = nervo genitofemoral; DD = ducto deferente; VG = vasos gonodais; LP = ligamento pectíneo; NF = nervo femoral; LL = ligamento lacunar.

Outras definições importantes

Existem zonas de fraqueza determinadas na região inguinal que devem ser reconhecidas e, eventualmente, corrigidas durante os procedimentos cirúrgicos nesta área. O trígono inguinal (ou de Hasselbach) corresponde à parede posterior do canal inguinal que é frágil e composta apenas por fáscia *transversalis*. É delimitada pelo ligamento inguinal inferiormente, pelos vasos epigástricos inferiores lateralmente e pela borda lateral do músculo reto medialmente. Atualmente, corresponde ao local de ocorrência das hérnias inguinais indiretas. Convém ressaltar que na descrição original de Hasselbach, em 1834, ele englobava também o anel femoral, mais bem visualizado pela abordagem anterior.

A evolução do conhecimento anatômico permitiu que um cirurgião e anatomista francês, chamado Henry Fruchaud, descrevesse uma zona de fragilidade da região inguinocrural denominada orifício miopcectíneo ou orifício miocutâneo de Fruchaud, que tem como limite superior o arco mioaponeurótico, formado pela borda inferior do músculo oblíquo interno transverso (o tendão conjunto já descrito previamente). O limite inferior consiste no osso do quadril, desde o tubérculo púbico, passando pela crista pectínea (recoberta pelo ligamento pectíneo) até atingir a borda medial do músculo iliopsoas, por um prolongamento caudal do ligamento inguinal, denominado de trato ou fita iliopectínea, que corresponde ao limite lateral deste defeito. O limite medial corresponde à borda lateral do músculo reto do abdome. Observa-se que esta definição inclui os defeitos diretos, indiretos e femorais, bem como também o espaço preenchido pelo feixe vascular ilíaco externo na sua transição para femoral. Modernamente representa a zona de fragilidade na região inguinocrural que deve ser observada durante uma cirurgia de correção de um defeito herniário.

> *"A anatomia da região inguinal é mal interpretada por cirurgiões em todos os níveis de treinamento."*
>
> Robert Condon, 1929

REFERÊNCIAS

Alfieri S, Amid PK, Campanelli G *et al*. International guidelines for prevention and management of post-operative chronic pain following inguinal hernia surgery. *Hernia* 2011 June;15(3):239-49.

Cavazzola LT, Guimarães JR, Migliavacca A. Hérnias inguinal e femoral. In: *Rotinas em cirurgia do aparelho digestivo*. 2. ed. Porto Alegre: Artmed, 2011. p. 745-52, cap. 97.

Cavazzola LT, Osvaldt AB, Guimarães JR *et al*. Hérnias da parede abdominal. In: *Medicina ambulatorial: condutas de atenção primária baseada em evidências*. 4. ed. Porto Alegre: Artmed, 2013. p. 1831-35, vol. 1.

Cavazzola LT, Rosen MJ. Laparoscopic versus open inguinal hernia repair. *Surg Clin North Am* 2013 Oct.;93(5):1269-79.

Fagan SP, Awad SS. Abdominal wall anatomy: the key to a successful inguinal hernia repair. *Am J Surg* 2004 Dec.;188(6A Suppl):3S-8S.

Ferzli GS, Edwards E, Al-Khoury G *et al*. Postherniorrhaphy groin pain and how to avoid it. *Surg Clin North Am* 2008 Feb.;88(1):203-16, x-xi.

Fruchaud H. *The surgical anatomy of hernias of the groin*. Translated and edited by Bendavid R, Cunningham P. Toronto, Canada: Pandemonium Books, 2006, 504p.

Gilbert AI, Graham MF, Voigt WJ. Inguinal hernia: anatomy and management. Disponível em: <Url:http://www.medscape.org/viewarticle/420354_2>

Kingsnorth AN, Skandalakis PN, Colborn GL *et al*. Embryology, anatomy, and surgical applications of the preperitoneal space. *Surg Clin North Am* 2000 Feb.;80(1):1-24.

Skandalakis JE, Colborn GL, Androulakis JA *et al*. Embryologic and anatomic basis of inguinal herniorrhaphy. *Surg Clin North Am* 1993 Aug.;73(4):799-836.

Skandalakis JE, Gray SW, Skandalakis LJ *et al*. Surgical anatomy of the inguinal area. *World J Surg* 1989 Sept.-Oct.;13(5):490-98.

Stoppa R, Van Hee R. Surgical anatomy of the groin region. *Acta Chir Belg* 1998 June;98(3):124-26.

van Mameren H, Go PM. Surgical anatomy of the interior inguinal region. Consequences for laparoscopic hernia repair. *Surg Endosc* 1994 Oct.;8(10):1212-15.

Anestesia Local na Herniorrafia Inguinal

CAPÍTULO 3

Flávio Malcher M. Oliveira ■ Leonel Pereira dos Santos
José Júlio do Rêgo Monteiro Filho ■ Heitor Márcio Gavião Santos

A combinação de bloqueios anestésicos periféricos com sedação pré-operatória é uma opção viável para herniorrafias inguinais. Comparadas às alternativas convencionais de anestesia condutiva, raquianestesia e peridural, tem a vantagem de não interferir com o sistema nervoso simpático, evitando alterações hemodinâmicas, e de garantir uma analgesia residual prolongada. Confrontando-se a anestesia condutiva (raque, peridural ou bloqueios periféricos) com a anestesia geral, somaríamos a redução da dor pós-operatória com uma menor incidência de efeitos colaterais. Ressalte-se ainda a questão econômica por permitir a alta precoce.

A região inguinocrural é inervada por ramos do plexo lombar (T_{12} a L_3), e o conhecimento anatômico dessa região é imprescindível para o sucesso da técnica. Destacam-se:

- *Nervo ílio-hipogástrico:* originado de L_1, perfura o músculo transverso abdominal após percorrer o trajeto entre o psoas e quadrado lombar. Divide-se em dois ramos, um lateral, que inerva a nádega, e outro cutâneo anterior, que atravessa o músculo oblíquo interno a cerca de 2 cm da espinha ilíaca anterossuperior (EIAS). Localiza-se, então, superomedialmente ao orifício inguinal interno, perfurando o músculo oblíquo externo por cima do orifício inguinal externo.
- *Nervo ilioinguinal:* da mesma forma oriundo de L_1, cursa em paralelo e cerca de 3 cm abaixo do nervo ílio-hipogástrico. Na altura da espinha ilíaca anterossuperior, perfura tanto o músculo transverso, quanto o oblíquo interno, correndo sobre o cordão espermático até a sua emergência no orifício inguinal externo.
- *Nervo genitofemoral:* procedente de L_2 passa medialmente ao psoas até cruzar o ureter e dividir-se nos ramos femoral e genital. Este acompanha a artéria ilíaca externa e passa pelo orifício inguinal interno para se localizar posterolateralmente ao cordão espermático.

TÉCNICA

Sedação

O emprego da anestesia combinada dos nervos ilioinguinal e hipogástrio deve ser precedido de uma análise criteriosa tanto da psique quanto da anatomia do paciente. Personalidades ansiosas podem não aceitar bem esse tipo de anestesia, pois o tato não é interrompido pelo bloqueio anestésico. Da mesma forma os obesos dificultam a abordagem dos nervos a serem bloqueados.

Condutas de cada serviço sobre preparo pré-operatório, tricotomia, jejum, antibioticoprofilaxia, entre outros não devem ser alteradas frente à técnica anestésica.

Anestesia local **não permite abdicar do** anestesista. Caberá a ele a responsabilidade de monitoração e sedação, assim como contornar eventuais intercorrências que surjam. O uso de sedativos reduz a responsividade do paciente ao manuseio peroperatório, porém implicam também em riscos eventuais, daí a necessidade de alguém que se ocupe prioritária e unicamente com a sedação.

Os benzodiazepínicos (diazepam e midazolam) são sedativos e não analgésicos. Assim, falhas de bloqueio poderão levar a reações intensas que não serão abortadas com mais sedação e sim com melhora da analgesia. Opioides (morfina, meperidina, fentanil) **são analgésicos e não sedativos** e, mesmo em baixas doses, podem levar à depressão respiratória. A capacidade de promover sedação profunda seguida de rápido despertar tem popularizado o emprego do propofol.

Independentemente do tipo de sedação todo paciente deve ser mantido com oxigênio sob máscara, monitorado com cardioscópio, pressão não invasiva e oxímetro digital. Da mesma forma, drogas indispensáveis para RCP têm de estar presentes, e o ambiente cirúrgico deve disponibilizar de desfibrilador para contornar uma complicação mais grave. Recomenda-se que qualquer profissional envolvido com o procedimento esteja afeito as condutas estabelecidas para RCP.

A integração da equipe, principalmente entre o cirurgião e o anesthesiologista, é fundamental para o sucesso da técnica.

Anestésicos locais (AL)

Quando tratamos de bloqueios sensitivos, estamos falando de fibras nervosas finas e pouco ou não mielinizadas. Outro aspecto é que não necessariamente elas estarão exatamente onde posicionamos nossa agulha. Assim, para garantir a eficácia do bloqueio, devemos trabalhar com anestésicos locais com baixa concentração e volumes elevados, garantindo dispersá-los em uma área maior. Essas duas características combinadas permitem uma ação **imediata** do AL.

A segurança do uso de AL para bloqueios periféricos é muito grande, o que não significa dizer que não existam complicações. Essas drogas se ligam aos canais de sódio que estão em todo o organismo, sobretudo o músculo cardíaco. Caso tenhamos níveis séricos elevados, eles poderão ocupar esses receptores, causando colapso cardiovascular. Por estarem sendo administrados em uma região pouco vascularizada e, portanto, de baixa absorção, o risco de toxicidade é mínimo. Deve-se estar atento para queixas de zumbido, gosto metálico na boca e alterações súbitas de comportamento. Diante da possibilidade de intoxicação por AL, oxigênio sob máscara e diazepam venoso estão indicados.

O Quadro 3-1 apresenta os AL mais empregados.

Por sua prolongada duração a bupivacaína confere uma importante analgesia residual, sendo nossa preferência. Habitualmente a empregamos na concentração de 0,2% (um frasco – 20 mL – de bupivacaína 0,5% mais 30 mL de água destilada), o que permite o uso de

Quadro 3-1	Propriedades dos anestésicos locais mais utilizados	
	Lidocaína (Xilocaína®)	Bupivacaína (Marcaína®)
Concentração (%)	0,5%	0,125 a 0,2%
Dose máxima	5 mg/kg	3 mg/kg
Duração de ação	90 min	4 a 12 horas

até cerca de 80 mL de solução em um paciente de 70 kg. Normalmente não são necessários mais do que 50 a 60 mL de solução para um bloqueio completo.

Mais recentemente, em razão do menor efeito cardiotóxico, têm sido empregadas a ropivacaína (Naropin®) e levobupivacaína (Novabupi®).

Técnica anestésica

Assim começa-se a técnica, inicia-se com o bloqueio de campo inguinal e depois a infiltração local da incisão. Até chegar-se ao cordão espermático, após a incisão da pele e camadas, já se passa o tempo de latência para sua ação no bloqueio, o que permite a manipulação tranquila das estruturas profundas.

A marcação dos pontos de referências nos primeiros casos pode auxiliar o cirurgião (Fig. 3-1).

Localiza-se a espinha ilíaca anterossuperior e se punciona a cerca de 2 cm medialmente e 2 cm inferiormente (uma polpa digital) com extracath 22 G (Jelco®), ou 18 G para pacientes obesos, (possui um comprimento maior do que as agulhas tradicionais de injeção) em direção posterocaudal, em ângulo de 45 graus com a pele, até sentir-se o iliopsoas. Recua-se cerca de 1 cm a agulha e infiltram-se cerca de 10-20 mL da solução em leque perpendicular ao psoas, para se alcançar a origem dos nervos ílio-hipogástrico e ilioinguinal no seus trajetos nesse músculo (Figs. 3-2 e 3-3).

Pode-se complementar este bloqueio de campo com a punção medial da projeção dos vasos femorais para o bloqueio de ramos recorrentes do nervo genitofemoral (Fig. 3-4).

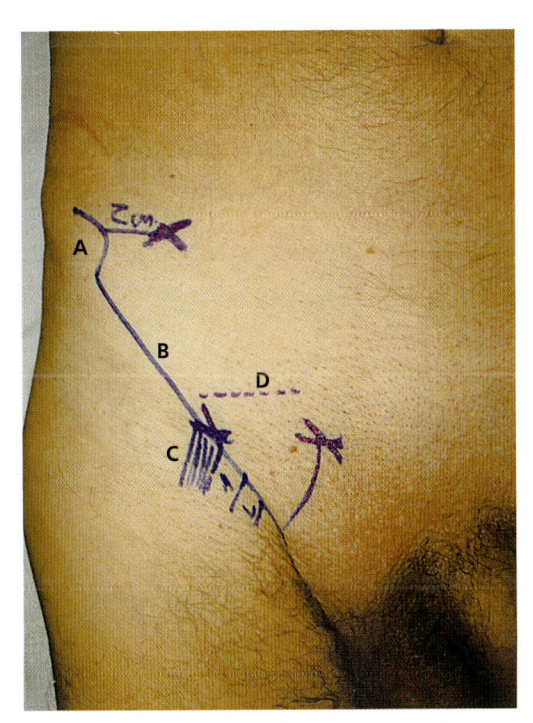

Fig. 3-1. Pontos de referências para o bloqueio inguinocrural do lado direito. (A) Espinha ilíaca anterossuperior (EIAS); (B) projeção do ligamento inguinal; (C) vasos femorais; (D) incisão da pele.

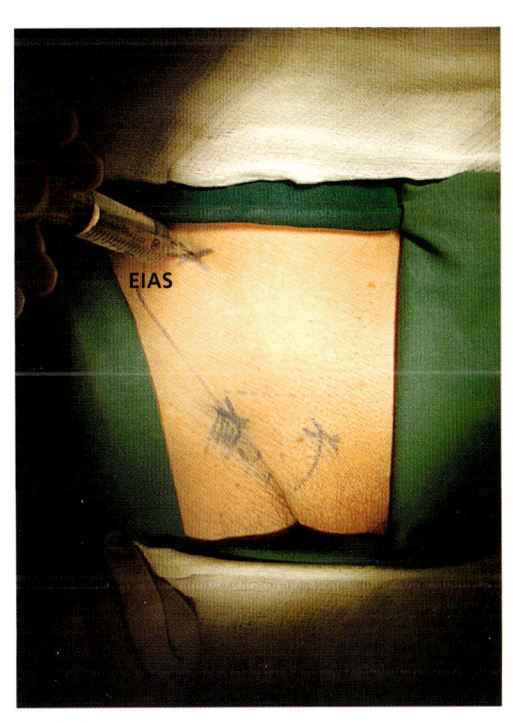

Fig. 3-2. Início do bloqueio com punção a 2 cm medialmente a EIAS.

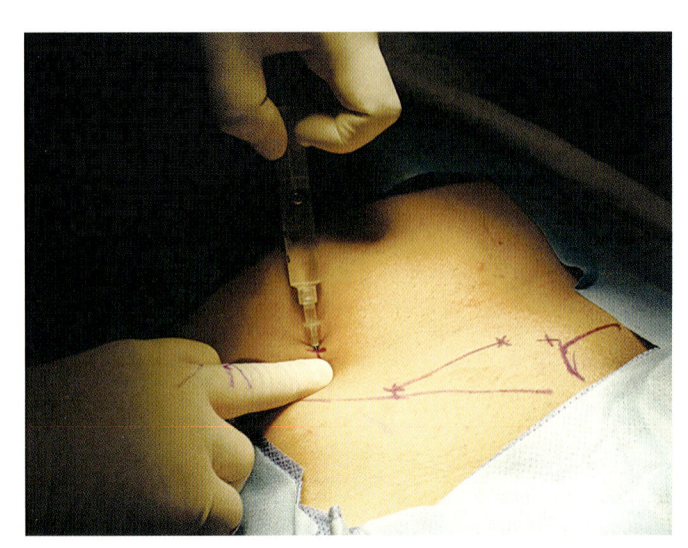

Fig. 3-3. Detalhe do afastamento da EIAS com uma polpa digital (2 cm) para punção.

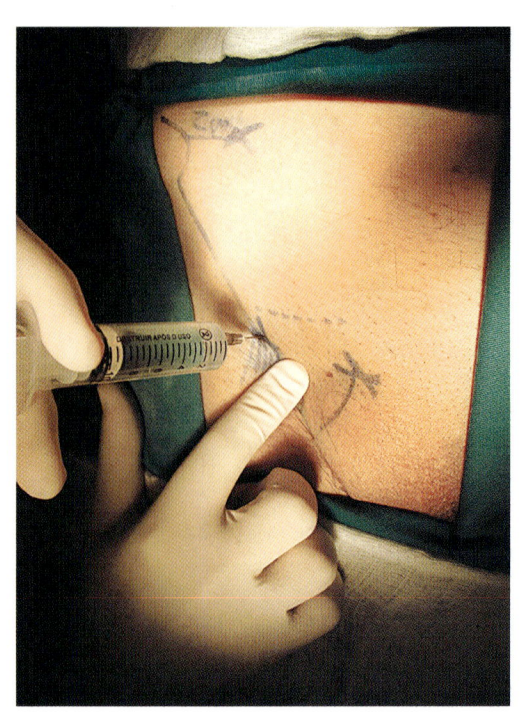

Fig. 3-4. Complemento do bloqueio com punção junto aos vasos femorais, para ramos dos nervos genitofemorais.

Para maior conforto do paciente, faz-se outro leque em topografia medial, junto ao púbis para bloquear o ramo genital do nervo genitofemoral e os ramos inguinais contralaterais. Utilizam-se cerca de 5-10 mL da solução em sentido mediolateral (Fig. 3-5).

Segue-se com a infiltração da incisão. Normalmente 5 mL da solução são suficientes (Fig. 3-6).

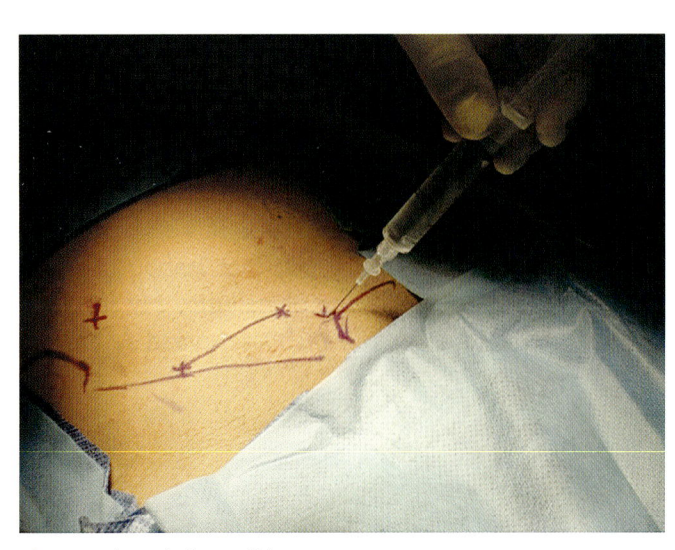

Fig. 3-5. Bloqueio justapúbico.

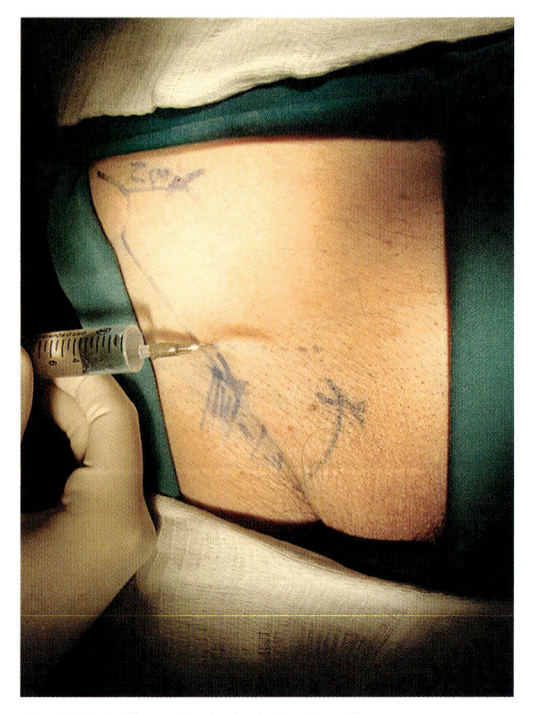

Fig. 3-6. Infiltração da incisão de pele.

Uma opção tática valiosa pode ser o uso adicional de 5 mL da solução em leque cranial subcutâneo para analgesia superior da pele (Fig. 3-7).

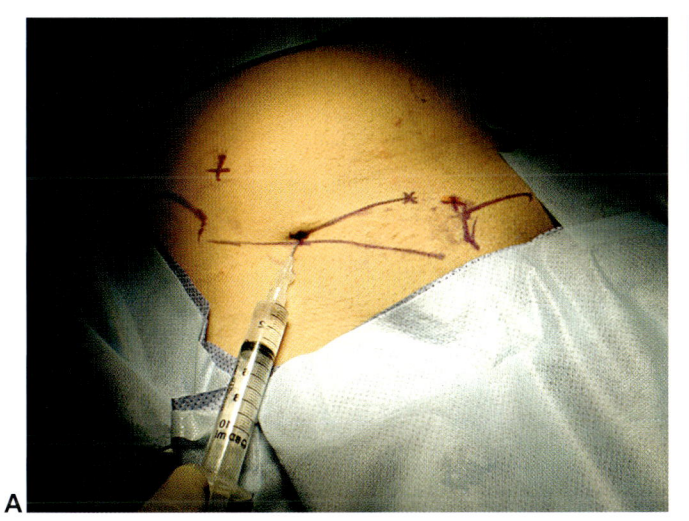

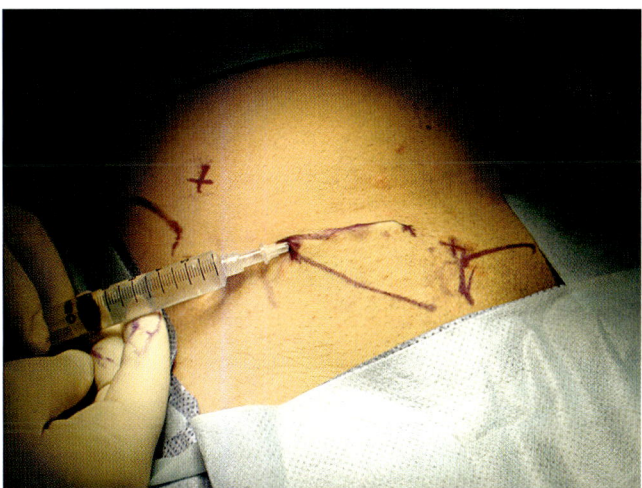

Fig. 3-7. (A) Leque superior na infiltração da pele. (B) Infiltração da pele.

Quanto ao ato operatório deve-se estar atento a possíveis consequências da tração do cordão espermático (reflexo vagal e dor). Assim pode-se iniciar a cirurgia em si com a incisão da pele. A técnica cirúrgica deve ser apurada quando se utiliza a anestesia local, prestando-se atenção para a manipulação delicada das estruturas, principalmente o cordão espermático, e para o uso espartano da hemostasia com bisturi elétrico. A queimadura dos tecidos produz um estímulo álgico maior do que o corte, além do que a maioria dos pequenos vasos de subcutâneo cessará seus sangramentos durante o ato cirúrgico, não necessitando de queimaduras. Isto não pode prescindir de uma rigorosa revisão da hemostasia ao término da cirurgia a fim de evitar complicações pós-operatórias.

Uma opção após a incisão do tecido celular subcutâneo é realizar o bloqueio em leque medial, nesse momento, ou seja, pela incisão cirúrgica, junto ao púbis (Figs. 3-5 e 3-8).

A complementação do bloqueio de campo pode ser feita pré-operatoriamente, quando necessária, com a infiltração (2 mL em cada) ao redor dos nervos ílio-hipogátrico e ilioinguinal após a abertura do canal inguinal (Figs. 3-9 e 3-10). A complementação anestésica junto à base do cordão espermático por sua vez é confortável para o paciente pela manipulação e tração do mesmo e de sacos peritoneais durante a identificação dos elementos do cordão. Assim sugere-se que seja feita de rotina com cerca de 2-5 mL de solução.

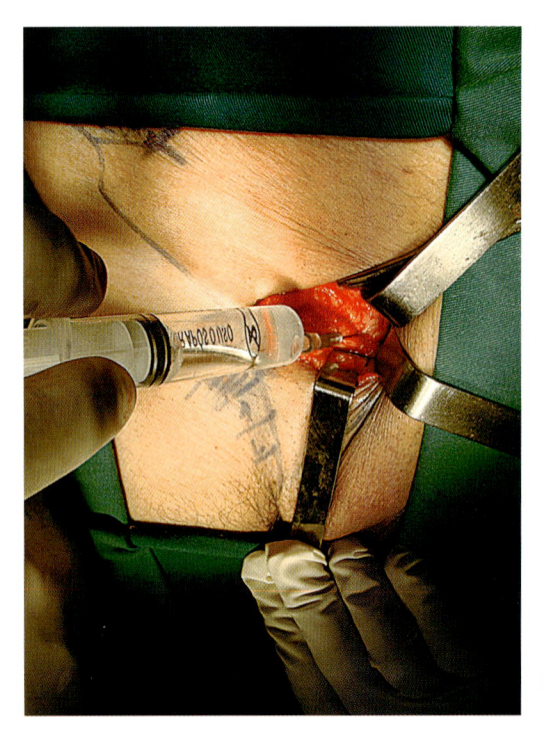

Fig. 3-8. Bloqueio justapúbico feito pela incisão cirúrgica.

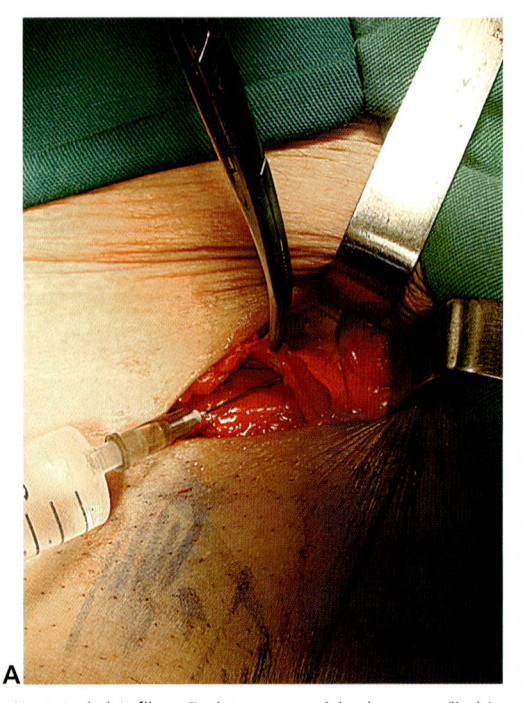

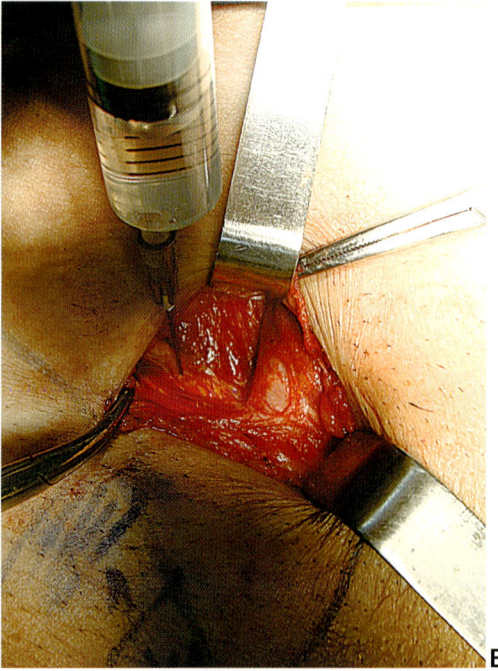

Fig. 3-9. (**A**) Infiltração intraoperatória do nervo ílio-hipogástrico. (**B**) Infiltração intraoperatória do nervo ilioinguinal.

CONCLUSÃO

O emprego da anestesia local associada à sedação com presença do anestesiologista é uma opção viável e com vantagens claras como maior analgesia pós-operatória e possibilidade de alta imediata. Seu uso depende do conhecimento adequado das drogas anestésicas e anatomia da região inguinocrural.

REFERÊNCIAS

Alfieri S, Rotondi F, Di Giorgio A et al. Groin Pain Trial Group. Influence of preservation versus division of ilioinguinal, iliohypogastric, and genital nerves during open mesh herniorrhaphy – Prospective Multicentric Study of Chronic Pain. *Ann Surg.* 2006 Apr;243(4):553-8.

Arregui ME. Surgical anatomy of the inguinal region. *Hernia* 1997;1:101-10.

Cooper AP. *Anatomy and surgical treatment of inguinal and congenital hernia.* London: Longman, 1804.

Gardner E, Gray DJ, O'Rahilly R. Blood vessels, lymphatic drainage, and nerves. In: *Anatomy: a regional study of human structure.* 4th ed. Philadelphia: WB Saunders, 1975.

Laurino Neto RM, Buchmann AACM, Messias LRR. Tratamento cirúrgico das hérnias inguinais sob anestesia local em ambulatório. *Rev Col Bras Cir* 2004 Mar.-Abr. 31(2):102-6.

Madden JL. *Abdominal wall hernias: an atlas of anatomy and repair.* Philadelphia, WB Saunders, 1989.

Mayagoitia González JC. *Hernias de la pared abdominal. Tratamiento actual.* 2. ed. México: Alfil, 2009.

Nyhus M, Harkins N. *Hernia.* Buenos Aires: Intermadica, 1967.

Silva AL. *Hérnias.* 2. ed. São Paulo: Roca, 2006.

Skandalakis JE, Gray SW, Skandalakis LJ et al. Surgical anatomy of the inguinal area. *World J Surg* 1989;13:490-98.

Zieren J, Hoksch B, Wenger FA et al. Inguinal hernia repair in the new Millennium: plug and patch repair with local anesthesia. *World J Surg* 2001;25(2):138-41.

Zinner MJ, Ashley SW. *Maigot's abdominal operations.* 11st ed. New York: McGraw-Hill, 2007. p. 108.

Reparo da Hérnia Inguinal pela Técnica de Bassini

CAPÍTULO 4

Enrico Nicoló ▪ Tradução: Renato Miranda de Melo

INTRODUÇÃO

Após a abertura da aponeurose do músculo oblíquo interno (e do seu anel inguinal superficial), a primeira medida a ser tomada é separar o músculo cremaster do funículo espermático, por digitoclasia. Em seguida, ele deverá ser ressecado completamente, mediante ligaduras, pois atrofiaria, depois desta manobra, segundo Bassini acreditava. Essa ressecção também tem por objetivo facilitar a identificação de um saco herniário indireto, que, no caso, fica englobado pela túnica espermática interna, junto com o próprio funículo. O mesmo procedimento deverá ser realizado na vigência de lipomas, provenientes da gordura pré-peritoneal, a fim de favorecer a reconstrução do anel inguinal profundo. Em pacientes muito jovens, magros e com hérnias pequenas, o músculo cremaster poderá ser preservado.

Na hérnia inguinal indireta, após o isolamento do saco herniário ter sido completado, o saco é tracionado para cima e lateralmente pelo assistente, ao mesmo tempo em que, com a outra mão, afasta o funículo espermático, laçado por um dreno de Penrose, horizontal e lateralmente (Fig. 4-1).

Com essa manobra, a abertura do defeito herniário fica bem visível. Próximos dela, os vasos epigástricos profundos (inferiores) são vistos por transparência, cobertos apenas pela fáscia *transversalis* em continuidade com o colo do saco herniário.

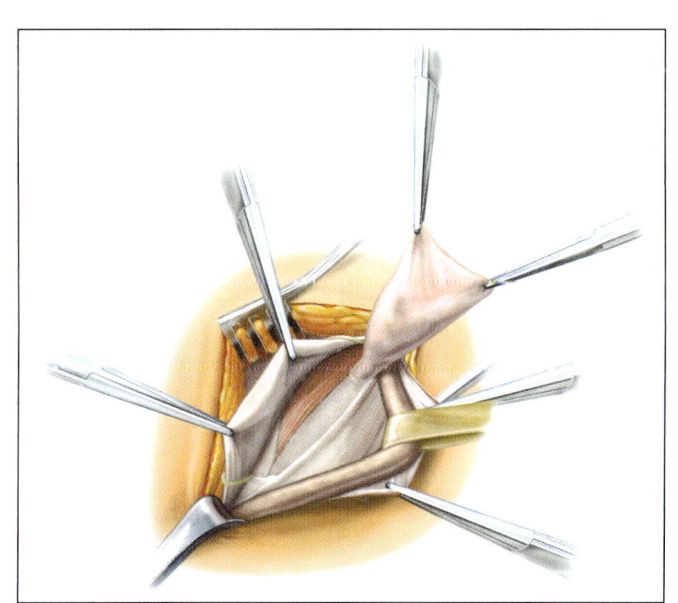

Fig. 4-1. Abertura da apneurose do músculo oblíquo externo com exposição do canal inguinal.

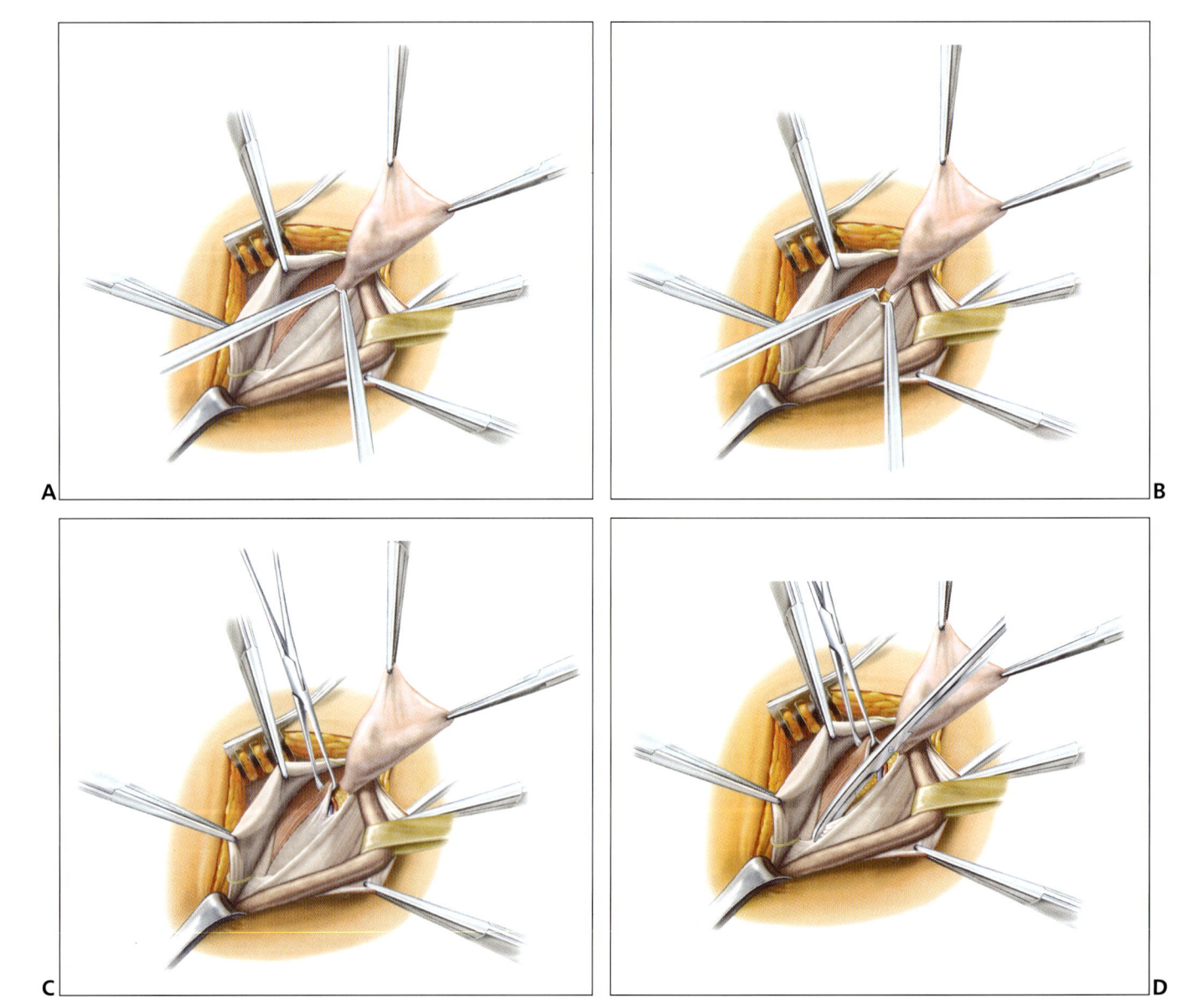

ABERTURA DA FÁSCIA *TRANSVERSALIS*

Segurando duas pinças hemostáticas retas, uma sem dentes, na mão esquerda, e outra com dentes, na direita, o cirurgião prende e esgarça a fáscia *transveslis* adjacente à borda medial do colo do saco herniário. Isto cria uma pequena abertura na fáscia *transversalis* e expõe a gordura pré-peritoneal. Com muito cuidado e prudência, essa pequena abertura é ampliada, expondo-se os vasos epigástricos em seus trajetos medial e cranial, que são liberados da fáscia e deixados na gordura pré-peritoneal (espaço de Bogros) (Fig. 4-2A e B).

Empregando-se a polpa digital do indicador direito, o cirurgião separa a fáscia transversal do contorno do saco herniário em todo o seu trajeto até a fossa ilíaca.

Uma pinça de Allis prende os três componentes daquele estrato – a borda inferior dos múscuos oblíquo interno e do transverso (ou o tendão conjunto, quando presente), e do lábio superior da fáscia *transversalis* – mantendo-os unidos como uma só estrutura. Feito isso, prossegue na abertura completa da fáscia *transversalis* (Fig. 4-2C e D).

Fig. 4-2. (**A-D**) Abertura da fáscia *transversalis*.

Prosseguindo no descolamento da gordura pré-peritoneal da fáscia *transversalis*, medial e caudalmente, podem ser utilizados uma tesoura fechada, o cabo do bisturi, uma gazinha montada (Kittner) ou o próprio dedo, até ultrapassar a borda lateral do músculo reto do abdome em 3-4 cm, pelo menos, seja por visão direta ou por palpação (Fig. 4-3).

Bassini incisava o estrato triplo, assim preparado, em todo o trajeto do canal inguinal, de modo que a fáscia *transversalis* ficava separada por inteiro do ligamento inguinal. Com isso, assegurava a ampla mobilização do estrato triplo dos tecidos adjacentes (gordura pré-peritoneal e peritônio), assim como a eventual presença de hérnias concomitantes (vesical, por deslizamento ou femoral).

Terceiro momento de Bassini

"Em seguida, disseco a aponeurose do músculo oblíquo (**externo**) e do tecido conectivo adiposo subseroso à margem externa (**lateral**) do músculo reto anterior do abdome e o estrato triplo, formado pelo músculo oblíquo interno, músculo transverso e a fáscia vertical de Cooper, até que este estrato triplo reunido possa ser aproximado **sem dificuldade** (**tensão**) à borda posterior isolada do ligamento de Poupart."

A mobilização completa do tecido musculoaponeurótico, o estrato triplo, que Bassini enfatizava e ao qual ele dava grande importância, justificava-se no seguinte (Fig. 4-4):

1. Permite melhor acesso a hérnias associadas (vesical, por deslizamento ou femoral) e de pequenos defeitos na parede posterior, ao longo de todo o canal, desde o anel inguinal profundo até o púbis.
2. Permite também a aproximação do estrato triplo ao ligamento inguinal *senza difficoltá* (sem tensão).
3. Dada a constituição anatômica musculoaponeurótica das estruturas que serão aproximadas, a sutura do estrato triplo ao ligamento inguinal não esgarçará suas fibras e, ao mesmo tempo, garantirá a resistência e a permanência da cicatriz.
4. Durante a realização das suturas, serão evitados os riscos de se lesarem os vasos epigástricos profundos, assim como órgãos intra-abdominais.

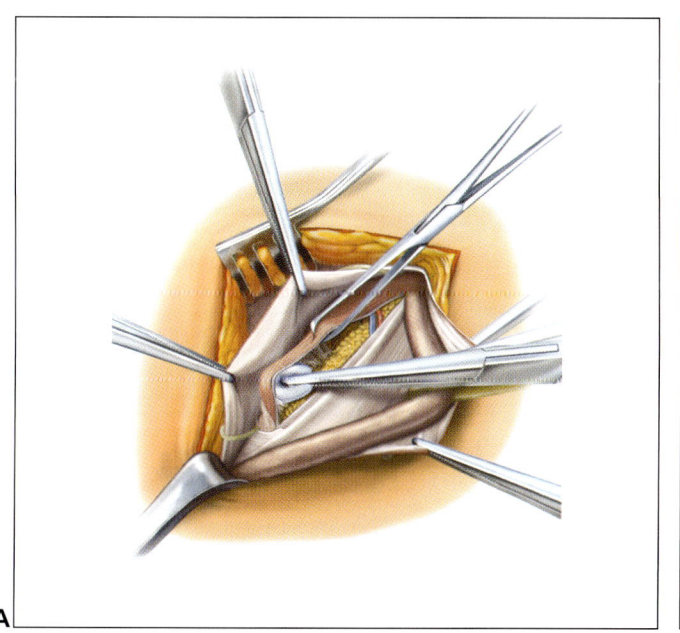

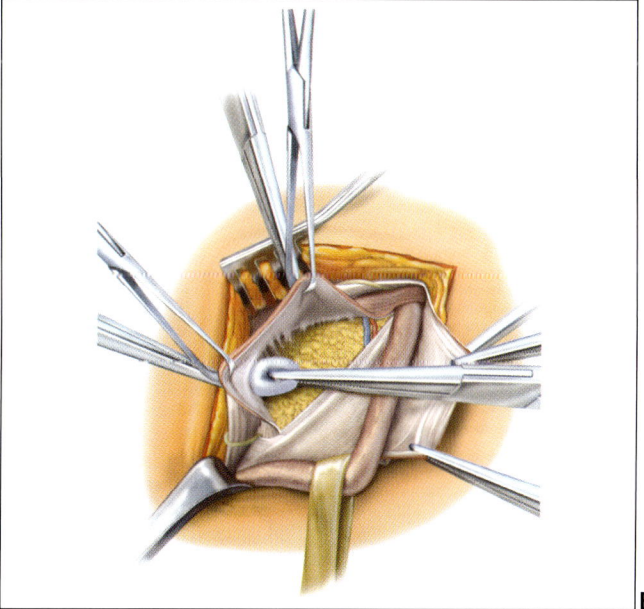

Fig. 4-3. (**A** e **B**) Manobra para descolamento da gordura pré-peritoneal da fáscia *transversalis*, medial e caudalmente.

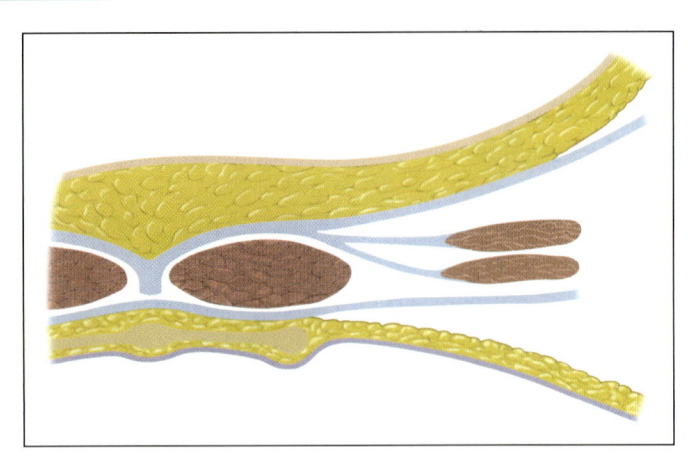

Fig. 4-4. Terceiro momento de Bassini.

Nas hérnias diretas, a fáscia *transversalis* é incisada justo acima e externamente ao saco herniário, expondo-se os vasos epigástricos profundos e a gordura pré-peritoneal.

Quando o saco herniário se encontra sobre os vasos epigástricos profundos, ele se torna biloculado, e os vasos podem ser separados e rebatidos lateralmente, após incisar a fáscia *transversalis*. Se essa manobra for inviável, eles poderão ser ligados e seccionados sem qualquer sequela, segundo Bassini ensinava.

ABERTURA DO SACO HERNIÁRIO E MANEJO DO SEU CONTEÚDO

Para Bassini, o manejo do saco herniário representa um dos passos mais importantes da operação.

Esta etapa consiste na ligadura do seu colo o mais "alta" possível, envolvendo o peritônio sadio da fossa ilíaca.

Se a ligadura não for suficientemente "alta", pequena porção do saco herniário permanece, formando um divertículo que, sob o aumento da pressão intra-abdominal e do próprio conteúdo visceral, poderá ser o sítio de uma nova hérnia.

Assim, como regra, o saco herniário, diligentemente isolado da fáscia *transversalis* e da gordura pré-peritoneal, em sua totalidade, deverá ser ligado o mais cranialmente possível, para além do colo, em peritônio sadio.

Apenas as hérnias menores, ou com o colo muito amplo, como nas hérnias diretas pequenas, poderão ter o saco invaginado sem abrir o peritônio, sobre que a parede posterior será reconstuída.

Em uma hérnia maior, a abertura do saco sempre é recomendada.

Antes de abri-lo, o saco herniário deve ser examinado por inspeção e por palpação. Ele poderá ser esvaziado e identificado por transparência ou por sua consistência lisa, típica, quando o peritônio é palpado. Se o conteúdo for o omento, seus nódulos pequenos e grandes poderão ser palpados.

Se for o intestino delgado ou o cólon, observa-se timpanismo ou flutuação, neste caso quando líquidos estiverem presentes.

O saco herniário é sempre aberto pela sua porção fúndica, que costuma estar vazia, mesmo na presença de encarceramento, pois o líquido peritoneal mantém a víscera separada do peritônio, impedindo a aderência nesse local.

O omento pode estar livre, aderido, espessado, isquêmico ou gangrenado dentro do saco herniário. Se uma pequena porção do omento estiver livre, ela poderá ser reposicionada dentro da cavidade peritoneal facilmente. Caso ele esteja aderido, deverá ser liberado e, então, reduzido. Caso se encontre espessado, esbranquiçado, compacto e endurecido por processo fibrosante, visivelmente isquêmico ou necrosado, deverá ser ressecado. Quando esta decisão for tomada, recomenda-se exteriorizá-lo até sua porção mais livre e sadia, onde o clampeamento, a ligadura e a secção são facilitados, assim como a redução do seu remanescente para a cavidade.

Caso o intestino esteja habitando o saco herniário, porém livre, ele poderá ser reduzido sem dificuldade. Se aderido, a lise deverá ser realizada, com prudência, para não provocar lacerações na alça.

Nas hérnias encarceradas, a incisão cutânea deverá estender-se ao escroto. Se o nível de encarceramento for o anel inguinal superficial, ele será aliviado, uma vez aberta a aponeurose do músculo oblíquo externo e o seu anel. Caso contrário, o nível é mais "alto" e, provavelmente, se localize no anel inguinal profundo ou do colo do saco herniário.

Para liberá-lo, o princípio áureo de Scarpa recomenda que a extremidade romba da tesoura seja utilizada para abrir o anel em sua porção mais cranial, evitando a lesão dos vasos epigástricos. Assim que for liberado, o conteúdo do saco torna-se livre de novo, devendo ser cuidadosamente examinado, para aferir sua viabilidade, antes de retorná-lo para a cavidade peritoneal (Fig. 4-5).

Ligadura e excisão do saco herniário

Ao realizar a ligadura do saco, atenção para não incluir parte de um órgão intraperitoneal e, conforme foi mencionado, ela deverá ser aplicada o mais "alta" possível e em peritônio sadio, para não deixar um divertículo, que poderá desencadear uma nova hérnia (recidiva). Se tiver um colo estreito, o saco deverá ser torcido, ligado e transfixado por sutura.

No caso de ser aberto e não torcido, a transfixação será realizada sob visão direta, para assegurar-se de que nem o intestino nem a bexiga tenham sido apreendidos na sutura.

Finalmente, o saco é seccionado 1 cm distal à sua ligadura ou transfixação.

Quando o colo do saco for amplo (largo), ele poderá ser fechado sob visão direta, mediante sutura em bolsa de tabaco, chuleio ou pontos simples. O excedente é, então, seccionado a 1 cm da ligadura (Fig. 4-6).

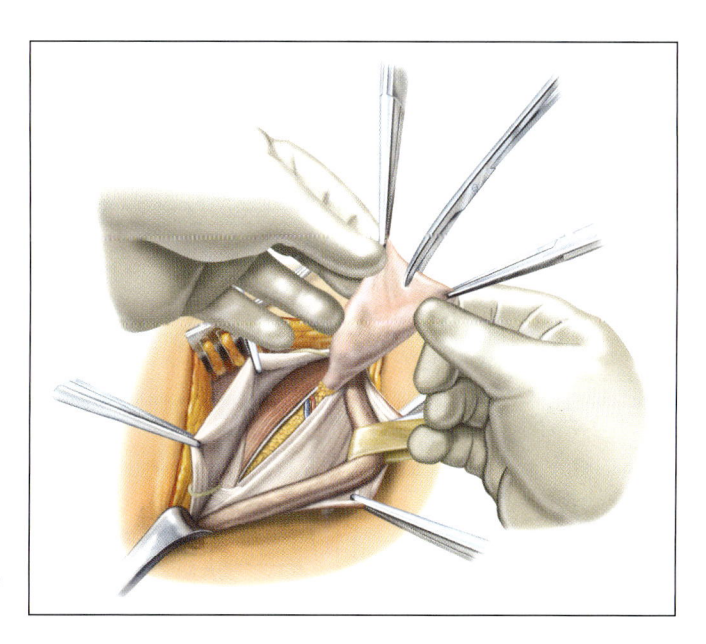

Fig. 4-5. Abertura do saco herniário e manejo do seu conteúdo.

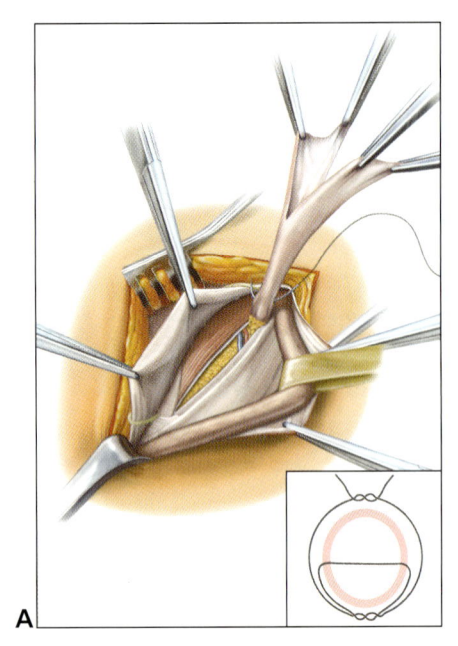

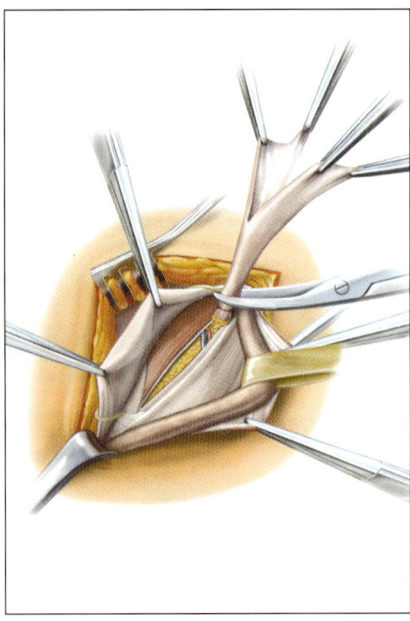

Fig. 4-6. (**A** e **B**) Ligadura e excisão do saco herniário.

Depois de cortado o fio de sutura, observa-se a retração do coto peritoneal, que desaparece na fossa ilíaca interna, distante das estruturas com as quais estava aderido (o funículo espermático, a fáscia *transversalis* e o coto do músculo cremaster).

Nas hérnias diretas, o isolamento do funículo espermático do saco herniário é bastante fácil. No entanto, algumas vezes, o saco parece biloculado, fruto da impressão dos vasos epigástricos sobre ele. A dissecção meticulosa, separando-o dos vasos subjacentes, irá convertê-lo em um saco unilocular. Raramente, os vasos epigástricos deverão ser ligados e seccionados.

Algumas vezes, nas hérnias muito grandes, durante o isolamento do saco, um cordão fibroso poderá ser identificado, com trajeto ascendente lateromedial. Trata-se do ligamento umbilical medial, que corresponde à artéria umbilical obliterada.

Outras, quando o tecido gorduroso alcança os vasos sanguíneos, expõem-se à porção lateral da bexiga. A dissecção deverá ser interrompida neste ponto para evitar lesão acidental à bexiga. É bom ter em mente que um divertículo vesical pode representar uma hérnia da bexiga.

Se ela for aberta inadvertidamente, isto deverá ser reconhecido de imediato, e deverá, também, ser fechada com fio de sutura absorvível, em dois planos, sem maiores consequências. Caso contrário, o urinoma, a fístula urinária ou mesmo a peritonite poderão ter efeitos devastadores.

RECONSTRUÇÃO DA PAREDE POSTERIOR DO CANAL INGUINAL E DO ANEL INGUINAL PROFUNDO

Aprontando o campo operatório

Esta é a etapa mais importante da operação e, por isso, requer atenção especial.

1. O funículo espermático, circundado e protegido por um dreno de *Penrose*, é tracionado caudal e lateralmente para fora do campo operatório.

    Attilio Catterina preferia mantê-lo protegido, sob o folheto lateral da aponeurose do músculo oblíquo externo, para evitar a tração contínua do funículo, o que poderia causar a exteriorização inadvertida do testículo durante a operação.

2. O folheto medial dessa aponeurose é tracionado para cima com duas pinças hemostáticas retas, do tipo Kelly, para expor o músculo oblíquo interno e a borda lateral do músculo reto do abdome; o folheto lateral é também segurado por outras duas pinças e puxado lateralmente e para baixo, expondo a borda posterior isolada do ligamento inguinal, o pilar posterior do anel inguinal superficial (ligamento de Colles) e o tubérculo do púbis (Fig. 4-7).
3. Um afastador rombo deve ser colocado sob a fáscia *transversalis*, para manter a gordura pré-peritoneal e os vasos epigástricos reduzidos: para isso, podem ser usados uma tesoura fechada, uma espátula, uma compressa ou o dedo indicador esquerdo do cirurgião (a preferência de Bassini).

Aplicando as suturas

Após o preparo adequado do campo, a sutura do estrato triplo à borda posterior isolada do ligamento inguinal (Poupart) poderá ser iniciada.

A reconstrução da parede posterior é obtida ao suturar o estrato triplo (músculo oblíquo interno, músculo transverso e fáscia *transversalis*) à borda posterior isolada do ligamento inguinal com pontos à moda *filzetta*. O primeiro ponto, medialmente, inclui a borda lateral do músculo reto do abdome, envolvendo também o ligamento de Colles e a inserção do ligamento inguinal na espinha do púbis. O segundo engloba também o ligamento pectíneo (Cooper).

Pontos à *filzetta*

Esses são pontos evertentes, que se aplicam ao estrato triplo, "fora-dentro" e, novamente, "fora-dentro". Inicia-se em torno de 3-4 cm da borda do estrato triplo e sai, após incluir cerca de 2 cm de toda a espessura desse estrato; na sequência, é reintroduzido a 0,5 cm da borda livre do estrato triplo (Fig. 4-8).

O ponto à *filzetta*, depois de atado, não é constritivo nem rígido. Sendo evertente, aproximará a fáscia *transversalis* à porção correspondente oposta, o trato iliopúbico ao ligamento inguinal, de tal modo que a coaptação ocorre entre tecidos de mesma natureza histológica.

Todos os nós dos pontos à *filzetta* devem ser atados sobre o músculo e não sobre o ligamento inguinal.

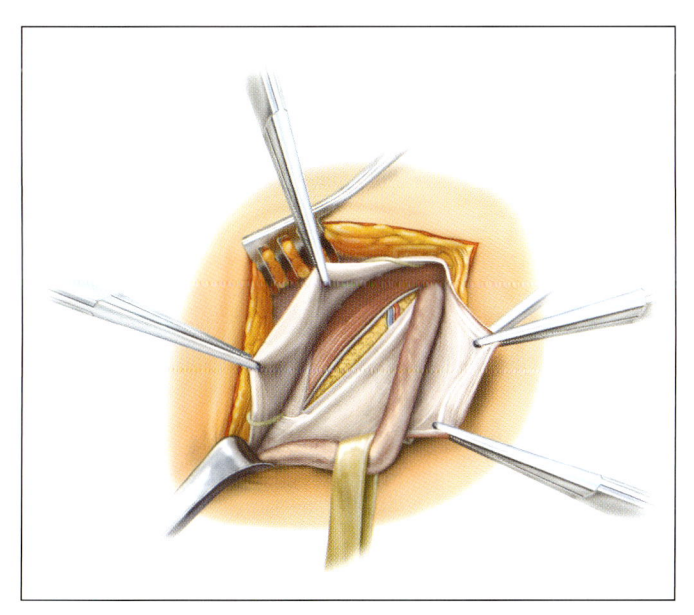

Fig. 4-7. Exposição do canal inguinal para reconstrução da parede posterior do canal inguinal e do anel inguinal profundo.

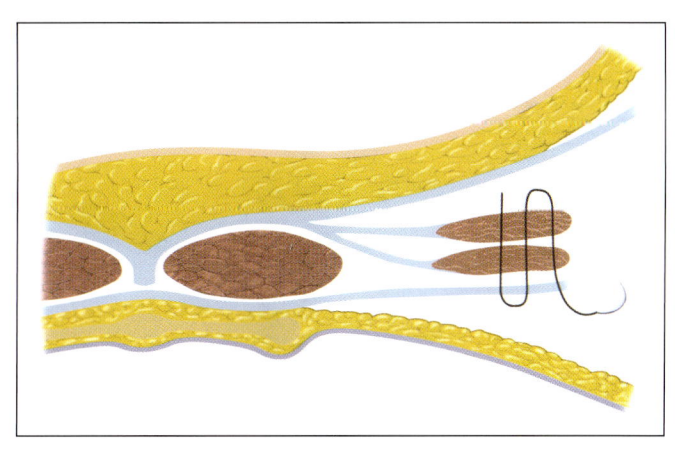

Fig. 4-8. Pontos à *filzetta*.

Primeiro ponto

O primeiro ponto é aplicado junto ao ângulo inferomedial da ferida. Com o dedo indicador esquerdo rebaixando a gordura pré-peritoneal, a mão direita é usada para transfixar primeiro o músculo reto do abdome e, quando presente, também o estrato triplo, de fora para dentro. A agulha sai novamente, após incluir 2 cm de tecido musculofascial. Uma vez fora, a agulha retorna transfixando o estrato triplo ou apenas a borda lateral do músculo reto do abdome, a 0,5 cm da extremidade de um ou do outro. Assim é o ponto à *filzetta*. Nesse momento, a agulha trespassa o ligamento inguinal em sua inserção no periósteo do tubérculo púbico, de dentro para fora. O ponto não é atado e as extremidades livres do fio são presas com uma pinça hemostática reta, do tipo Kelly (Fig. 4-9).

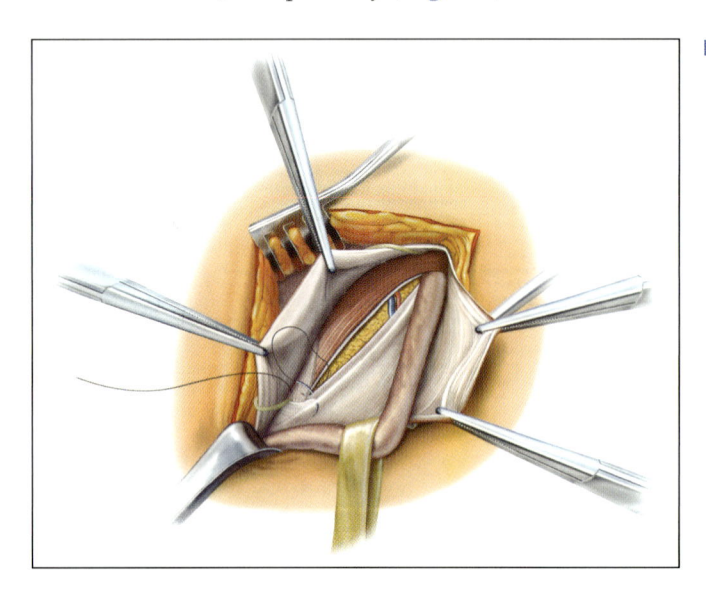

Fig. 4-9. Primeiro ponto.

Segundo ponto

Este ponto é inserido a 1 cm do primeiro, proximalmente, e do mesmo modo. Abrange a porção lateral do músculo reto do abdome e/ou do estrato triplo, a 3-4 cm de sua borda livre, incluindo os 2 cm de tecido musculofascial. Ao retornar, transfixa a borda lateral do músculo reto ou do estrato triplo, a 0,5 cm da margem. Lateralmente, a ponta da agulha dirige-se para a crista pectínea, atravessando o ligamento de Colles e, então, transfixa toda a espessura do ligamento inguinal através da sua borda posterior que foi isolada (Fig. 4-10).

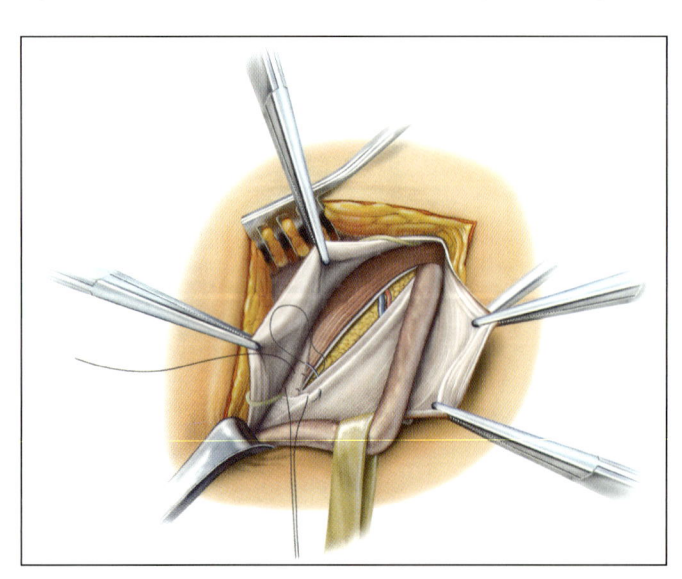

Fig. 4-10. Segundo ponto.

Este segundo ponto é muito importante. Se o estrato triplo for fixado apenas no ligamento inguinal, entre o primeiro e o segundo ponto, um espaço vazio permanecerá sob a forma de funil, representando um local de menor resistência, que poderá se tornar o sítio de possível recidiva.

Terceiro ponto

Medialmente, o terceiro ponto inclui apenas o estrato triplo. O músculo reto não toma parte mais da região inguinal. Esse ponto aproxima aquele estrato da borda posterior isolada do ligamento inguinal.

Prossegue-se da seguinte maneira: o cirurgião usa o polegar e o dedo médio da sua mão esquerda, para segurar duas pinças de Allis, aplicadas ao estrato triplo, puxando-as para cima, ligeiramente; com o dedo indicador inserido sob o estrato triplo, protege a gordura pré-peritoneal, o peritônio e as vísceras subjacentes. A agulha atravessa de fora para dentro toda a espessura do estrato, a 3-4 cm da sua borda, agora incluindo apenas 1 cm de tecido. Ainda com o dedo indicador na mesma posição, a agulha mergulha novamente a 0,5 cm da borda *(filzetta)*.

Com uma pinça anatômica, o cirurgião traciona a borda posterior isolada do ligamento inguinal, que é transfixado de dentro para fora com o mesmo fio. Dessa maneira, evita-se lesionar estruturas subjacentes importantes, como a artéria e veia ilíacas; assim ensinava Bassini.

O terceiro ponto é completado, mas não é atado, prendendo-se as extremidades livres do fio com uma pinça do tipo Kelly. Durante a aplicação desses pontos, a gordura pré-peritoneal é deprimida e protegida com instrumentos especiais, como uma colher ou uma espátula pequena, mas a utilização do dedo indicador, como Bassini preconizava, parece superior a todos os demais métodos (Fig. 4-11).

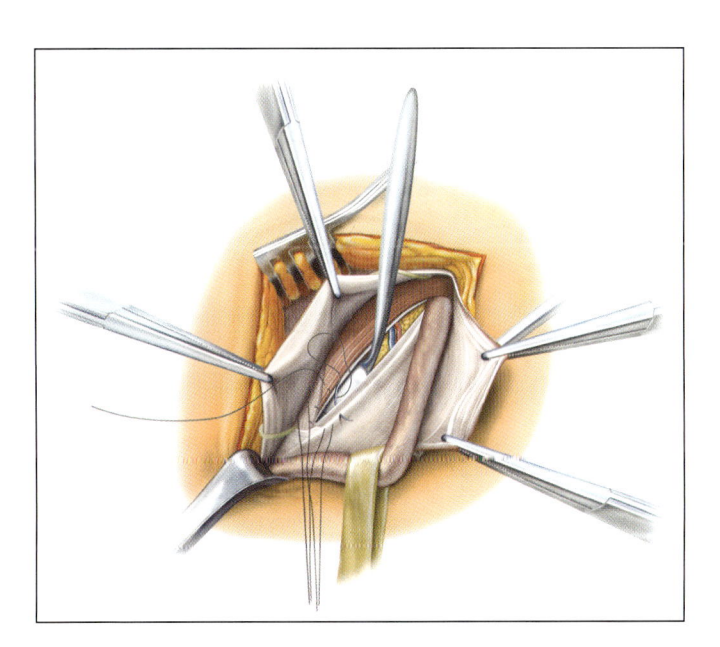

Fig. 4-11. Terceiro ponto.

Último ponto

Os pontos são colocados, sequencialmente, à igual distância e da mesma maneira, do terceiro em diante. O último ponto, que reconstrói o anel inguinal profundo, é aplicado de maneira um pouco diferente. Esse ponto não é colocado em frente ao anel interno nem paralelo aos demais pontos, mas de maneira um pouco mais oblíqua. A agulha atravessa o estrato triplo, começando 1 cm acima da emergência do funículo espermático e a 3-4 cm da sua borda *(filzetta)*. Lateralmente, a agulha transfixa a borda posterior isolada do ligamento inguinal, 0,5 cm distal à emergência do funículo. Quando esta sutura é atada, o anel inguinal profundo, reconstruído, será calibrado (nem muito apertado nem muito frouxo); o funículo fica deslocado lateralmente, mais próximo da espinha ilíaca anterossuperior, de tal maneira que não mais emerge perpendicular ao anel reconstruído, mas toma um curso oblíquo, envolvido pelo estrato triplo. Ele desce, então, medial e paralelamente ao ligamento inguinal (Fig. 4-12).

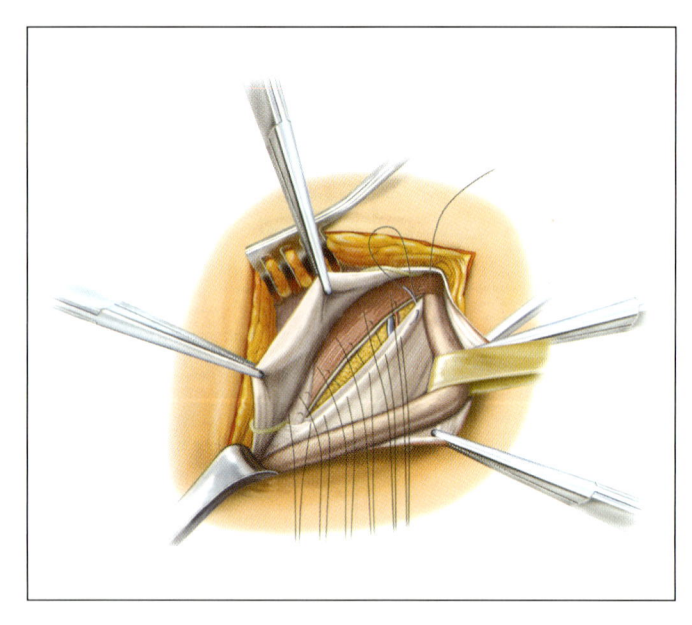

Fig. 4-12. Último ponto.

Amarrando as suturas

As extremidades de todos os pontos, já passados, são seguradas pelo auxiliar, que mantém as duas linhas de sutura separadas por um de seus dedos ali entremeado. O cirurgião vai tomando esses fios e amarrando-os sucessivamente, enquanto o auxiliar deprime a gordura pré-peritoneal com uma pinça fechada, uma espátula ou o próprio dedo:

1. Antes de amarrá-las, poderá ser útil elevar um pouco os membros inferiores, para que as suturas sejam atadas com a menor tensão possível.
2. Os nós devem ser dados de maneira que assegurem a perfeita coaptação dos tecidos: muito apertados, poderão isquemiá-los; muito frouxos, a cicatrização poderá ficar comprometida.
3. A amarração deve proceder de medial para lateral, do local de menor tensão para o de maior tensão, sequencialmente, do primeiro ao último ponto. Se algum fio se romper, ele poderá ser reinserido sem dificuldade.
4. Todos os nós deverão repousar sobre o músculo oblíquo interno, e não sobre o ligamento inguinal. Isto pode ser obtido facilmente, se o cirurgião amarrá-los pelo lado oposto da mesa, da posição do auxiliar.

Como já foi mencionado, os primeiros dois pontos, medialmente, devem também incluir a margem lateral do músculo reto do abdome.

O último é aplicado mais obliquamente em relação aos demais, conforme descrito, para a reconstrução do anel inguinal profundo. Quando este ponto é amarrado, o funículo espermático fica lateralizado, próximo à espinha ilíaca anterossuperior, emergindo obliquamente do novo anel. Ele também ficará protegido e ajustado pelo tecido muscular circundante e bem calibrado. Caso contrário, poderá colabar os vasos testiculares, se muito apertado; ou favorecer a recidiva, se muito frouxo. Isto pode ser verificado movendo-se o funículo livremente através do orifício neoformado.

Depois de as suturas terem sido todas atadas, o excesso de fio poderá ser cortado rente aos nós (Fig. 4-13).

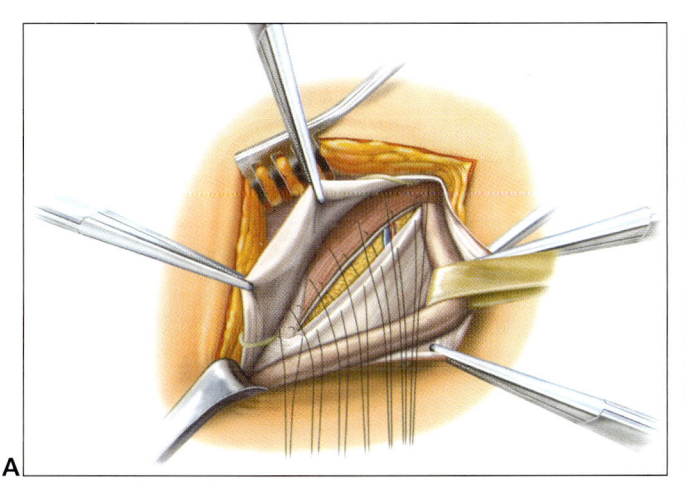

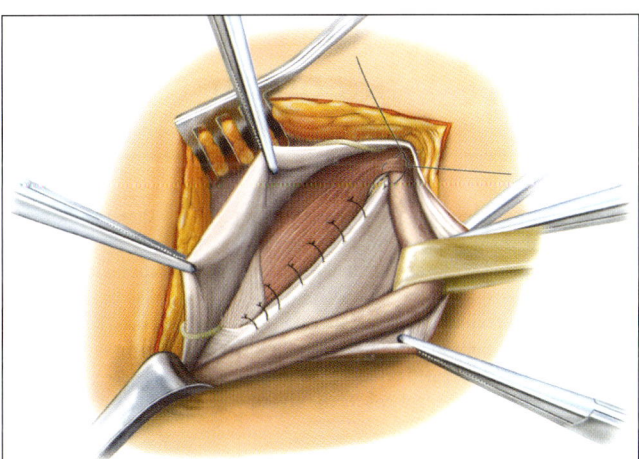

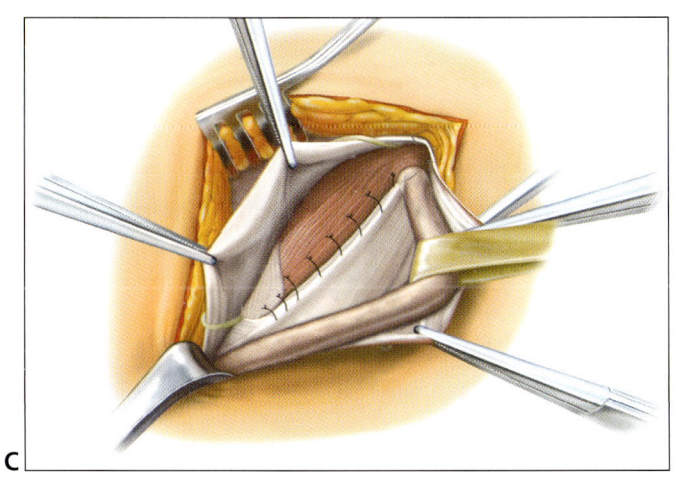

Fig. 4-13. (A-C) Suturas e retirada do excesso de fio.

Retornando o conteúdo do canal inguinal

Secciona-se o dreno de Penrose e reposiciona-se o funículo sobre o assoalho inguinal reconstruído, sem ficar muito estirado nem muito redundante ou, pior ainda, torcido. Para recolocá-lo naturalmente em seu leito, uma tração suave poderá ser exercida no testículo ipsolateral, segurando-o pelo campo que cobre o escroto.

Em seguida, o nervo ílio-hipogástrico, que estava protegido sob o folheto medial da aponeurose do músculo oblíquo externo, é também devolvido à sua posição original (Fig. 4-14).

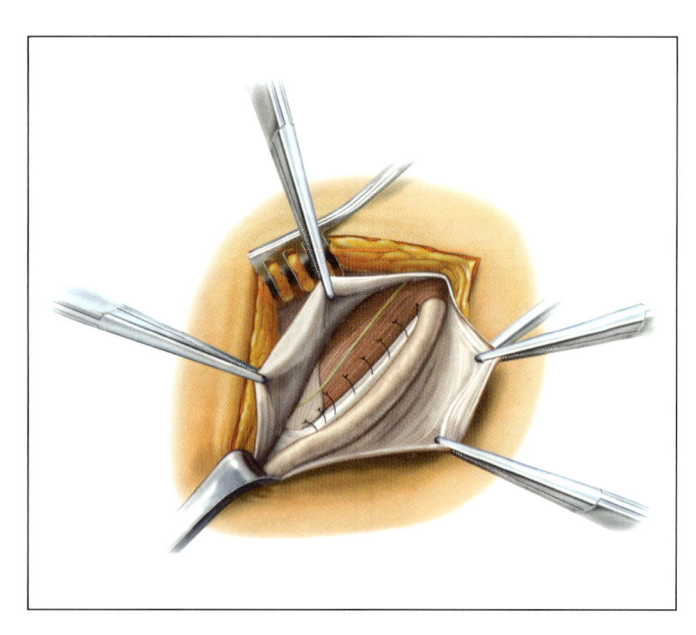

Fig. 4-14. Reposicionamento do nervo ilioinguinal.

RECONSTRUINDO A PAREDE ANTERIOR DO CANAL INGUINAL E O ANEL SUPERFICIAL

Uma pinça hemostática reta, do tipo Kelly, é presa no ângulo lateral da aponeurose fendida do músculo oblíquo externo; outra nas extremidades medial e superior e, ainda outra, na extremidade inferior dessa aponeurose.

A pinça superior é segurada pelo cirurgião com sua mão esquerda, enquanto o auxiliar segura as outras duas, elevando-as, ao mesmo tempo em que rebaixa e protege o funículo com um ou dois dedos da outra mão.

Os lábios lateral e medial da aponeurose são aproximados por sutura contínua, de lateral para medial. A agulha deverá envolver cerca de 2 mm de cada borda aponeurótica, e 3 mm de uma passada à outra. A última deverá aproximar os pilares medial e lateral do anel inguinal superficial, reconstruindo-o de tal forma a permitir a passagem da polpa digital do quinto dedo e, com isso, o movimento livre do funículo por esse anel. Caso ele fique muito apertado, poderá comprometer a vascularização do testículo (Fig. 4-15).

Uma vez completado o fechamento da parede anterior, o afastador autoestático é removido. A hemostasia da tela subcutânea e da derme é revisada (Fig. 4-16).

Fig. 4-15. Reconstrução da parede anterior do canal inguinal e do anel superficial.

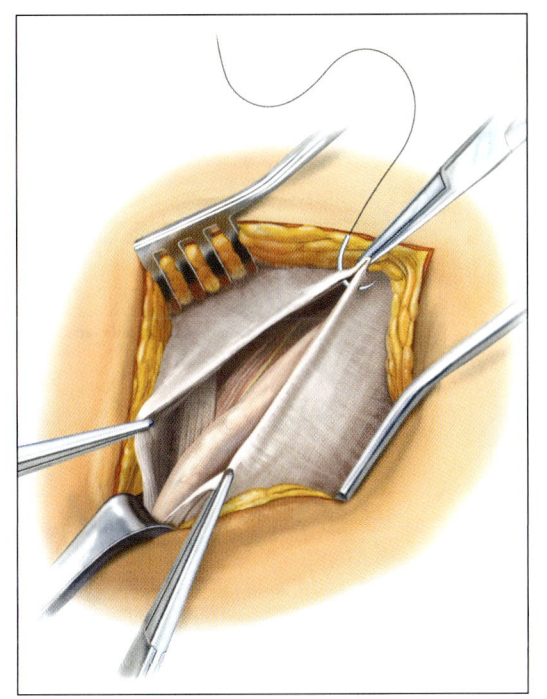

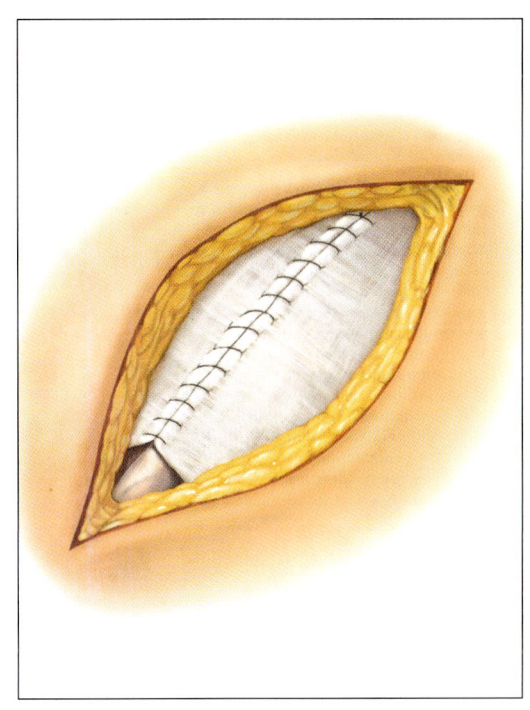

Fig. 4-16. Aspecto final.

Fechamento da pele

A tela subcutânea é reaproximada, se necessário, e a pele é fechada mediante sutura contínua intradérmica com fio absorvível de fino calibre.

Ao final, as linhas de sutura da pele, da aponeurose do músculo oblíquo externo e do estrato triplo no ligamento inguinal não ficam superpostas, aumentando a resistência da virilha às variações da pressão intra-abdominal (Fig. 4-17).

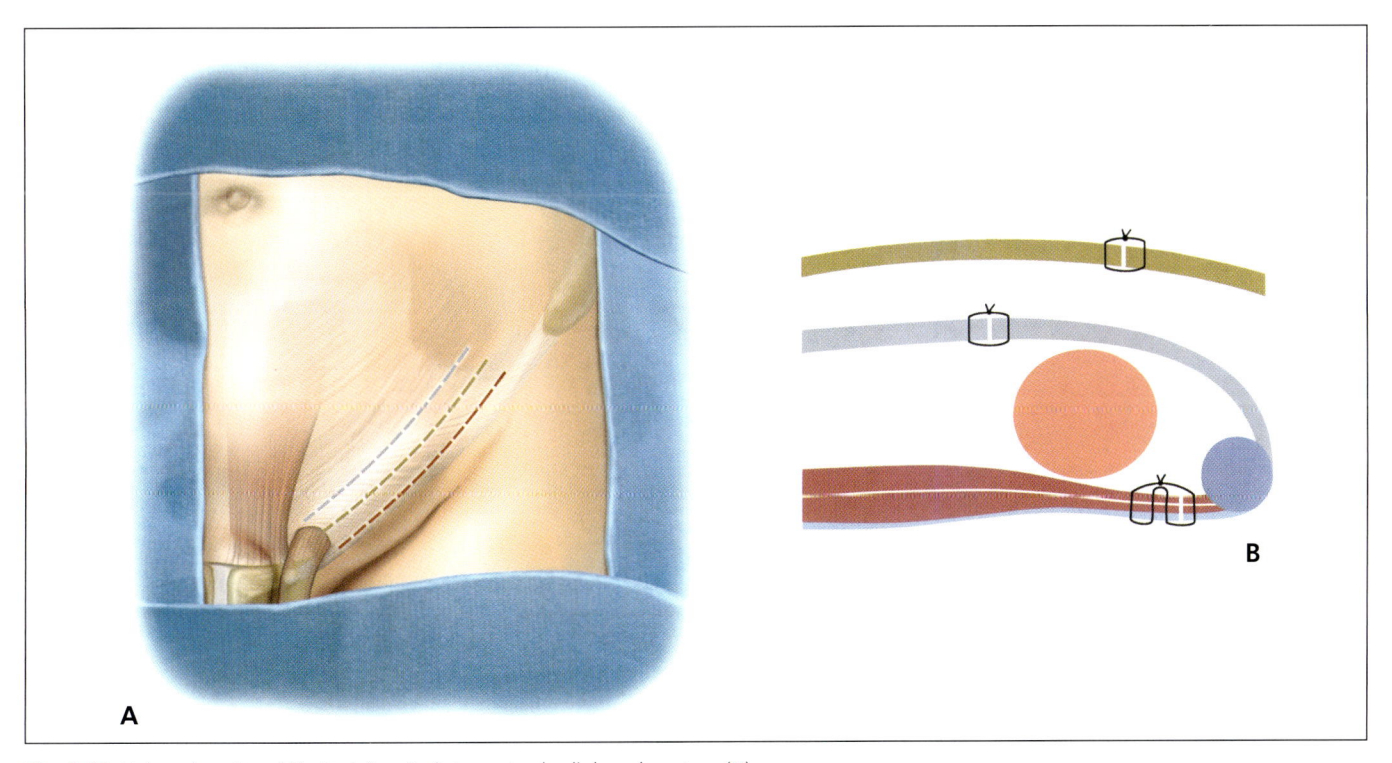

Fig. 4-17. Linhas de sutura (**A**). Posição não interposta das linhas de sutura (**B**).

REFERÊNCIAS

Arlt G, Schumpelick V. The Shouldice repair for inguinal hernia: technique and results [in German]. *Zentralbl Chir* 2002;127:565-69.

Danielsson P, Isacson S, Hansen MV. Randomised study of Lichtenstein compared with Shouldice inguinal hernia repair by surgeons in training. *Eur J Surg* 1999;165:49-53.

Devlin HB, Kingsnorth A. *Management of abdominal hernias.* 2nd ed. London, England: Chapman & Hall Medical, 1998.

Ebbell B. *The papyrus ebers: the greatest egyptian medical document.* London, England: Oxford University, 1937.

Ellis H. *A history of surgery.* London, England: Greenwich Medical Media, 2001.

Felix P, Ventadoux Y, Guerineau JM. Outpatient management, patient comfort and satisfaction of 100 consecutive inguinal hernias treated by Shouldice procedure with steel wire under local anesthesia [in French]. *Ann Chir* 1999;53:387-96.

Junge K, Peiper C, Rosch R *et al.* Effect of tension induced by Shouldice repair on postoperative course and long-term outcome. *Eur J Surg* 2002;168:329-33.

Kultys J, Pardela M, Drozdz M *et al.* The role of Shouldice's operation in treating inguinal hernia [in Polish]. *Wiad Lek* 1997;50(Suppl 1 Pt 1):382-85.

Lloyd GER. *Hippocratic writings.* London, England: Penguin Books, 1983.

Mettler CC. *History of medicine.* Philadelphia: Blakiston, 1947.

Mittelstaedt WE, Rodrigues Jr AJ, Duprat J *et al.* Treatment of inguinal hernias: is the Bassini's technique current yet? A prospective, randomized trial comparing three operative techniques: Bassini, Shouldice and McVay [in Portuguese]. *Rev Assoc Med Bras* 1999;45:105-14.

Muschaweck U, Driesnack U, Didebulidze M. Recurrent hernias after previous Shouldice operation [in German]. *Zentralbl Chir* 2002;127:570-72.

Novak L. 10 years experience in performing Shouldice operation. *Acta Chir Hung* 1997;36:260-61.

Patiño JF. A history of the treatment of hernia. In: Fitzgibbons Jr RJ, Greenburg AG. (Eds.). *Nyhus and Condon's hernia.* 5th ed. Philadelphia: Lippincott Williams & Wilkins, 2002.

Pinter G, Markus B. The place of Shouldice operation in inguinal hernia repair [in German]. *Zentralbl Chir* 2004;129:96-98.

Raaf JE. Hernia healers. *Ann Med Hist* 1932;4:377-89.

Simons MP, Kleijnen J, van Gelder D *et al.* Role of the Shouldice technique in inguinal hernia repair: a systematic review of controlled trials and a meta-analysis. *Br J Surg* 1996;83:734-38.

Zimmerman LM, Zimmerman JE. The history of hernia treatment. In: Nyhus LM, Condon RE. (Eds.). *Hernia.* 2nd ed. Philadelphia: JB Lippincott, 1978.

REPARO INGUINAL SEM TENSÃO – A TÉCNICA DE SHOULDICE EM TRÊS PLANOS

CAPÍTULO 5

Renato Miranda de Melo

INTRODUÇÃO

Em 23 de dezembro de 1884, na Itália, Edoardo Bassini realizou, pela primeira vez, um reparo inguinal com base na etiopatogenia da doença herniária, isto é, reconstruindo a parede posterior do canal inguinal, depois de abri-la completamente. A partir desse caso-piloto, operou 262 pacientes, obtendo 2,8% de recidiva em 4,5 anos de acompanhamento. Inaugurava, assim, uma nova era no tratamento da hérnia inguinal e estabelecia o modelo sobre que o canadense, Ernest Ryan, quase 70 anos mais tarde (1953), faria aprimoramentos ao método italiano, com resultados ainda melhores. Sem qualquer outra modificação, esta última versão tem sido praticada, até hoje, no Hospital Shouldice, que acabou por emprestar o seu nome à técnica. Trata-se de um **reparo tecidual sem tensão**, passível de ser realizado sob **anestesia local** e, portanto, em **regime ambulatorial**, com **menor repercussão sistêmica**, mesmo se comparado à videocirurgia. Em que pese o procedimento exigir, a um só tempo, conhecimento anatômico e habilidade, estas são prerrogativas insubstituíveis para qualquer cirurgião tratar as doenças que estão sob o seu domínio.

A proposta do presente capítulo é apresentar a experiência acumulada com este método, de forma mais simplificada (reparo em três planos de sutura), com resultados semelhantes aos obtidos com a técnica original, uma vez obedecidos seus princípios técnicos, que garantem a efetividade, a eficiência e, consequentemente, o grande alcance social desta técnica.

ETIOPATOGENIA

O canal inguinal é uma fenda localizada na virilha, com trajeto oblíquo médio-caudal. Esse trajeto é ocupado pelo funículo espermático, no homem, que acompanha o testículo em sua descida para o escroto e, na mulher, pelo ligamento redondo do útero, que vai inserir-se na tela subcutânea dos grandes lábios. Os nervos ilioinguinal, ílio-hipogástrico, o ramo genital do nervo genitofemoral, o músculo cremaster, os vasos cremastéricos e linfáticos também compartilham do conteúdo desse canal. Os limites desse canal são: **anteriormente**, a aponeurose do músculo oblíquo externo, onde há uma abertura, junto ao tubérculo púbico, o anel inguinal superficial; **medialmente**, a borda inferior dos músculos oblíquo interno e transverso e também a borda lateral do músculo reto do abdome (essa zona toda é conhecida como "área conjunta", uma vez que é rara a formação anatômica de um "tendão conjunto"); **lateralmente**, o ligamento inguinal e, **posteriormente**, a fáscia *transversalis*, que compõe basicamente a parede posterior ou "assoalho" desse canal, e é onde se encontra outra abertura, o anel inguinal profundo, no ponto médio entre a espinha ilíaca anterossuperior e o tubérculo púbico.

A fáscia *transversalis* é um epimísio duplo que recobre internamente a musculatura profunda da parede abdominal, sendo o seu estrato menos resistente. Apresenta alguns espessamentos que a reforçam na virilha. O primeiro coincide com a borda inferior do músculo transverso, cujas fibras aponeuróticas se incorporam a ela para formar o arco do transverso. O segundo é o trato iliopúbico (ligamento de Thomson), paralelo ao ligamento inguinal e facilmente destacável deste. O terceiro contorna as bordas medial e inferior do anel inguinal profundo, constituindo os seus pilares vertical e horizontal, na forma de uma tipoia ou da letra "V". Os vasos epigástricos inferiores estão imersos entre os dois folhetos da fáscia *transversalis*, aparentemente na gordura pré-peritoneal da virilha (espaço de Bogros), e demarcam o limite medial desse anel.

Durante a atividade muscular, ocorre a aproximação desses dois pilares, provocando a oclusão e os deslocamentos cranial e lateral do anel inguinal profundo. Simultaneamente, a borda inferior (livre) dos músculos oblíquo interno e transverso desloca-se em direção ao ligamento inguinal, forrando a parede posterior. Estes dois mecanismos aumentam a obliquidade do canal e protegem as fossetas lateral e média de possíveis herniações, mesmo com a elevação (ativa) da pressão intra-abdominal, secundária a cada contração voluntária da parede.

Fatores predisponentes × desencadeantes

Essa proteção pode não ser obtida completamente, quando a inserção dos músculos oblíquos interno e transverso, na bainha do músculo reto do abdome, é mais cranial. Com isso, a área do trígono inguinal fica ampliada, o que se verifica nos portadores de hérnia inguinal, seja direta ou indireta. A fáscia *transversalis*, mesmo com os seus espessamentos, torna-se a única barreira para conter as elevações da pressão intra-abdominal, o que torna a sua integridade anatômica de fundamental importância. Caso contrário, a parede posterior, já desprotegida, estará também debilitada.

Por outro lado, a elevação passiva da pressão hidrostática intra-abdominal, isto é, sem que haja a contração correspondente da musculatura parietal, como na ascite e na diálise peritoneal, também contribui para o surgimento das hérnias na virilha, assim como em outros locais do abdome (p. ex., na cicatriz umbilical).

O caráter familiar está também envolvido no surgimento das hérnias, o que aponta para fatores de ordem genética em sua ocorrência, especialmente nos portadores de colagenoses (síndromes de Ehlers-Danlos e de Marfan). Em nível bioquímico, observa-se uma proporção menor de colágeno do tipo I (mais resistente), em relação ao do tipo III (menos resistente), nas aponeuroses de alguns portadores de hérnias. No idoso também podem ocorrer modificações semelhantes no conectivo. Nos tabagistas, notadamente, observa-se o aumento da atividade das elastases e de outras proteases (metaloproteinases), levando à diminuição da elastina, do colágeno e de outros componentes da matriz extracelular, que provocam o mesmo enfraquecimento do aparelho de sustentação da virilha.

O esforço físico repetido, como na tosse, na dificuldade miccional e na constipação intestinal crônica, assim como o próprio trabalho braçal, ainda que considerados "habituais" pelo paciente, podem desencadear a progressão de uma hérnia, caso exista um ou mais dos fatores predisponentes já citados. Por outro lado, mesmo os indivíduos sedentários também estão sujeitos ao aparecimento das hérnias, desde que a parede abdominal esteja desprotegida e/ou enfraquecida.

Alguns **fatores de risco para a recidiva** da hérnia inguinal foram identificados, justificando o uso sistemático de prótese (tela) na abordagem inicial dos pacientes, que apresentem dois ou mais desses fatores. São eles:

- Idade superior a 50 anos.
- Dois parentes diretos com hérnia inguinal.
- Tabagismo.
- Hérnia recidivada.

Se considerarmos a doença herniária uma colagenose ("herniose"), apesar do dismorfismo presente, estaremos diante de uma **doença do fibroblasto/miofibroblasto**, que são os responsáveis pela integridade do tecido conectivo. Nesses casos, eles estarão impedidos de responder a qualquer demanda adaptativa. Enquanto não dispusermos de **próteses bioativas**, isto é, absorvíveis e impregnadas com fatores de crescimento celular (fibroblásticos/miofibroblásticos), ou a **inoculação direta** desses fatores nos tecidos acometidos pela doença herniária, estará justificada qualquer forma de **reconstrução anatômica** da parede posterior do canal inguinal, com ou sem o emprego de **próteses** para reforçar esse reparo.

TÉCNICA

O reparo inguinal deve ser planejado para antecipar-se à principal complicação da doença, que é a irredutibilidade. Nesses casos, não devem ser tentadas manobras de redução incruentas, e a operação se impõe em caráter de urgência. O uso de fundas merece uma consideração: além de não prevenirem as complicações, provocam isquemia, inflamação crônica e fibrose, por exercerem pressão continuamente sobre os tecidos, o que dificulta a dissecção e também a difusão das drogas, quando a anestesia local é empregada.

Formalmente, **a técnica de Shouldice está indicada para tratar as hérnias inguinais primárias do adulto**, sobretudo quando não existirem fatores de risco aumentados para recidiva, como aqueles já citados. Outra recomendação é, ao tratar casos de encarceramento, especialmente quando se deve a segmento intestinal ou do cólon, pois a translocação bacteriana pode predispor à infecção do sítio cirúrgico, contraindicar o uso de prótese.

A fibrose do espaço pré-peritoneal da pelve, seja por abordagem cirúrgica prévia (prostatectomia retropúbica, revascularização de membros inferiores) ou mesmo após radioterapia, poderá dificultar tanto a diérese quanto a síntese da parede posterior do canal inguinal, consistindo em contraindicação relativa ao procedimento.

Alguns aspectos devem ser observados na técnica de Shouldice, por tratar-se de um método em que as próprias estruturas anatômicas da virilha são utilizadas no reparo. Atendê-los significa buscar melhores resultados. São eles:

- Manipular delicadamente os tecidos orgânicos e fazer uso criterioso do bisturi elétrico.
- Pesquisar sistematicamente hérnias associadas.
- Abrir a parede posterior sempre, pois a fibroplasia é mais exuberante quando os tecidos são incisados e reaproximados, em comparação à simples plicatura dos mesmos.
- Identificar os elementos anatômicos de importância para o reparo.
- Usar fios não absorvíveis monofilamentados, mas não necessariamente o aço.
- Confeccionar suturas contínuas não isquemiantes.
- Verificar a integridade das suturas com um teste de esforço pré-operatório.
- Estimular a deambulação precoce e irrestrita.

Operar pacientes magros é sempre desejável, mas nem sempre possível. Medidas dietéticas junto com atividade física, com supervisão, devem ser encorajadas. Abolir o tabagismo será útil desde que o intervalo para a operação seja de 2 meses, aproximadamente, para evitar a tosse excessiva e a possibilidade de desconforto pós-operatório ou mesmo de recidiva. A consulta pré-anestésica deve ser obrigatória, mesmo quando se empregar a anestesia local, assim como a presença desse profissional durante toda a operação, pois é de sua responsabilidade o monitoramento, a sedação e a alta do paciente da sala de recuperação.

A tonsura dos pelos será realizada na sala de operações, para depois ser aplicada a solução antisséptica. Nas hérnias irredutíveis ou nos pacientes de risco para a infecção do sítio cirúrgico (p. ex., diabéticos e imunossuprimidos), administra-se, profilaticamente, a cefazolina (1-2 g EV) em dose única pré-operatória. O paciente é colocado em decúbito dorsal horizontal e, durante a cirurgia, adota-se a posição de Trendelenburg, se necessário.

Anestesia e incisão

A medicação pré-anestésica consiste em drogas ansiolíticas de ação curta e efeito amnésico satisfatório, por exemplo, o midazolam. A princípio, indica-se a **anestesia local** para pacientes magros, com hérnias primárias, redutíveis e não muito volumosas. Nos demais, é melhor empregar o bloqueio espinhal (raquidiano ou peridural).

Para a anestesia local, empregamos a técnica **infiltrativa**, utilizando uma solução de **bupivacaína a 0,25%**, que proporciona efeito anestésico satisfatório, promove a hidrodissecção dos tecidos, facilitando o isolamento das estruturas do canal inguinal, permite o teste de esforço pré-operatório, proporciona analgesia prolongada e a deambulação precoce (o paciente pode descer da mesa cirúrgica e caminhar até a sala de recuperação), além de possível ação bactericida, o que reduziria as taxas de infecção do sítio cirúrgico. Finalmente, por desencadear repercussão sistêmica bem mais discreta, expõe o paciente a menor risco de complicações, como instabilidade hemodinâmica, retenção urinária, náuseas e vômitos, e o seu custo também é menor.

Inicia-se pela infiltração subcutânea e, em seguida, subdérmica de 5-10 mL da solução anestésica, no trajeto da incisão, que parte do ponto médio da prega cutânea da virilha em direção ao púbis, seguindo as linhas de menor tensão da pele (Fig. 5-1). Na extremidade lateral da ferida, aprofunda-se a dissecção até a aponeurose do músculo oblíquo externo, através da qual se injetam 5 mL da solução, dentro do canal inguinal, para embeber os nervos ilioinguinal e ílio-hipogástrico, enquanto se completa a abertura da tela subcutânea. A hemostasia é obtida por eletrocoagulação ou por ligadura com fio absorvível de fino calibre, como no caso dos vasos epigástricos superficiais.

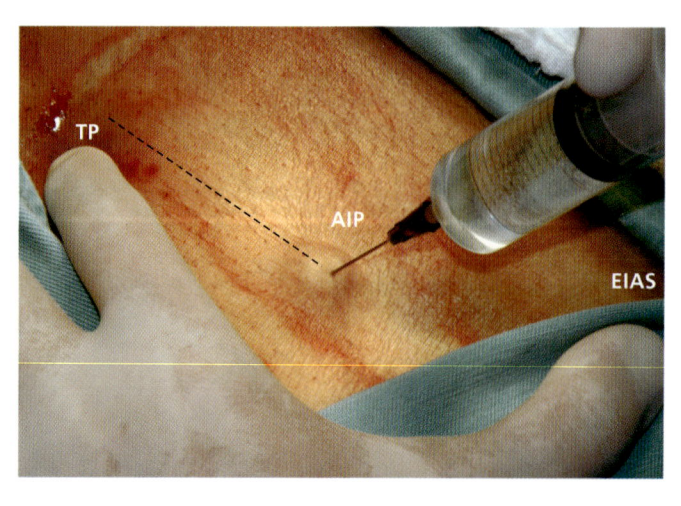

Fig. 5-1. Anestesia local infiltrativa no trajeto da incisão (linha tracejada), que obedece às linhas de força da pele, a partir da projeção do anel inguinal profundo (AIP). O polegar está junto à espinha ilíaca anterossuperior (EIAS) e, o indicador, junto ao tubérculo púbico (TP).

A aponeurose do músculo oblíquo externo é fendida no sentido de suas fibras, abrindo-se o anel inguinal superficial e descolando-se os retalhos medial e lateral dos planos subjacentes (Fig. 5-2). Os nervos ilioinguinal e ílio-hipogástrico agora podem ser identificados, isolados e protegidos. Infiltram-se mais solução de acordo com a necessidade, sobretudo, em torno de cada ramo nervoso, do anel inguinal profundo, do ramo genital do nervo genitofemoral, dentro do saco herniário, na raiz de lipomas e junto ao arco do transverso, após a abertura da fáscia *transversalis*.

Drogas de ação curta, como o fentanil (associado ou não ao droperidol) ou o propofol, podem ser administradas por via endovenosa, durante a operação, a critério do anestesista e/ou do cirurgião.

Identificação das estruturas do canal inguinal

Por meio de dissecção fina, com tesoura, o funículo espermático é isolado dos planos vizinhos e depois contornado por um dreno de *Penrose*, para ser mobilizado. O ligamento redondo do útero deve ser seccionado, junto ao púbis, mediante ligaduras.

Em seguida, identificam-se o ligamento inguinal, o tubérculo púbico e a borda inferior do músculo oblíquo interno, que, rebatida superiormente, permite ver toda a parede posterior do canal inguinal, constituída pela fáscia *transversalis* e por algumas fibras oriundas do músculo transverso e de sua aponeurose.

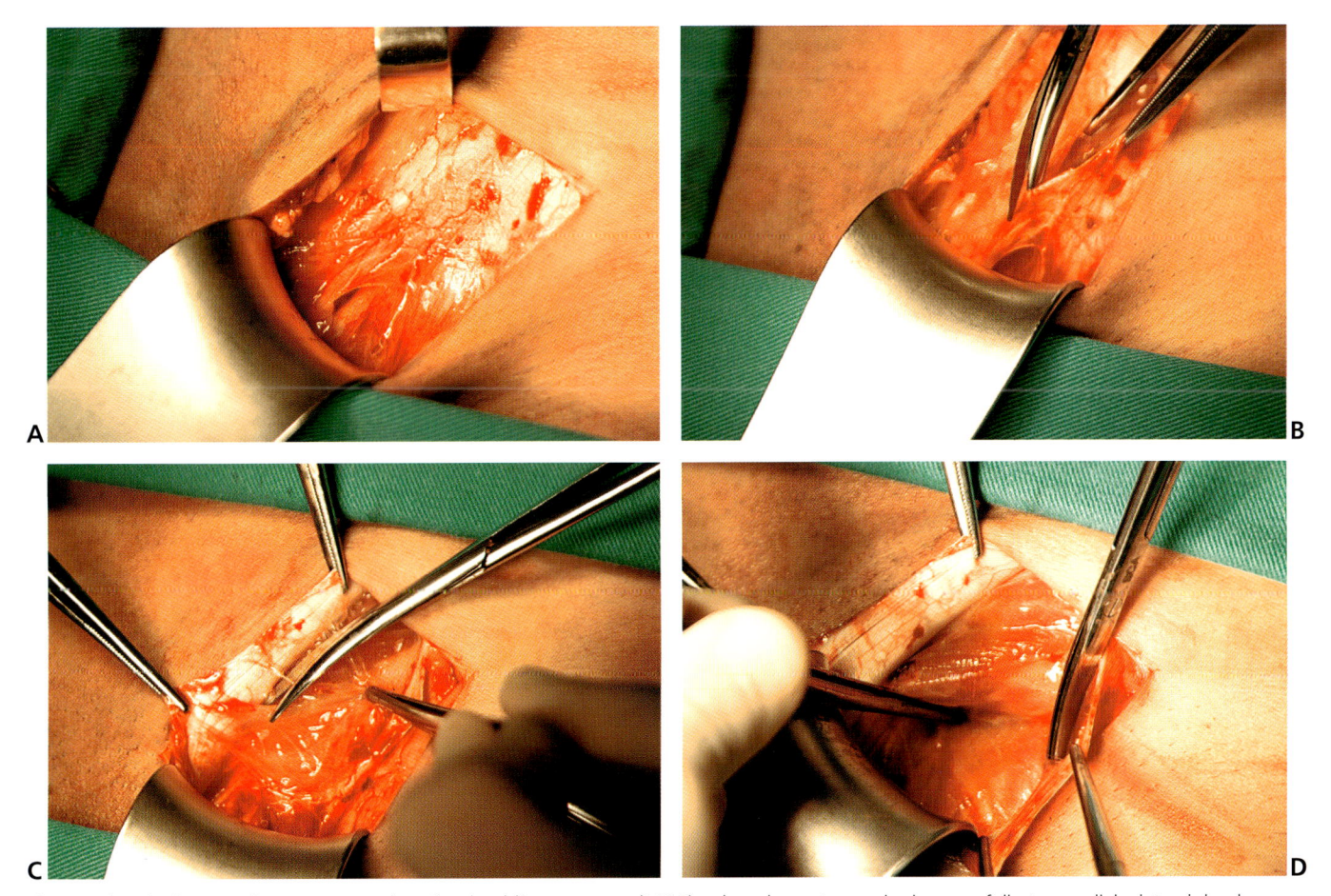

Fig. 5-2. (A-D) Abertura da aponeurose do músculo oblíquo externo (MOE) e descolamento amplo dos seus folhetos medial e lateral do plano subjacente.

Equidistante da espinha ilíaca anterossuperior e do tubérculo púbico, encontra-se o anel inguinal profundo, por onde emerge o funículo ou o ligamento redondo do útero. Aqui, a fáscia *transversalis* projeta-se envolvendo essas estruturas, por todo o seu trajeto, dentro e fora do canal inguinal, constituindo a túnica espermática interna. Subjacentes à borda medial desse anel, estão os vasos epigástricos inferiores, entre os dois folhetos da fáscia *transversalis* ou imersos diretamente na gordura pré-peritoneal.

Próximo ao trato iliopúbico, são identificados os vasos cremastéricos e o ramo genital do nervo genitofemoral. Eles podem ser ligados e seccionados, diante da possibilidade de serem envolvidos, inadvertidamente, nas linhas de sutura durante a reconstrução da parede posterior e, por esse motivo, provocar dor crônica pós-operatória.

O músculo *cremaster* é seccionado e os seus cotos proximal e distal são amarrados e reparados (Fig. 5-3). O coto proximal será utilizado na reconstrução do anel inguinal profundo, para a calibragem ativa desse anel, e o coto distal será novamente fixado ao se refazer o anel superficial, na tentativa de prevenir a ptose testicular. Isto facilita a pesquisa de um saco indireto pequeno, de lipomas do funículo e também a inspeção da fosseta média, para identificar pontos de fraqueza ou hérnia direta associada (Fig. 5-4).

O ligamento redondo do útero, uma vez desinserido, será dissecado juntamente com o saco herniário, até o espaço pré-peritoneal, e será fixado à face profunda do músculo transverso em idade fértil. De qualquer maneira, nas mulheres, o anel inguinal profundo será fechado completamente, o que facilita a reconstrução da parede posterior e diminui a possibilidade de uma recidiva através dele.

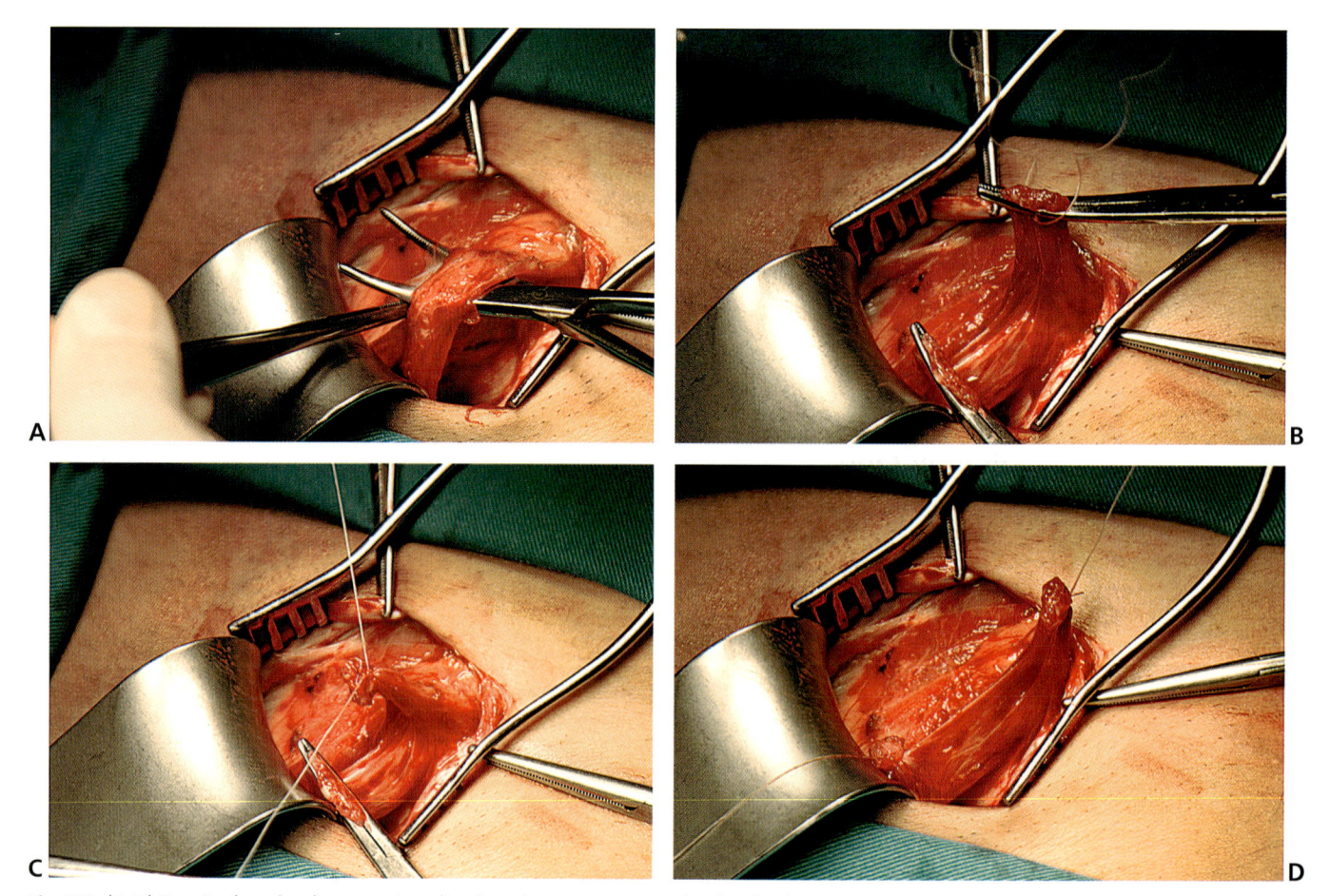

Fig. 5-3. (A-D) Secção do músculo cremaster e ligadura dos seus cotos proximal e distal.

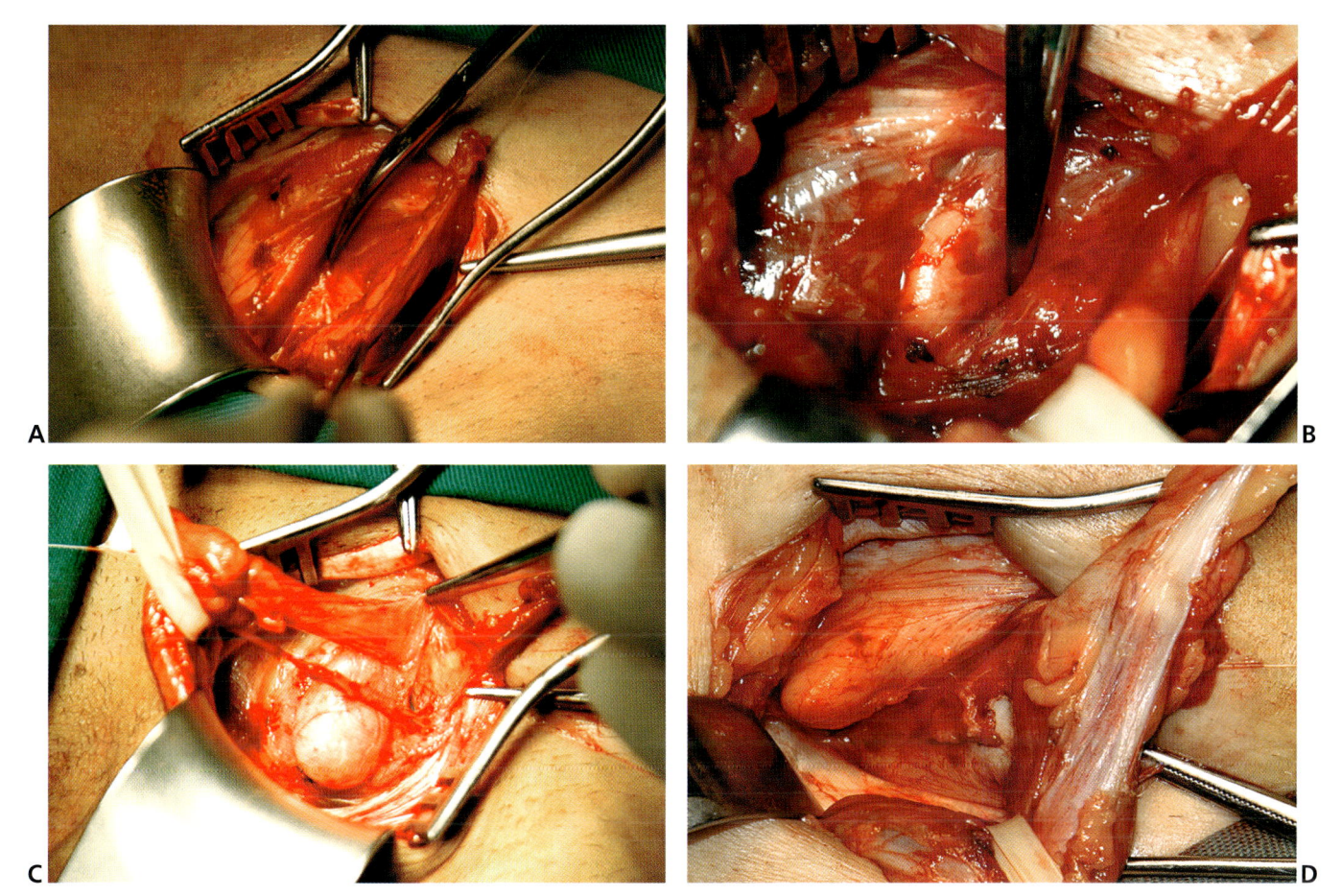

Fig. 5-4. (A-D) Inspeção da fosseta média em busca de pontos de fraqueza ou de uma hérnia direta.

Tratamento do saco herniário

O saco herniário, constituído de peritônio parietal e de fáscia *transversalis*, com fibras e células do tecido conectivo, representa apenas uma consequência das alterações da virilha na hérnia inguinal, assim como os lipomas, oriundos da gordura pré-peritoneal. O seu conteúdo poderá ser habitado por qualquer órgão ou estrutura intra-abdominal. Após ser isolado das estruturas adjacentes (fáscia *transversalis*), ele poderá ser invertido ou ligado e ressecado. Quando for inguinoescrotal, é recomendável seccioná-lo transversalmente e tratar apenas o seu coto proximal, deixando-se o distal amplamente aberto. O saco herniário direto é seccionado de forma linear ou elíptica em sua base, contornando-o para expor a fáscia *transversalis*.

Reconstrução da parede posterior do canal inguinal

Este é o tempo operatório mais importante, quando se corrige a etiopatogenia das hérnias inguinais no adulto. A fáscia *transversalis* é seccionada desde o anel inguinal profundo até o tubérculo púbico, procurando-se não lesar os vasos epigástricos inferiores (Fig. 5-5).

O retalho medial é rebatido superiormente, descolando-o da gordura pré-peritoneal até o músculo reto do abdome e o arco do transverso. Após a mobilização do retalho lateral, deverá ser feita a avaliação visual e/ou digital do anel femoral. Na vigência de uma hérnia, após a redução do seu conteúdo, o canal femoral poderá ter o seu óstio fechado, com 2-3 pontos de fio inabsorvível, ou uma pequena rolha confeccionada, que poderá ser introduzida para obliterá-lo completamente, à maneira de Lichtenstein.

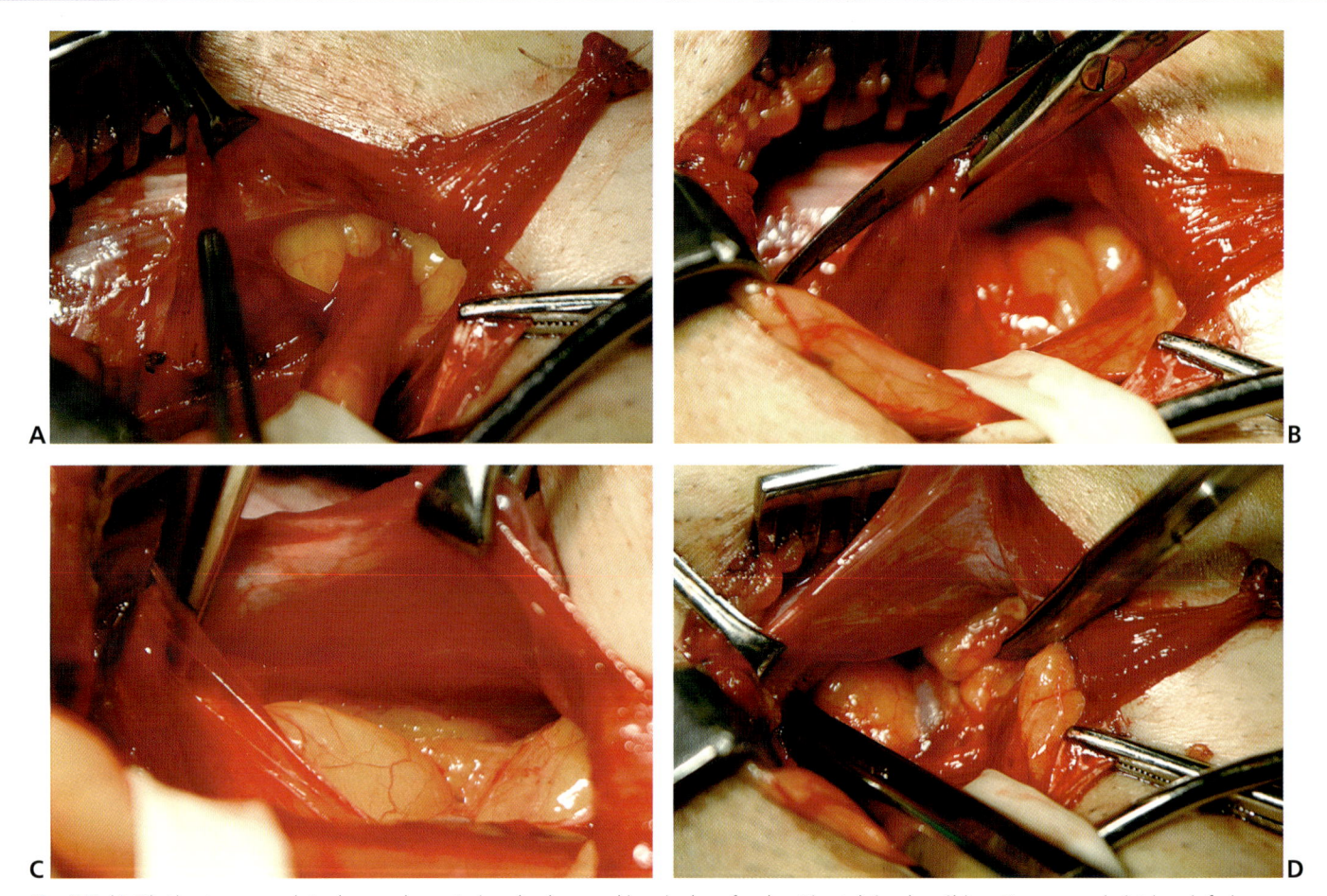

Fig. 5-5. (A-D) Abertura completa da parede posterior, desde o anel inguinal profundo até o tubérculo púbico. Os vasos epigástricos inferiores devem ser identificados e preservados, e a pesquisa de hérnia femoral associada (digital ou visualmente) também é obrigatória.

A parede posterior é reconstruída mediante sutura contínua simples, sem tensão excessiva, em todos os planos, utilizando-se um único fio de polipropileno ou náilon monofilamentado 2,0, montado em agulha cilíndrica, de 1/2 círculo, com 2,5 cm de comprimento.

- *1º plano:* inicia-se próximo ao tubérculo púbico em direção ao anel inguinal profundo, aproximando a borda livre do folheto lateral da fáscia *transversalis* à face posterior do folheto medial, englobando a borda lateral do músculo reto do abdome. Em seguida, a sutura envolve o arco do transverso até a neoformação do anel profundo. O coto proximal do músculo cremaster é incorporado ao final dessa sutura, após contornar, ínfero-medialmente, o funículo espermático, como um pequeno gancho ou tipoia, para a calibragem ativa desse anel. A finalidade deste tempo, além de recompor o compartimento pré-peritoneal, é tratar uma hérnia indireta ou prevenir a recidiva na fosseta lateral, através do anel inguinal profundo neoformado (Fig. 5-6).

- *2º plano:* com o mesmo fio e sem atá-lo, retorna-se ao tubérculo púbico, aproximando a borda inferior dos músculos oblíquos interno e transverso e o folheto medial da fáscia *transversalis* seccionada (estrato triplo) ao ligamento inguinal, envolvendo ou não o trato iliopúbico. Com essas duas linhas de sutura, a parede posterior do canal inguinal é recomposta e reforçada pela interposição definitiva de musculatura. Aqui são tratadas as hérnias diretas e/ou prevenidas as recidivas nesse local (Fig. 5-7).

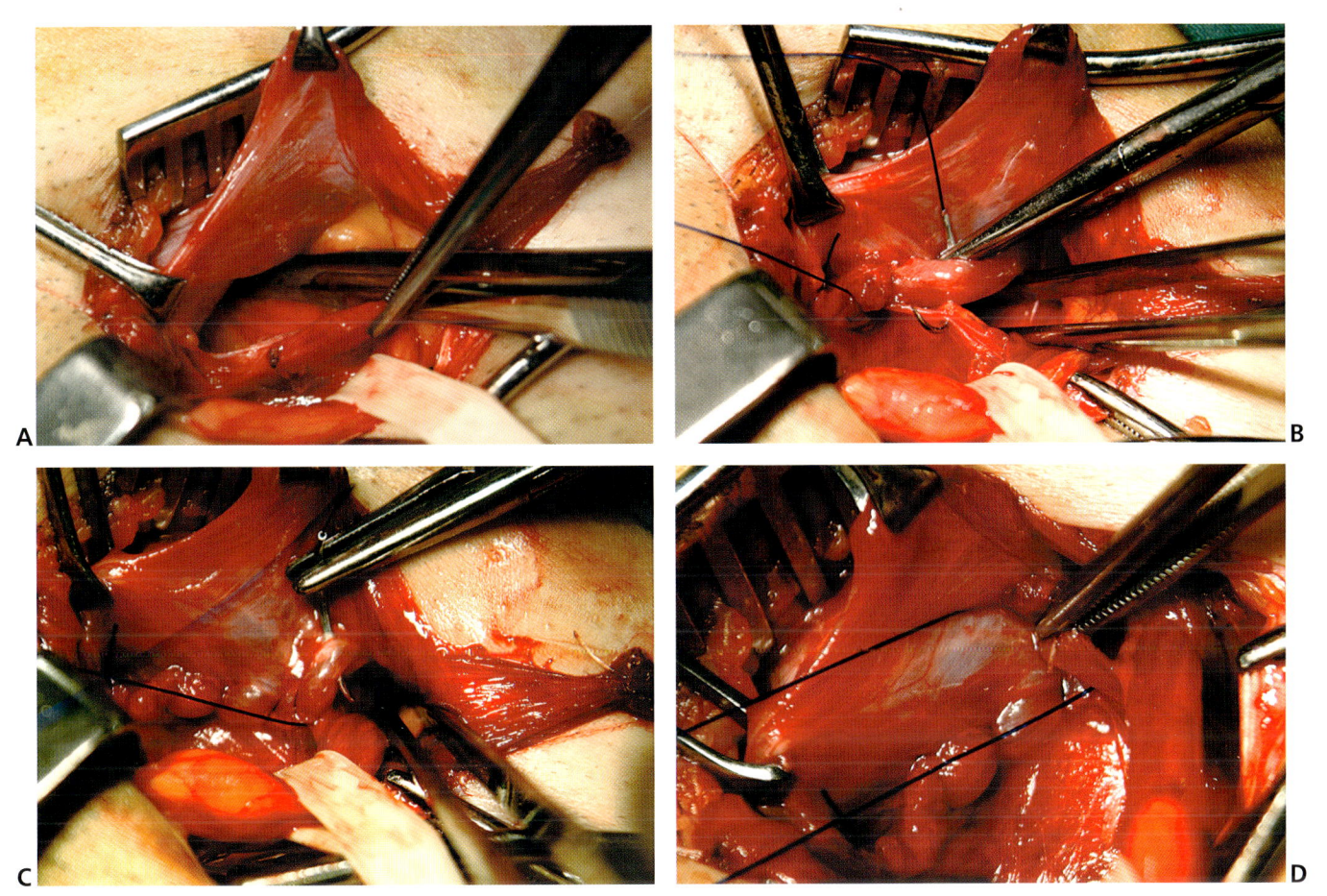

Fig. 5-6. (A-D) Primeiro plano de sutura (do TP ao AIP), unindo a borda livre (lateral ou inferior) do trato iliopúbico à face profunda do estrato triplo, incorporando a borda lateral do músculo reto do abdome e, mais lateralmente, o arco do músculo transverso. Ele é completado com a neoformação e calibragem ativa do anel inguinal profundo, mediante fixação do coto proximal do músculo cremaster à face profunda do estrato triplo, após contornar o funículo espermático inferomedialmente.

- *3º plano:* ainda com esse mesmo fio, em direção novamente ao anel inguinal profundo, sutura-se o músculo oblíquo interno à face profunda (interna) do folheto lateral da aponeurose do músculo oblíquo externo, adjacente ao ligamento inguinal, que se dobra sobre aquele músculo. Sempre que possível, deve-se cobrir o músculo oblíquo interno com a extremidade distal (livre) desta aponeurose, junto ao púbis, reforçando o principal sítio de recidiva. O objetivo desse último plano é reforçar a fixação do estrato triplo no ligamento inguinal, o que acentua a sua forma de uma canaleta ou calha. Assim, os mecanismos fisiológicos de proteção da virilha ficam permanentemente acionados (Fig. 5-8).

Revisão e fechamento da ferida

Completado o 3º plano, solicita-se ao paciente tossir ou flexionar o pescoço e o tronco para se avaliar a integridade das suturas. O funículo espermático, bem como os nervos ilioinguinal, ílio-hipogástrico e o ramo genital, se preservados, são recolocados em sua posição original. A aponeurose do músculo oblíquo externo é reconstituída, incorporando-se o coto distal do cremaster junto ao anel inguinal superficial (Fig. 5-9).

Procede-se à síntese da pele mediante sutura contínua intradérmica com fio absorvível. A ferida é coberta com uma fita adesiva permeável e aplica-se sobre ela uma compressa ou absorvente, que deverá ser mantido durante as primeiras 24 horas (Fig. 5-10). Podem surgir equimoses, resultado das punções da anestesia local, que desaparecem espontaneamente ao

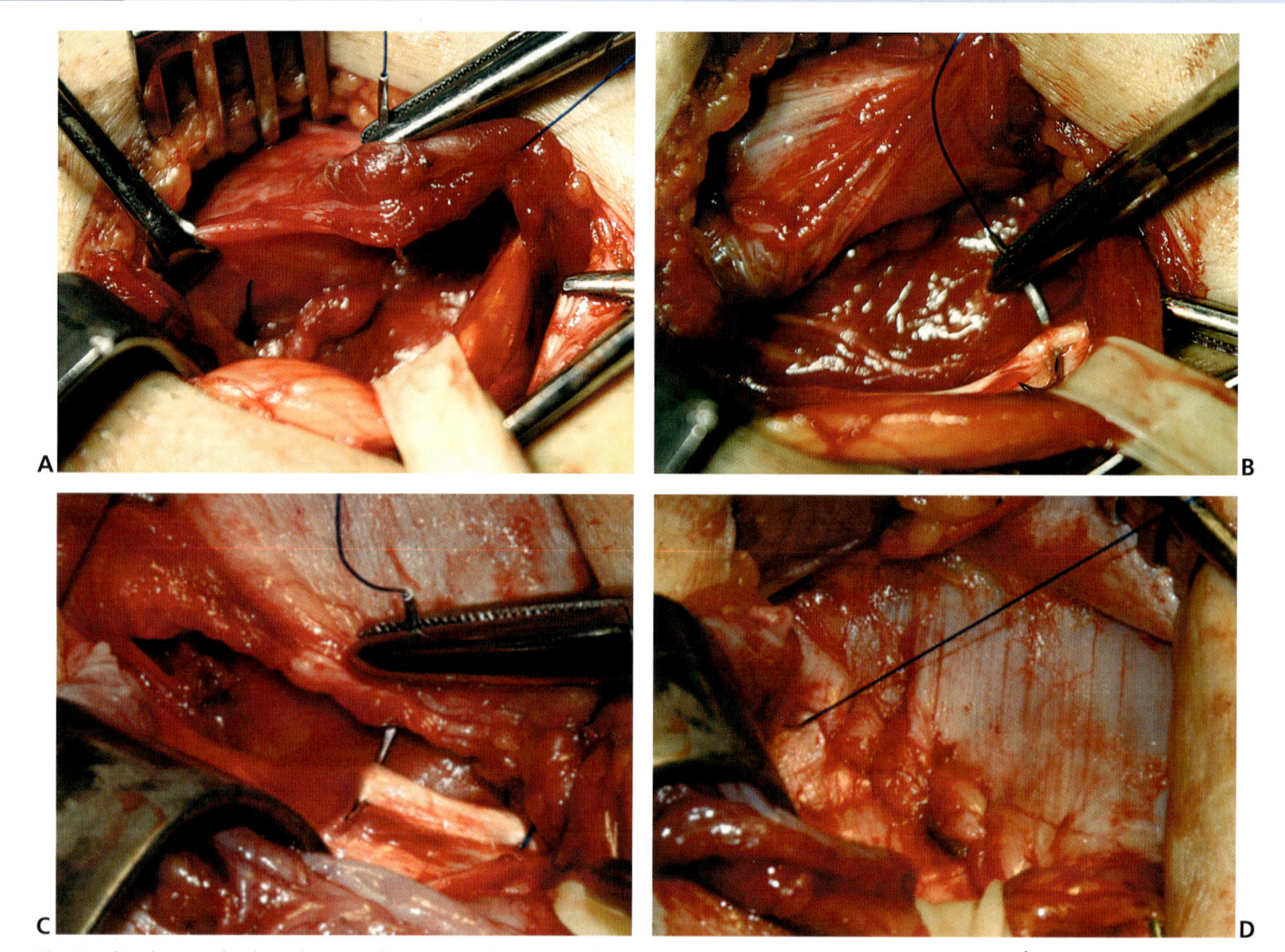

Fig. 5-7. (A-D) Segundo plano de sutura (do AIP ao TP), que une a borda livre do estrato triplo ao ligamento inguinal. É o mais importante de todos, pois é o que reconstrói a parede posterior do canal inguinal, a partir do mecanismo anatomofisiológico de proteção da virilha.

final de alguns dias. Na vigência de seromas e de hematomas, a conduta expectante deverá ser adotada, inicialmente, pois eles podem ser reabsorvidos nas primeiras semanas pós-operatórias. Caso contrário, deverão ser esvaziados, assepticamente, por punção aspirativa ou drenagem aberta, quando já estiverem coagulados.

A analgesia pós-operatória segue o modelo multimodal: um anti-inflamatório não esteroide (p. ex., diclofenaco) associado a um analgésico (dipirona) durante 3-5 dias. Reserva-se um opiáceo (tramadol) como medicação de resgate.

Não existe evidência na literatura, até o momento, de que o repouso ou qualquer outra limitação de ordem física favoreça os resultados. Portanto, recomenda-se a **deambulação imediata e sem restrições**, incluindo subir e descer escadas. O paciente poderá retornar às atividades habituais em **1-2 semanas**, período em que a dor pós-operatória não é mais limitante, ou mesmo já desapareceu.

O paciente deverá ser avaliado uma semana depois e também ao completar um mês de operado, para que se investiguem complicações da ferida, como infecção e dor remanescente.

Reavaliações periódicas são programadas nos cinco anos subsequentes, para a pesquisa de recidiva. Esses exames deverão ser realizados, preferencialmente, por um cirurgião, com o paciente de pé e mediante a manobra de Valsalva.

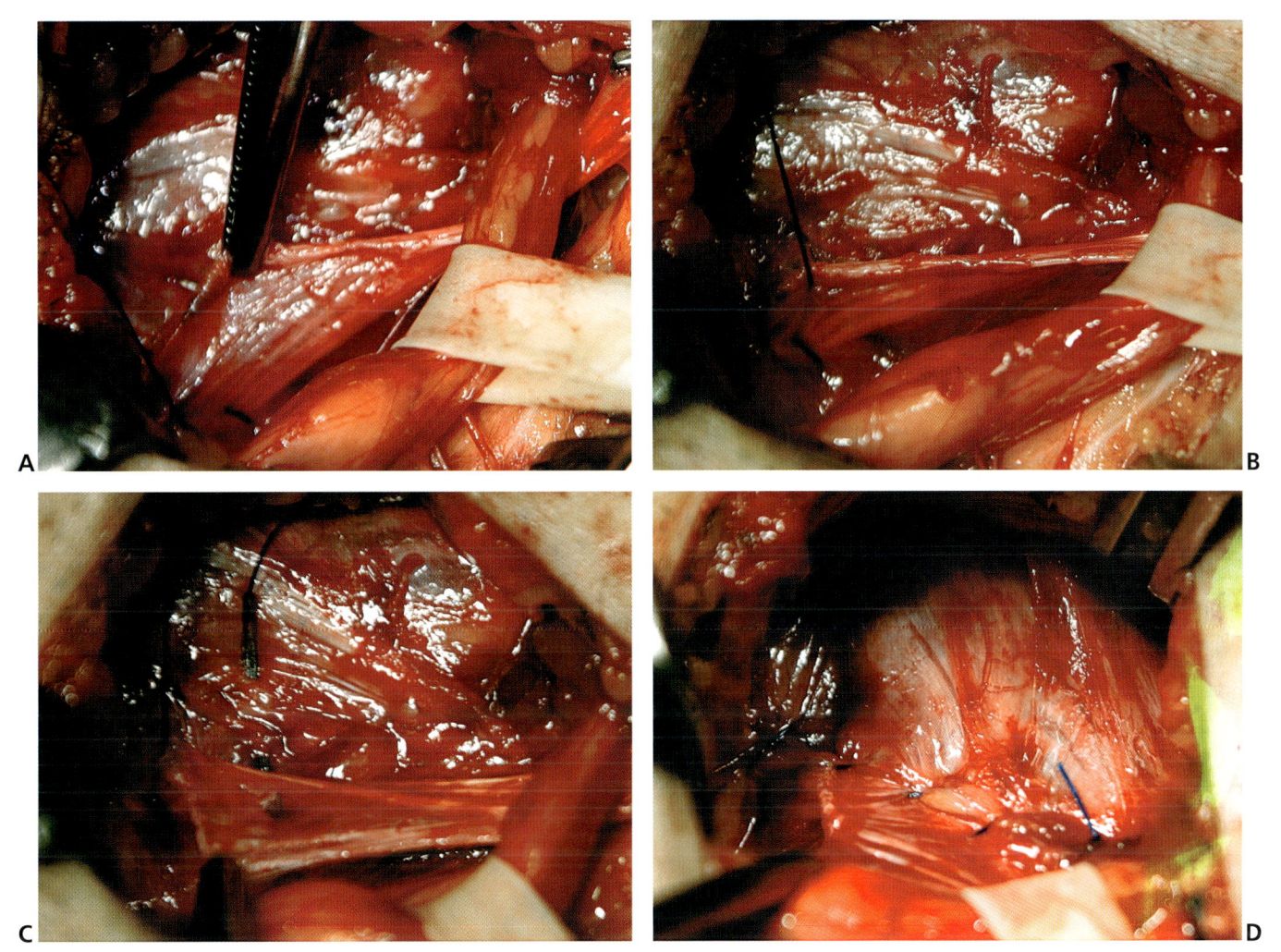

Fig. 5-8. (A-D) Terceiro plano de sutura (do TP ao AIP novamente), com detalhamento da cobertura completa da porção medial do músculo oblíquo interno (MOI) pelo folheto aponeurótico do oblíquo externo. Prossegue fixando a face interna do folheto lateral (inferior) da aponeurose do MOE ao ventre muscular do oblíquo interno, em sutura adjacente ao ligamento inguinal.

TENSÃO NA LINHA DE SUTURA E ATIVIDADE FÍSICA

A tensão na linha de sutura, atribuída às técnicas de reparo sem prótese, tem sido apontada como a principal causa de dor e de recidiva, pela necrose isquêmica imposta pelas suturas nos tecidos.

Há quase 30 anos, Taylor e Dewar (1983) demonstraram que o retorno à atividade plena não aumentava as taxas de recidiva nos pacientes operados de hérnia inguinal.

Peiper *et al.* (1998 e 2001), após medirem a força resultante na segunda linha de sutura da técnica de Shouldice, concluíram que era 50% menor do que a decorrente da manobra de Valsalva (8N), considerada o esforço máximo.

No ano seguinte, Junge *et al.* (2002) demonstraram que a dor e a recidiva não estavam relacionadas com a tensão resultante da aproximação dos tecidos, recomendando a retomada imediata e irrestrita das atividades pós-operatórias. E mais, esse mesmo grupo (Junge *et al.*, 2003), utilizando cadáveres recentes, constataram que essa força era de apenas 6,5% daquela necessária para romper a parede posterior do canal inguinal (54 N), após a realização dos dois primeiros planos da técnica de Shouldice. Mostraram, também, que a ruptura ocorria fora da zona operada (linha de sutura) em todos os casos.

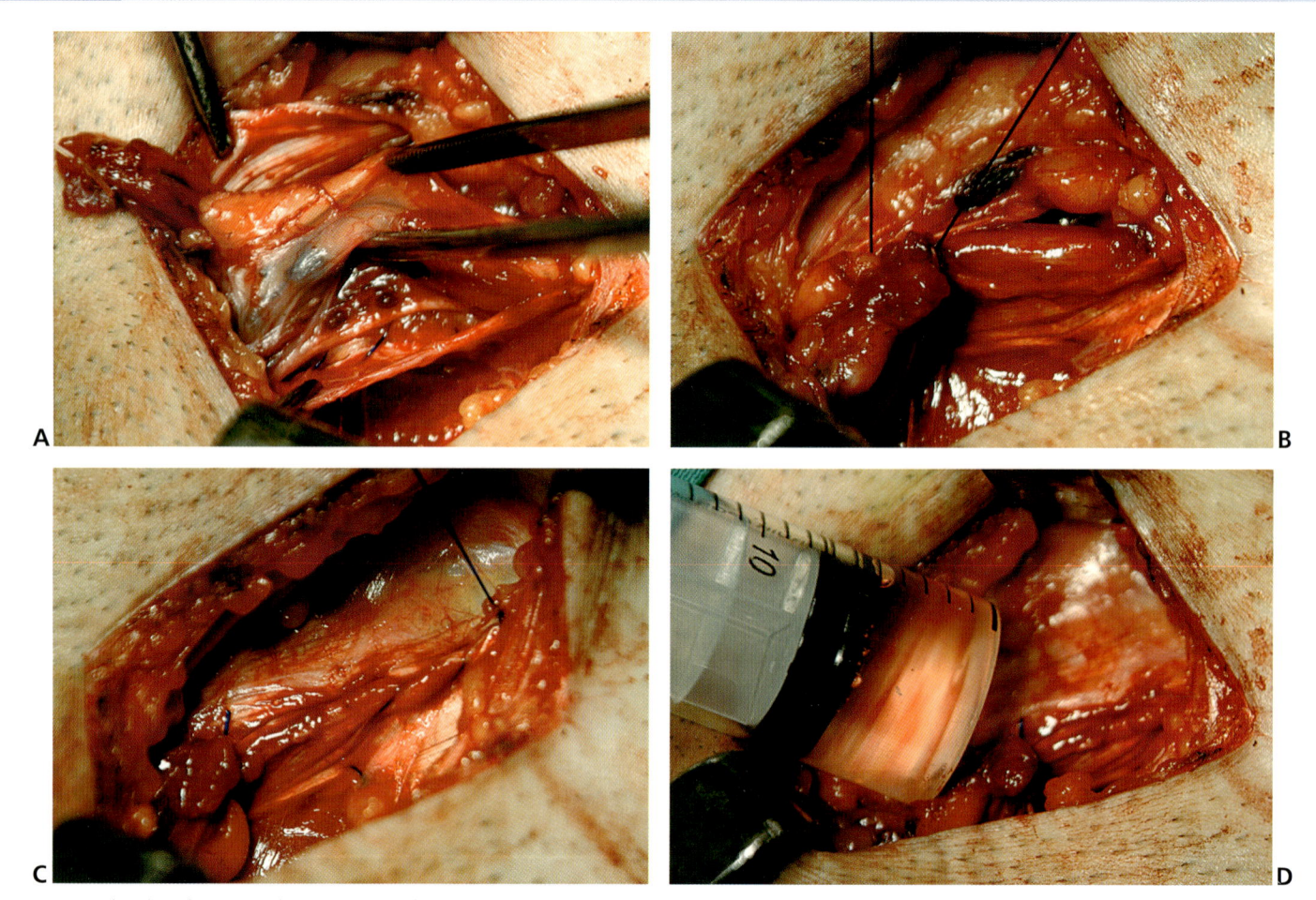

Fig. 5-9. (A-C) Fechamento da aponeurose do MOE, ancorando o coto distal do músculo cremaster ao anel inguinal superficial reconstituído. **(D)** Através dele, 5 mL da solução anestésica poderão ser administradas, dentro do canal inguinal reconstituído, com finalidade analgésica.

Finalmente, Peiper *et al.* (2004) demonstraram que, durante a contração do oblíquo interno e do transverso, o vetor resultante da força aponta para o ligamento inguinal, o que relaxaria a tensão na linha de sutura do segundo plano da técnica de Shouldice, o que constitui a base fisiológica de proteção da virilha nessas circunstâncias.

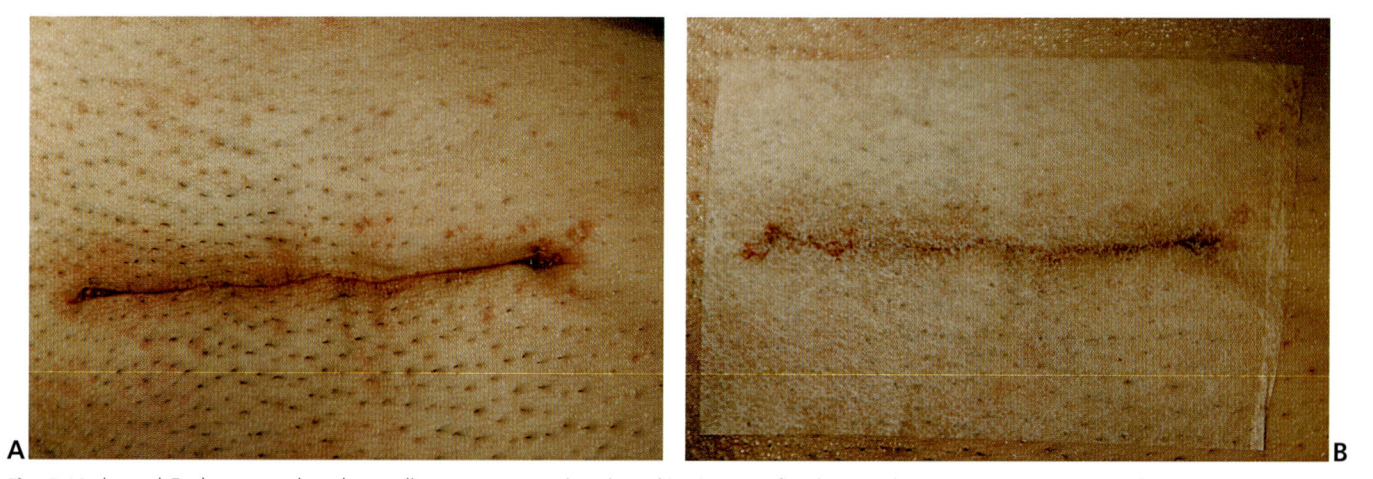

Fig. 5-10. (A e B) Fechamento da pele, mediante sutura contínua intradérmica com fio absorvível sintético, e curativo com fita adesiva.

Em resumo, **a técnica de Shouldice poderá ser inserida nos procedimentos "sem tensão" para o tratamento da hérnia inguinal,** considerando que os índices de dor e de recidiva não se relacionam com a tensão gerada no segundo e principal plano de sutura desta técnica. A **atividade física irrestrita** deverá ser liberada no pós-operatório, desde que o paciente sinta-se seguro e confortável para executá-la.

Dentre as alternativas de reparo tecidual, para a correção das hérnias inguinais no adulto, a técnica de Shouldice permanece como a mais efetiva de todas, seja em dois, três ou nos originais quatro planos de sutura. Ainda que possa provocar maior desconforto, nos primeiros dias pós-operatórios, é possível minimizar esse desconforto com a prescrição de analgésicos, mas também pelo encorajamento seguro dos pacientes, com base nas inequívocas evidências disponíveis na literatura.

REFERÊNCIAS

Abdalla RZ, Mittelstaedt W. The importance of the size of Hessert's triangle in the etiology of inguinal hernia. *Hernia* 2001;5:119-23.

Amato B, Moja L, Panico S *et al.* Shouldice technique versus other open techniques for inguinal hernia repair. *Cochrane Database Syst Rev* 2009 Oct. 7;(4):CD001543.

Bendavid R, Arregui ME. Problems in the management of inguinal hernias. *Probl Gen Surg* 1995;12(Part 1):1-127.

Bendavid R. The shouldice repair. In: Nyhus LM, Condon RE. (Ed.). *Hernia*. 4th ed. Philadelphia: JB Lippincott, 1995. p. 217-36.

Berliner S. Adult inguinal hernia: pathophysiology and repair. *Surg Ann* 1983;15:307-29.

Cheek CM, Black NA, Devlin HB *et al.* Groin hernia surgery: a systematic review. *Ann R Col Surg* 1998;80(Suppl 1):1-80.

Costa e Silva N, Reis MCW, Lima APC *et al.* Reparo da hérnia inguinal pela técnica de Shouldice. *Rev Hosp Clin Fac Med S Paulo* 1995;50:314-16.

Feldman JM, Chapin-Robertson K, Turner J. Do agents used for epidural analgesia have antimicrobial properties? *Reg Anesth* 1994;19(1):43-47.

Glassow F. The surgical repair of inguinal and femoral hernias. *Can Med Assoc J* 1973;108:308-13.

Hay JM, Boudet MJ, Fingerhut A *et al.* Shouldice inguinal hernia repair in the male adult: the gold standard? A multicenter controlled trial in 1578 patients. *Ann Surg* 1995;222:719-27.

Junge K, Peiper C, Rosch R *et al.* Effect of tension induced by Shouldice repair on postoperative course and long-term outcome. *Eur J Surg* 2002;168(6):329-33.

Junge K, Peiper C, Schachtrupp A *et al.* Breaking strength and tissue elasticity after Shoulidice rapair. *Hernia* 2003;7:17-20.

Junge K, Rosch R, Klinge U *et al.* Risk factors related to recurrence in inguinal hernia repair: a retrospective analysis. *Hernia* 2006;10:309-15.

Melo RM, Cozadi AO, Matias IS *et al.* Reparo pela técnica de Shouldice modificada nas hérnias inguinais primárias. *Rev Col Bras Cir* 1998;25:167-71.

Peiper C, Junge K, Bühner A *et al.* Load on the inguinal region under standard conditions in pigs. *Eur J Surg* 2001;167:356-61.

Peiper C, Junge K, Füting A *et al.* Inguinal tensile strength and pain level after Shouldice repair. *Hernia* 2001;5:129-34.

Peiper C, Junge K, Füting A *et al.* Intraoperative messung der nahtkräfte bei der Shouldice-reparation primärer leistenhernien. *Chirug* 1998;69:1077-81.

Peiper C, Junge K, Prescher A *et al.* Abdominal musculature and the transversalis fascia: an anatomical viewpoint. *Hernia* 2004;8:376-80.

Ryan EA. Recurrent hernias: an analysis of 369 consecutive cases of recurrent inguinal and femoral hernias. *Surg Gynec Obstet* 1953;96:343-54.

Schumpelick V, Wantz GE. (Eds.). *Inguinal hernia repair*. Basel: Karger, 1995.

Schwab R, Eissele S, Brückner UB *et al.* Systemic inflammatory response after endoscopic (TEP) vs Shouldice groin hernia repair. *Hernia* 2004;8:226-32.

Shouldice EB. The Shouldice repair for groin hernias. *Surg Clin N Am* 2003;83:1163-87.

Simons MP, Aufenacker T, Bay-Nielsen M *et al.* European hernia society guidelines on the treatment of inguinal hernia in adults. *Hernia* 2009;13:343-403.

Simons MP, Kleijnen J, Geldere DV *et al.* Role of the Shouldice technique in inguinal hernia repair: a systematic review of controlled trials and a meta-analysis. *Br J Surg* 1996;83:734-38.

Taylor EW, Dewar EP. Early return to work after repair of a unilateral inguinal hernia. *Br J Surg* 1983;70:599-600.

Wantz GE. Suture tension in Shouldice's hernioplasty. *Arch Surg* 1981;116:1238-39.

Welsh DRJ, Alexander MAJ. The Shouldice repair. *Surg Clin N Am* 1993;73:451-69.

TÉCNICA DE LICHTENSTEIN

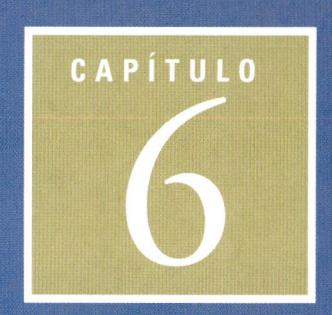

CAPÍTULO 6

Cláudio Renato Penteado De Luca Filho

INTRODUÇÃO

Francis Usher, na década de 1950, foi o pioneiro na utilização de próteses para a correção de hérnias inguinais e incisionais. Depois dele, outros autores também utilizaram próteses no tratamento das hérnias inguinais (Tinkler, 1985; Barnes, 1987; Capozzi, Berkenfild, Cherry, 1988; Shulman, Amid, Lichtenstein, 1992).

Em 1986, foi introduzido um novo conceito para a correção cirúrgica das hérnias inguinais, denominado *Tension Free Repair* (Lichtenstein, 1986), pelo qual se efetuava a reconstrução do trígono inguinal com a sobreposição de material protético em toda a sua área. Lichtenstein & Shore, em 1974, descreveram a utilização de material sintético *(plug)*, para a correção das hérnias inguinais indiretas. Martin & Shureth, em 1982, empregando a técnica de Lichtenstein, não constataram nenhuma recidiva no acompanhamento pós-operatório de 299 hérnias primárias, em um período que variou de 1 a 10 anos. Cappozzi *et al.*, em 1988, também utilizando a técnica de Lichtenstein, apresentaram apenas quatro recidivas em 651 pacientes, com um acompanhamento pós-operatório médio de cinco anos.

Lichtenstein *et al.*, em 1989, apresentaram sua primeira casuística com 1.000 pacientes, em que não ocorreram recidivas, com um acompanhamento que variou de um a cinco anos. Posteriormente, em 1995, Amid *et al.* analisaram 3.250 casos, observando uma taxa de recidiva de 0,1%. No mesmo ano, em um relatório multicêntrico com 72 cirurgiões em início de carreira, 16.068 hérnias inguinais primárias foram operadas pela técnica de Lichtenstein, com uma taxa de recidiva global inferior a 0,5% (Shulman, Amid, Lichtenstein, 1995). Finalmente, Kark, Kurzer, Belsham (1998) operaram 3.175 hérnias inguinais pela técnica de Lichtenstein. Nessa casuística foram encontradas apenas 14 recidivas, em um acompanhamento que variou de 18 meses a 5 anos.

Na década de 1990, as técnicas com a utilização de próteses substituíram as operações tradicionais (Lichtenstein, 1986; Gilbert, 1992; Robbins & Rutkow, 1993; Trabucco *et al.*, 1998; Helena Jr., 1999). Todas essas técnicas têm apresentado índices de recidiva inferiores a 0,25%. Dentre elas, a técnica descrita por Lichtenstein (1986) tem sido a mais empregada para a correção das hérnias inguinais primárias dos tipos II, IIIA e IIIB (Nyhus, 1993), apresentando menores índices de recidiva.

TÉCNICA ANESTÉSICA

O trabalho original emprega a anestesia local. Em alguns casos podemos aplicar o bloqueio regional e, eventualmente, a anestesia geral.

Neste livro teremos um capítulo específico para anestesia local que poderá ser empregado com suas variantes e padrões de cada serviço.

TÉCNICA OPERATÓRIA

Inicia-se com uma incisão na pele, de cerca de 5 cm de extensão, ao nível do tubérculo púbico, estendendo-se lateralmente às linhas de força da pele, em direção à projeção externa do anel inguinal profundo. Após a divulsão da tela subcutânea, a aponeurose do músculo oblíquo externo é seccionada e, a seguir, efetua-se o descolamento rombo de seus dois folhetos: tomando-se o cuidado no isolamento do nervo ílio-hipogástrico. O funículo espermático é, então, isolado da parede posterior do trígono inguinal, tomando-se os cuidados necessários para evitar a lesão dos nervos ilioinguinal e ramo genital do nervo genitofemoral. Os sacos herniários indiretos são dissecados até o seu colo e invaginados, quando possível. Os sacos herniários diretos são invaginados pela realização de uma sutura em bolsa com fio absorvível.

Após a dissecção total do canal inguinal, uma tela de polipropileno, previamente cortada na medida padrão de 14 × 7 cm e ajustada ao tamanho da região inguinal, é acomodada no canal inguinal. Os cantos da extremidade medial (inferior) da tela são seccionados e arredondados, adaptando-os às dimensões da extremidade caudal do canal inguinal, junto ao púbis. Após tracionar o funículo espermático em direção cranial, a extremidade inferior da tela recortada é suturada ao tecido aponeurótico sobre o púbis, com fio de sutura monofilamentar inabsorvível, sobrepondo o osso numa extensão de 1,5 a 2 cm. A seguir, a tela é fixada ao ligamento inguinal, através de uma sutura contínua com fio inabsorvível até o nível do anel inguinal profundo. A tela é, então, seccionada no outro extremo, de tal forma que os 2/3 superiores fiquem em situação medial e o terço inferior em situação lateral, criando, dessa forma, duas asas. A asa superior é tracionada com uma pinça hemostática e posicionada por baixo do funículo espermático, em direção cranial; essa manobra posicionava o funículo entre as duas asas da tela. A parte superior da tela é, então, fixada no músculo oblíquo interno ou na sua aponeurose, com fio de polipropileno 2,0, com pontos separados.

A seguir, as duas asas da tela são cruzadas lateralmente ao anel inguinal profundo, sendo fixada uma à outra e ao ligamento inguinal com um único ponto de polipropileno 2,0. O excesso da tela é seccionado, acomodando-a abaixo da aponeurose do músculo oblíquo externo. A aponeurose do músculo oblíquo externo é, então, suturada com pontos contínuos de fio absorvível 2,0. A cirurgia é finalizada com a sutura da tela subcutânea, utilizando fio absorvível 3,0, e da pele, utilizando sutura contínua intradérmica com fio absorvível de monocryl 4,0.

A sequência das etapas do procedimento operatório pode ser observada nas Figuras 6-1 a 6-11.

Capítulo 6 ■ Técnica de Lichtenstein 71

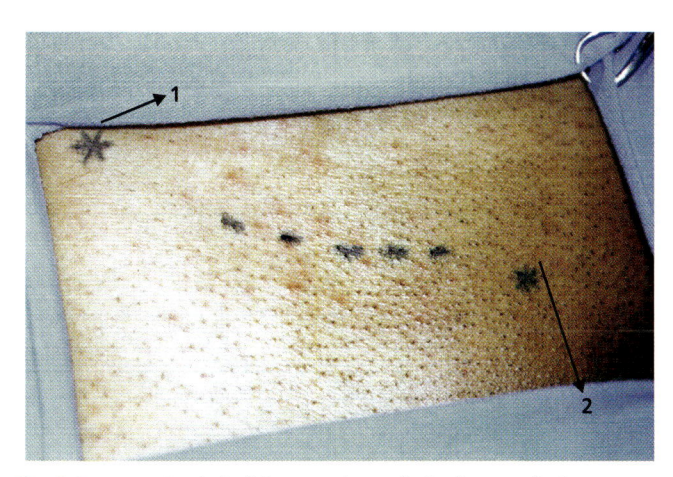

Fig. 6-1. Marcação da incisão na pele e referências anatômicas. (1) Espinha ilíaca anterossuperior, (2) sínfise púbica.

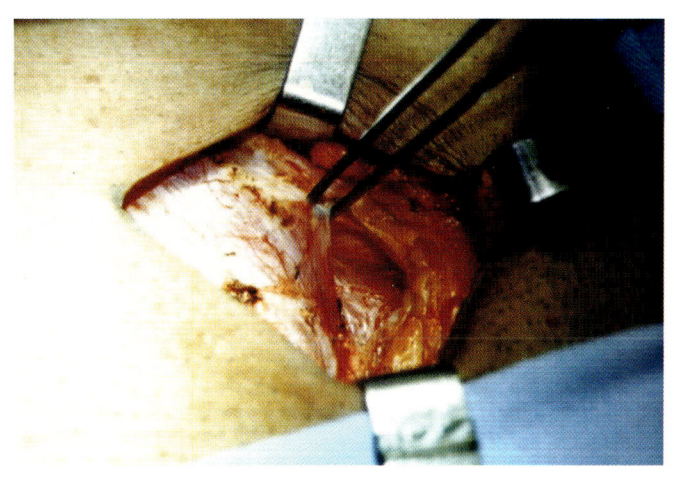

Fig. 6-2. Incisão da aponeurose do músculo oblíquo externo.

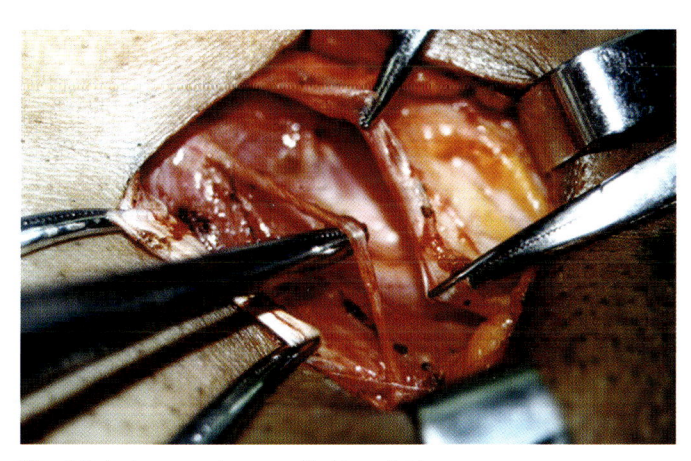

Fig. 6-3. Isolamento do nervo ílio-hipogástrico.

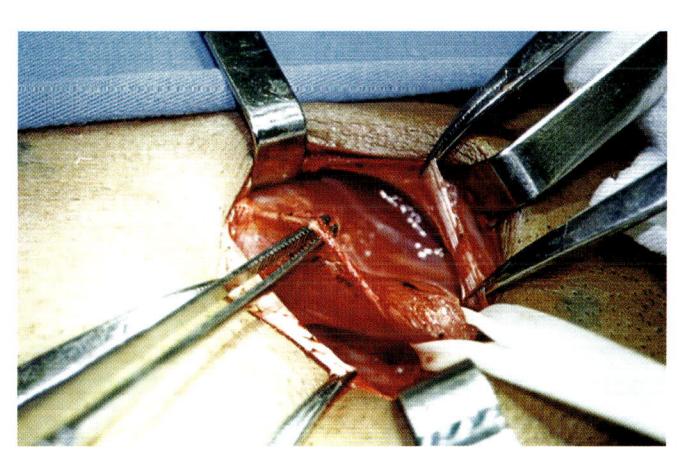

Fig. 6-4. Dissecção e o isolamento do funículo espermático, preservando-se o nervo ilioinguinal.

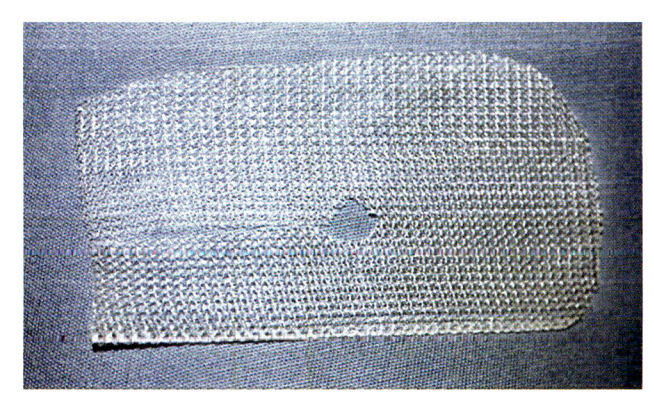

Fig. 6-5. Polipropileno monofilamentar.

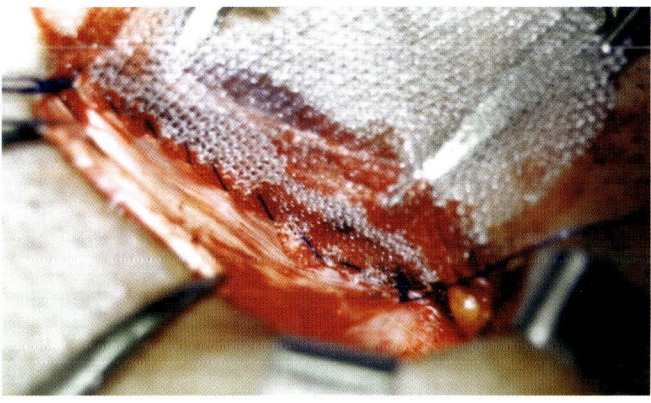

Fig. 6-6. Fixação da tela no ligamento inguinal.

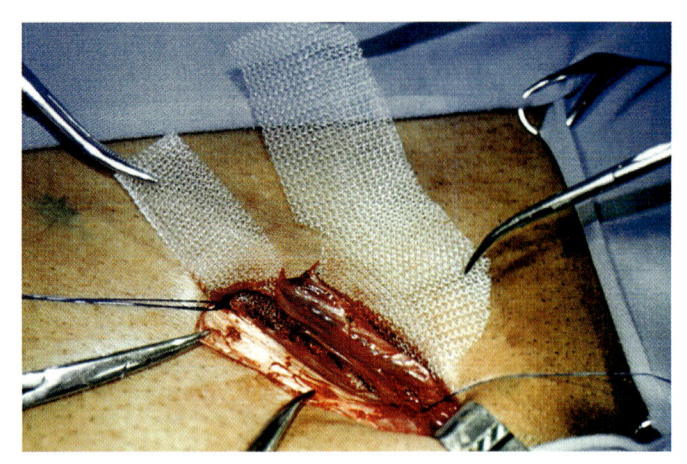

Fig. 6-7. Posicionamento da tela entre a parede posterior e o funículo espermático.

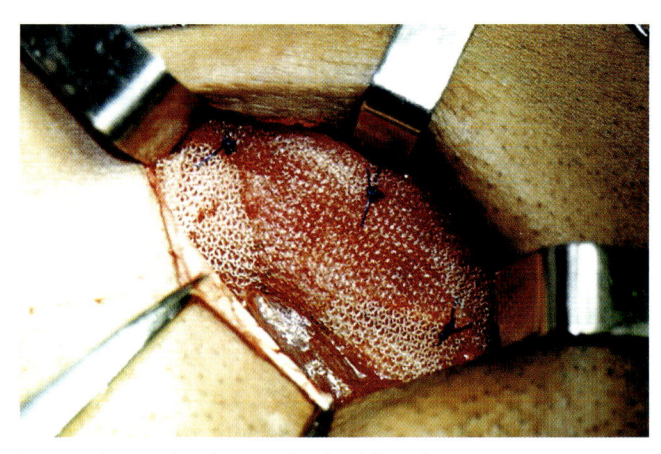

Fig. 6-8. Fixação da tela no músculo oblíquo interno.

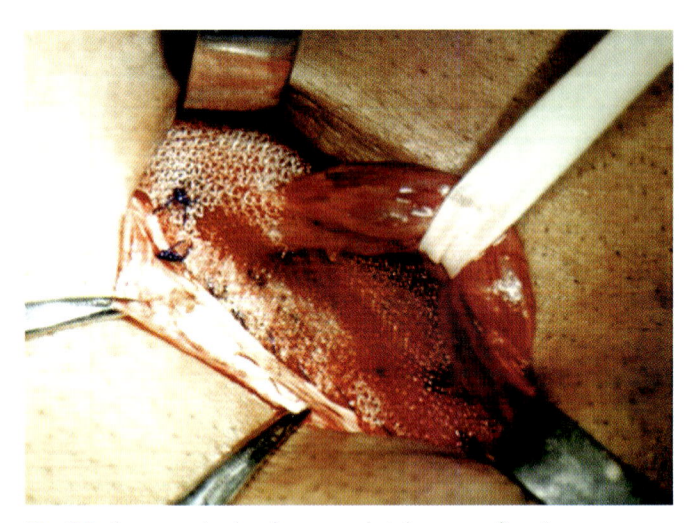

Fig. 6-9. Cruzamento das duas asas da tela e a sua fixação no ligamento inguinal.

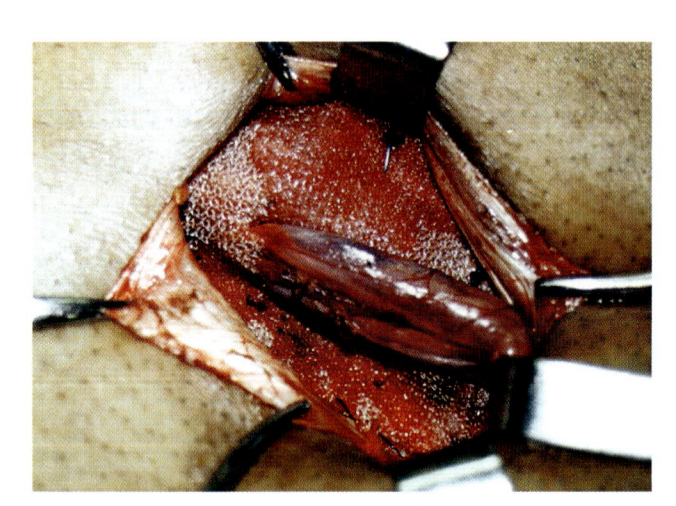

Fig. 6-10. Aspecto final da tela totalmente fixada.

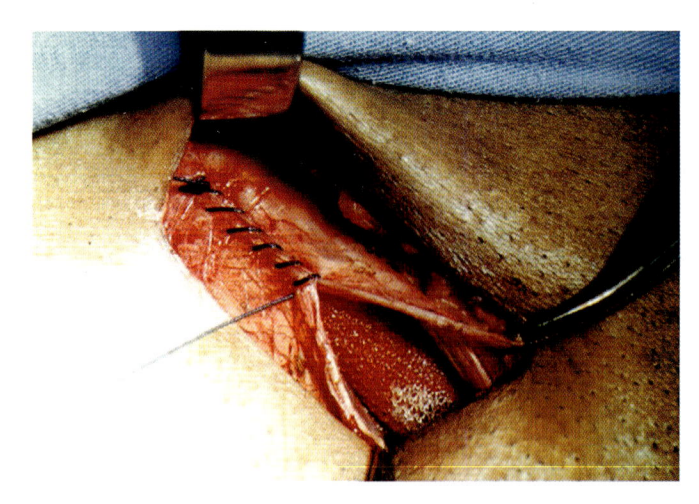

Fig. 6-11. Sutura da aponeurose do músculo oblíquo externo.

REFERÊNCIAS

Amid PK, Friis E, Horeyseck Kux M. A multi-center experience with 6,764. Lichtenstein tension-free hernioplasties. *Hernia* 1999;3:47.

Amid PK, Lichtenstein IL, Shulman AG *et al.* Biomaterials for "tension-free" hernioplasties and principles of their applications. *Minerva Chir* 1995;50:821-26.

Amid PK, Lichtenstein IL. Long-term result and current status of the Lichtenstein open tension-free hernioplasty. *Hernia* 1998;2:89-94.

Amid PK, Shulman AG, Lichtenstein IL *et al.* Opération tension-free de Lichtenstein pour hernie inguinale sous anesthésie locale. *J Chir* 1995;132(2):61-66.

Amid PK, Shulman AG, Lichtenstein IL. Open tension-free repair of inguinal hernias: the Lichtenstein technique. *Eur J Surg* 1996;162:447-53.

Amid PK. Classification of biomaterials and their related complications in abdominal wall hernia surgery. *Hernia* 1997;1:15-21.

Barnes Jr JP. Inguinal hernia repair with routine use of marlex® mesh. *Surg Gynecol Obstet* 1987;165:33-37.

Capozzi JA, Berkenfield JA, Cherry JK. Repair of inguinal hernia in the adult with prolene® mesh. *Surg Gynecol Obstet* 1988;167:124-28.

de Luca Filho CRP. *Resultados precoces e tardios obtidos com a utilização da técnica de Lichtenstein nas hernioplastias inguinais em doentes portadores de hérnias dos tipos IIIA e IIIB de Nyhus.* Tese – Mestrado – Universidade Federal de São Paulo – Escola Paulista de Medicina. São Paulo, 2001.

Gilbert AI. Sutureless repair of inguinal hernia. *Am J Surg* 1992;163:331-35.

Helena Jr CC. *Hernioplastia sem tensão sob anestesia local no tratamento ambulatorial das hérnias inguinais.* Tese – Doutorado – Faculdade de Medicina da Universidade de São Paulo. São Paulo, 1999.

Kark AE, Kurzer MN, Belsham PA. Three thousand one hundred seventy-five primary inguinal hernia repairs. Advantages of ambulatory open mesh repair using local anesthesia. *J Am Coll Surg* 1998;186:447-56.

Lichtenstein IL, Shore JM. Simplified repair of femoral and recurrent inguinal hernias by a "plug" technic. *Am J Surg* 1974;128:439-44.

Lichtenstein IL, Shulman AG, Amid PK *et al.* The tension-free hernioplasty. *Am J Surg* 1989;157:188-93.

Lichtenstein IL, Shulman AG, Amid PK. Causa, prevenção e tratamento da hérnia inguinofemoral recidivante. *Clin Cir Am Norte* 1993;3:561-78.

Lichtenstein IL. *Hernia repair without disability (introducing tension-free herniorrhaphies).* 2nd ed. St. Louis: Ishiyaku EuroAmerica, 1986.

Lichtenstein IL. Herniorrhaphy. A personal experience with 6,321 cases. *Am J Surg* 1987;153:553-59.

Martin R, Shureth S. The use of Marlex mesh in primary hernia repairs. *Comtemp Surg* 1982;20:1-3.

Nyhus LM. Individualization of hernia repair: a new era. *Surgery* 1993;114:1-2.

Robbins AW, Rutkow IM. Hernioplastia com tela-rolha. *Clin Cir Am Norte* 1993;3:529-41.

Shulman AG, Amid PK, Lichtenstein IL. A survey of non-expert surgeons using the open tension-free mesh patch repair for primary inguinal hernias. *Int Surg* 1995;80:35-36.

Shulman AG, Amid PK, Lichtenstein IL. Ligation of hernial sac. A needless step in adult hernioplasty. *Int Surg* 1993;78:152-53.

Shulman AG, Amid PK, Lichtenstein IL. The safety of mesh repair for primary inguinal hernias: results of 3,019 operations from five diverse surgical sources. *Am J Surg* 1992;58:255-57.

Tinckler L. Inguinal hernia repair using local anaesthesia. *Ann R Coll Surg Engl* 1995;67:268.

Trabucco E, Trabucco A, Rollino R *et al.* L'ernioplastica inguinale tension-free con rete presagomata senza suture secondo Trabucco. *Chirurgia* 1998;11:1-7.

Usher FC, Gannon JP. Marlex mesh, a new plastic mesh for replacing tissue defects. *Arch Surg* 1959;78:131-37.

Usher FC, Ochsner J, Tuttle Jr LLD. Use of marlex mesh in the repair of incisional hernias. *Am Surg* 1958;24:969-74.

Usher FC. Technique for repairing inguinal hernias with marlex mesh. *Am J Surg* 1982;143:382-84.

Welsh DRJ, Alexander MAJ. Reparo de Shouldice. *Clin Cir Am Norte* 1993;3:475-95.

White HJ, Sun CN, Read RC. Inguinal hernia: a true collagen disease. *Lab Invest* 1977;36:359.

White JJ, Haller JA, Dorst JP. Congenital inguinal hernia and inguinal herniography. *Surg Clin North Am* 1970;50:823-37.

Técnicas Pré-Peritoneais pela Via Aberta para o Tratamento de Hérnias Inguinais – Técnicas de Nyhus e Stoppa

CAPÍTULO 7

Júlio César Beitler

Este capítulo visa ao entendimento das indicações e à demonstração das técnicas pré-peritoneais para o tratamento das hérnias inguinais pela via convencional.

As indicações para o acesso pré-peritoneal para tratamento das hérnias inguinais são várias, podendo ser utilizadas em qualquer tipo de hérnia inguinal, mas em nossa experiência, as indicações onde se encontram suas melhores aplicabilidades e os resultados superam as outras técnicas são:

1. Hérnias recidivadas que foram tratadas inicialmente pela via anterior.
2. Hérnias encarceradas grandes ou gigantes.

Se a hérnia for unilateral, utilizamos a técnica de Nyhus e, se for bilateral, escolhemos a técnica de Stoppa.[1,3-5,8-11]

Primeiro temos que entender porque a via pré-peritoneal é melhor para o tratamento das hérnias inguinais e, para isso, é necessário o conhecimento de alguns princípios físicos e depois veremos como fazê-las.

Blaise Pascal (1623-1662), físico francês, descreveu um princípio físico que dizia que **"A pressão exercida sobre o líquido num recipiente fechado transmite-se inalteradamente por todas as direções"**. O conteúdo da cavidade peritoneal não é exatamente um líquido, mas se comporta, aproximadamente, como se fosse e daí poder-se-ia inferir as conclusões que serão demonstradas à frente.

Abaixo encontra-se um exemplo para entendermos a teoria de Pascal através de um sistema de vasos comunicantes, onde do lado esquerdo temos a massa de 1 kg exercendo uma força de 1 kgf (massa × aceleração da gravidade) em cima de uma área de 1 cm^2 e, consequentemente, promove pressão uniforme do sistema em P em todas as direções. Do lado direito do vaso comunicante há uma área de 4 cm^2, e é necessário colocar uma massa de 4 kg que exercerá uma força de 4 kgf para que o líquido fique nivelado. Esse é o exemplo do macaco hidráulico que todos conhecemos, onde se faz uma pequena força de um lado e esta é ampliada do lado onde está o automóvel e conseguimos erguê-lo com facilidade. O que se conclui deste experimento é que a pressão aumenta igualmente pelo recipiente em todas as direções, mas as forças dependem da área envolvida (Fig. 7-1).

Portanto, conclui-se que força (F) é igual à pressão (P) multiplicada pela área (A), resultando na fórmula matemática de $F = P \times A$.

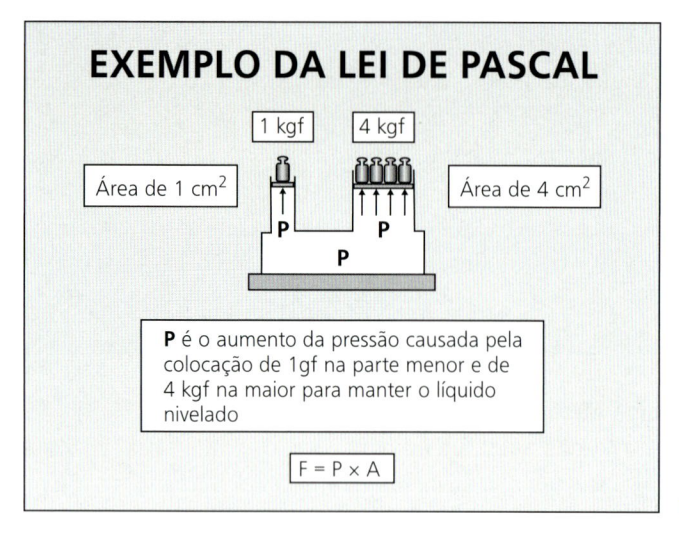

Fig. 7-1. Lei de Pascal.

Extrapolando-se esse experimento para uma tela circular colocada na região pré-peritoneal, ou seja, atrás do plano do musculoaponeurótico da região inguinal, pode-se entender a Figura 7-2 em que a região circular amarela corresponde ao forame inguinal, onde a hérnia se forma. Os círculos verdes correspondem à tela que ultrapassa o forame herniário. Cada círculo, o amarelo e os dois verdes, tem raios de 1 cm, perfazendo uma tela de 3 cm de raio.

A pressão exercida pelo conteúdo da cavidade peritoneal é igual em todos os locais (princípio de Pascal), mas as forças são diferentes. No exemplo citado, o somatório das forças exercidas na parte amarela (forame herniário) é oito vezes menor do que o somatório das forças exercidas na área verde, área que excede o forame herniário. Isto significa que o fenômeno de extrusão da tela de dentro da cavidade abdominal para fora através do forame herniário se torna impossível, pois as forças de sustentação da tela além da área onde ocorre o buraco são oito vezes maior (Fig. 7-2).

Pode-se concluir que por mais que se aumente a pressão intra-abdominal, a tela, colocada na região pré-peritoneal, sustentará o conteúdo peritoneal de uma maneira exponencial e impedirá a formação de hérnia. As condições para que esses fatos sejam verdadeiros são: a) a tela tem que resistir a um aumento de forças e não se romper. Isto não é um problema, pois mesmo as telas de baixa gramatura resistem quatro vezes mais do que a maior tensão abdominal; b) a tela tem que cobrir inteiramente o forame herniário e não se deslocar, daí a necessidade de sua fixação com pontos até haver a aderência dela aos tecidos por fibrose; c) a área da tela tem que exceder a área do forame herniário, nesse nosso exemplo ela excedeu em oito vezes.

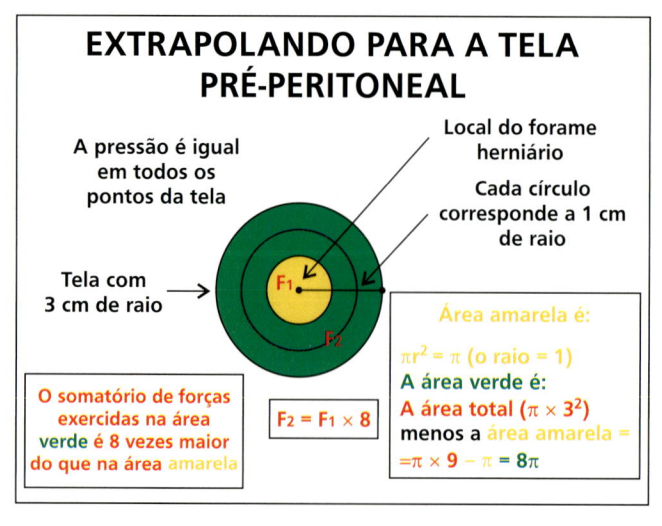

Fig. 7-2. Cálculo teórico das forças de uma tela pré-peritoneal.

As vantagens clínicas observadas nas técnicas pré-peritoneais são várias: em casos de hérnia recidivada, há um consenso de que se a hernioplastia primária tiver sido operada pela via anterior, a recidiva deve ser abordada pela via pré-peritoneal. A via anterior nas reoperações tem alguns problemas que são evitáveis, utilizando-se a técnica pré-peritoneal. Nas reoperações pela via anterior as chances de se lesionar os elementos do cordão aumentam imensamente, podendo haver atrofia testicular ou lesões do ducto deferente. As lesões dos nervos da região inguinal são muito mais frequentes, levando à anestesia ou à dor crônica causada por lesões inadvertidas desses nervos e à formação de neuromas. A formação de hematomas e seromas está aumentada, levando a uma incidência maior de infecção no sítio operatório. As chances de rerrecidivas são maiores, pois a literatura demonstra que os índices de rerrecorrência são altos, principalmente porque os tecidos na reoperação estão fragilizados, a anatomia está distorcida e fibrosada e de difícil identificação, e corre-se o risco de repetição das falhas técnicas feitas na cirurgia primária.

Algumas vezes a recidiva da primeira cirurgia é o resultado de uma hérnia concomitante, que passou despercebida na operação primária, ou seja, foi feito o reparo de uma hérnia indireta e o/a paciente tinha sincronicamente uma hérnia crural; portanto, o seu defeito nunca foi corrigido primariamente. Com a técnica pré-peritoneal essa possibilidade é nula, pois a dissecção para se apor a tela exige a identificação de todos os forames herniários e sua cobertura pela prótese.[5,10] Fica evidente que nos casos de hérnias recidivadas operadas primariamente pela via anterior, a melhor escolha para reoperação é a técnica pré-peritoneal.

Nas hérnias grandes ou gigantes, o deslizamento juntamente com o conteúdo herniário dificultam a sua redução pela via convencional, além disso, a parede posterior está destruída ou enfraquecida. Algumas vezes a redução só é possível, alargando-se o anel herniário, com secção do ligamento inguinal, destruindo um pouco mais a parede e aumentando o defeito, cuja resistência já era imprópria para aposição de uma tela e sua fixação, complicando ainda mais o reparo. O cirurgião se depara então com uma situação em que a prótese não teria a sustentação desejável pela técnica anterior do tipo Lichtenstein ou outro procedimento anterior como a tela dupla (Prolene Hernia System – PHS® ou Ultrapro Hernia System – UHS®), e por isso essa via anterior não é apropriada.

Na abordagem pré-peritoneal haverá também dificuldade na redução da hérnia, sendo necessário, algumas vezes, a abertura do peritônio, redução do conteúdo herniário, fechamento do peritônio e, em seguida, a colocação pré-peritoneal da tela. As manobras de alargamento do anel herniário, aumentando-o ou a secção do ligamento inguinal, não interferem com esse reforço pré-peritoneal, pois essas técnicas se fazem baseando-se na fixação da prótese em outras estruturas, que são o ligamento pectíneo e a acima do forame herniário, bem além e aquém dos possíveis defeitos da parede posterior.

Além disso, os trabalhos publicados na literatura confirmam que as hernioplastias com telas que utilizam a via pré-peritoneal têm melhores resultados dos que a realizada pela via anterior tradicional, como a técnica de Lichtenstein.

Esses dois dados, a explicação física acima e os resultados da literatura, demonstram, inequivocamente, a superioridade das técnicas pré-peritoneais.

As técnicas pré-peritoneais têm como desvantagens alguns itens a serem considerados. São técnicas mais difíceis de realizar, pois requerem a dissecção do espaço pré-peritoneal, através de uma incisão na parede anterior do abdome, para se alcançar internamente esses mesmos orifícios numa área estreita, cuja anatomia é pouco conhecida por cirurgiões gerais, com colocação e fixação de uma tela no ligamento pectíneo e proximal aos forames crurais e inguinais. É usual o cateterismo vesical durante o ato cirúrgico para que a bexiga não interfira se interpondo ao local da dissecção. É mais demorada de se realizar e precisa de um treinamento mais longo, cerca de 10 a 20 procedimentos para um cirurgião já experiente. Requer mais tempo de internação no pós-operatório, principalmente em portadores de hérnias gigantes, em que, algumas vezes, se utiliza a drenagem fechada a fim de evitar a formação de hematomas ou seromas. Entretanto, por serem hérnias complexas, o tratamento convencional anterior também seria difícil e com resultados não tão satisfatórios.[6,7]

Após esse entendimento mostraremos, inicialmente, a técnica de Nyhus, utilizada para as hérnias unilaterais.

TÉCNICA DE NYHUS

A via de acesso para se chegar ao pré-peritônio é feita por uma incisão transversa na região inguinal, acima do anel inguinal interno, cerca de dois dedos transversos (4 cm) acima do púbis, com 7 a 9 cm de comprimento, interessando pele e tecido celular subcutâneo e, em seguida, os três músculos laterais do abdome, oblíquo externo (OE), oblíquo interno (OI) e o transverso (T) juntamente com a fáscia *transversalis*, sem abrir o peritônio (Fig. 7-3).

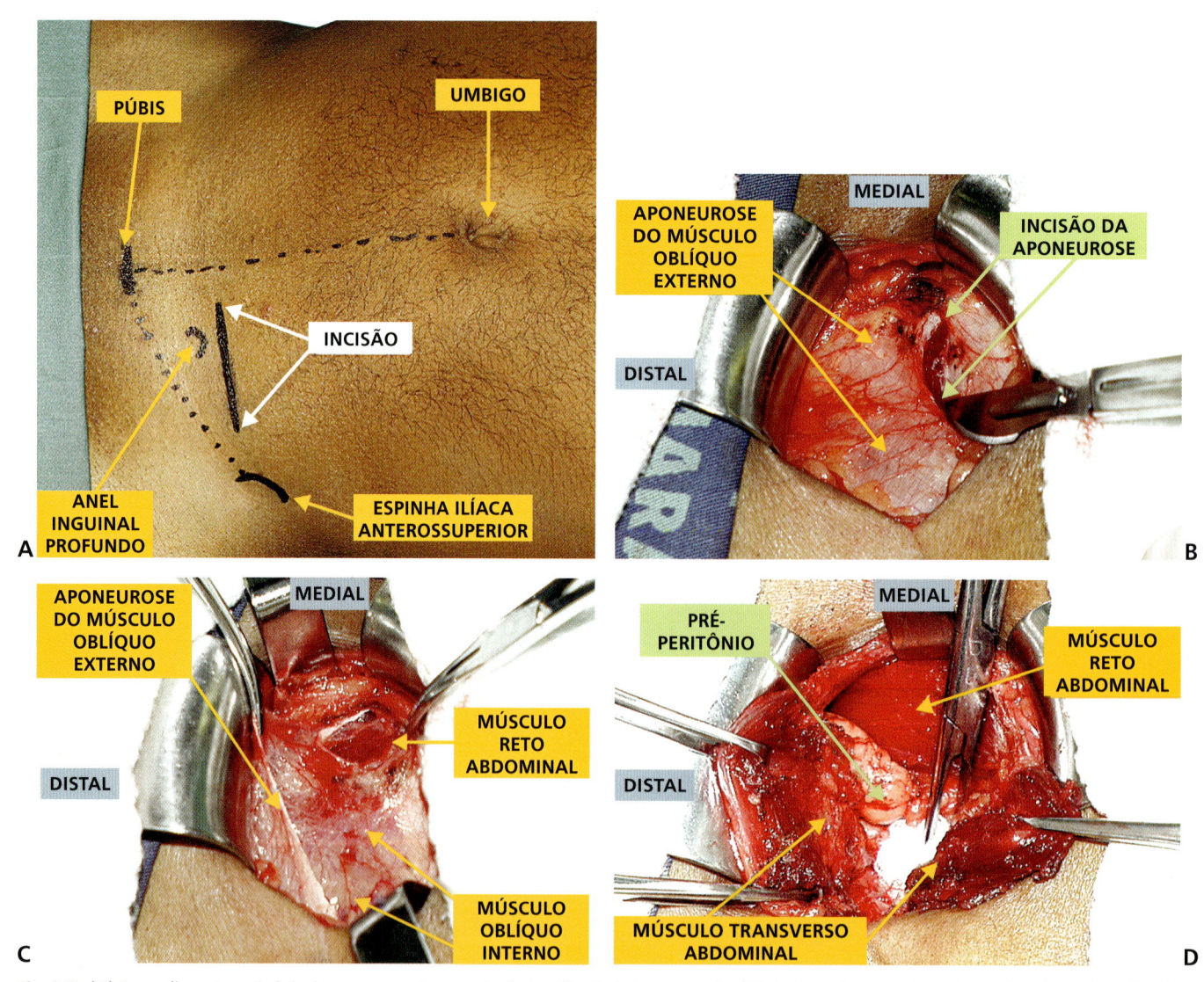

Fig. 7-3. (**A**) Procedimento pré-cirúrgico – marcação na pele da incisão do lado esquerdo. (**B**) Após a abertura da pele e subcutâneo é realizada a incisão da aponeurose em cima do músculo reto abdominal e estendida até a aponeurose do músculo oblíquo externo. (**C**) Inicia-se a abertura dos músculos oblíquo interno e transverso. (**D**) A incisão transversa, do lado esquerdo, dos três músculos laterais do abdome, já expõe a gordura pré-peritoneal e visualiza-se o músculo reto abdominal esquerdo.

Alcançada a região pré-peritoneal, prossegue-se com dissecção em direção distal, posteriormente ao músculo reto abdominal até o osso púbis e identifica-se o ligamento pectíneo, separando-o das estruturas frouxas (gordura pré-peritoneal e peritônio) até a veia ilíaca (Fig. 7-4). Disseca-se lateralmente o peritônio da parede musculoaponeurótica em direção medial até anel interno, onde o cordão espermático o penetra. Uma vez dissecado medial e lateralmente o cordão, este é isolado e reparado com um dreno de *Penrose* (Fig. 7-4). Se houver hérnia direta ela é facilmente reduzida e, em caso de hérnia indireta, o saco herniário é dissecado e separado dos elementos do cordão, reduzindo a hérnia indireta (Fig. 7-5). Caso haja hérnia femoral, esta também será reduzida (Fig. 7-6). Terminado esse tempo, pode-se examinar os três orifícios de Fruchaud e ter a certeza de que nenhuma hérnia passará despercebida, pois todas foram reduzidas.

Colocação da tela cujas características são as seguintes:

São telas planas feitas de polipropileno (Prolene®) de alta gramatura ou preferencialmente as de baixa gramatura, como a Ultrapro® ou a Vypro® II. As dimensões das telas variam de 7,5 × 15 cm a 12 × 15 cm.

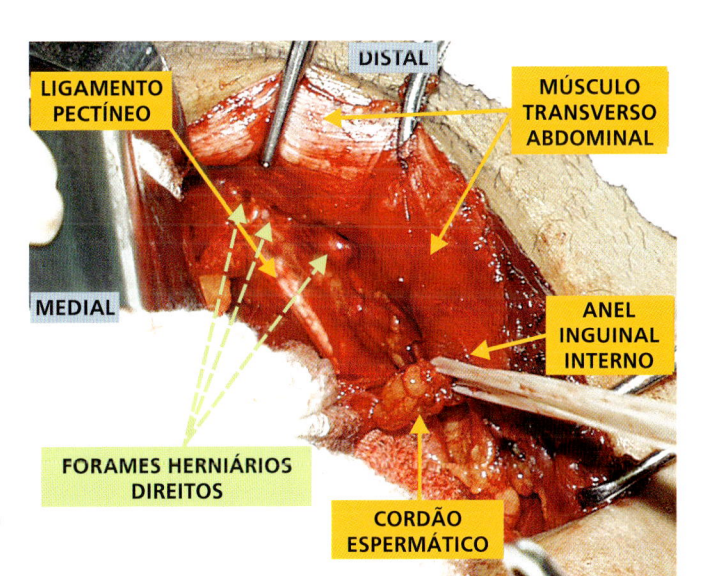

Fig. 7-4. Visão de uma dissecção do lado direito com identificação de toda a anatomia pré-peritoneal e os forames herniários diretos.

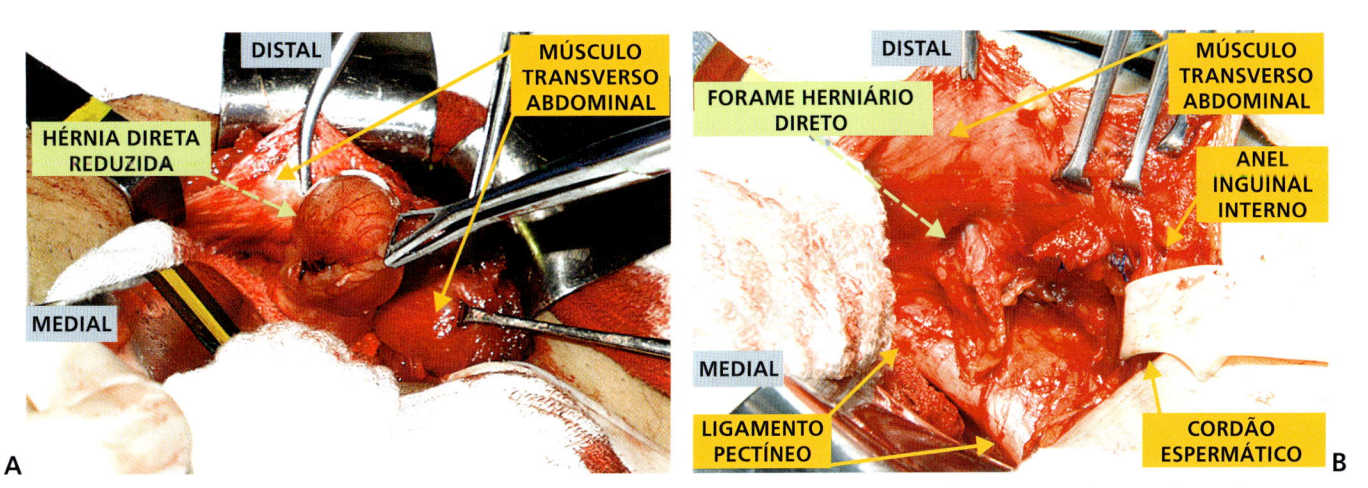

Fig. 7-5. (A) Redução de um saco herniário do lado direito. (B) Após a redução do saco herniário visualizam-se a parede posterior e o forame herniário direto do lado direito.

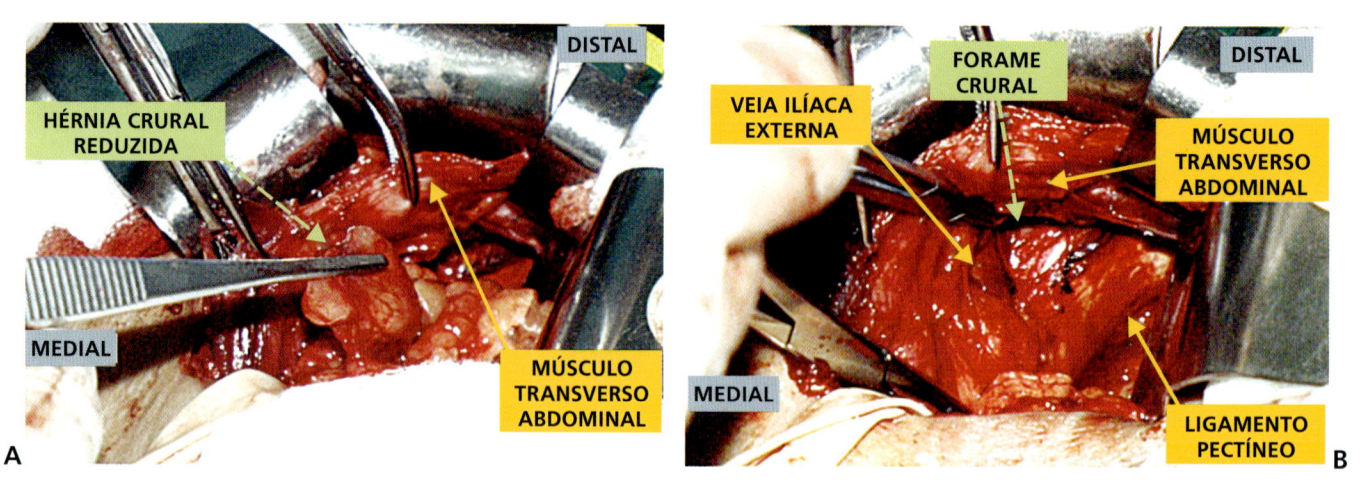

Fig. 7-6. (**A**) Saco herniário crural do lado esquerdo sendo reduzido. (**B**) Forame crural esquerdo visualizado após a redução do saco herniário.

Fixa-se a tela ao ligamento pectíneo com três ou quatro pontos de fio de polipropileno 0 ou 2,0, sendo o ponto medial próximo à sínfise púbica e o mais lateral próximo à veia ilíaca externa, recobrindo o forame crural, os outros dois são fixados entre esses dois (Fig. 7-7). Faz-se uma fenda lateral na tela com cerca de 3 cm ao nível do anel interno e introduz-se o cordão nesta fenda, e sutura-se essa abertura com polipropileno 0 ou 2,0, refazendo o "anel inguinal interno" de tela, deixando passar somente os elementos do cordão sem apertá-los (Fig. 7-8). Esta parte lateral da tela, onde foi realizada a fenda e suturada, é fixada com o mesmo fio à fita iliopúbica e ao músculo transverso, aproveitando para diminuir o alargamento do anel inguinal interno. Essa fixação da tela aos músculos impede que algum conteúdo se interponha lateralmente entre a tela e o anel interno.

Terminada essa parte, está assegurado que todos os forames herniários de Fruchaud estarão protegidos pela interposição da tela entre o peritônio e a parede da região inguinal.

Resta fechar e proteger a incisão transversa da parede abdominal e para tanto, disseca-se pré-peritonealmente o retalho proximal dos músculos OE, OI e T em cerca de 3 cm para a introdução da parte proximal da tela além da incisão, e fixa-se a prótese com três pontos transfixados englobando o retalho do musculoaponeurótico proximal e a tela usan-

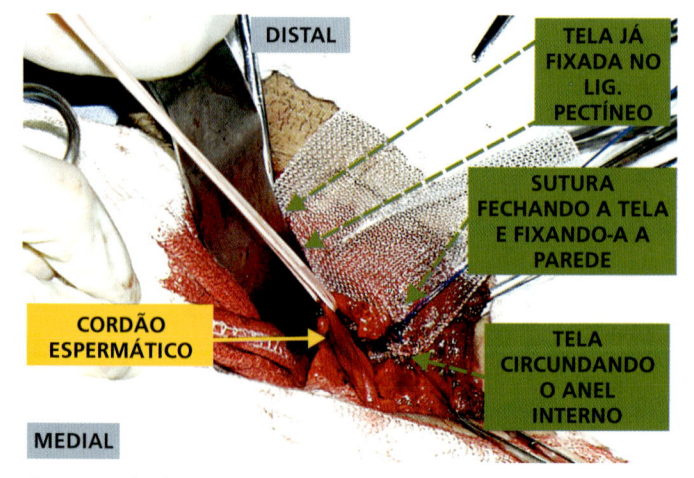

Fig. 7-8. Lado direito. A tela já está fixada ao ligamento pectíneo e o cordão espermático já foi introduzido na abertura lateral da tela, e essa abertura já foi fechada e fixada na parede posterior.

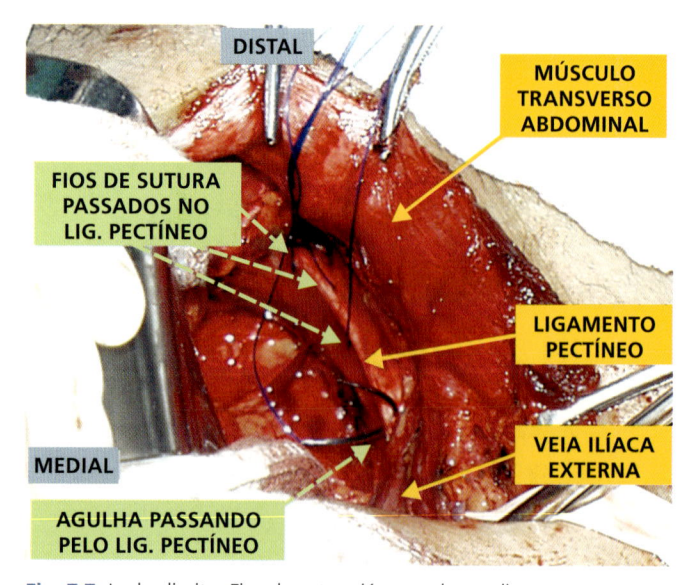

Fig. 7-7. Lado direito. Fios de sutura já passados no ligamento pectíneo, e o último fio sendo passado ao lado da veia ilíaca.

Fig. 7-9. Lado direito. A tela já foi fixada pré-peritonealmente além do retalho muscular proximal da incisão, protegendo, assim, a própria incisão que será fechada com sutura.

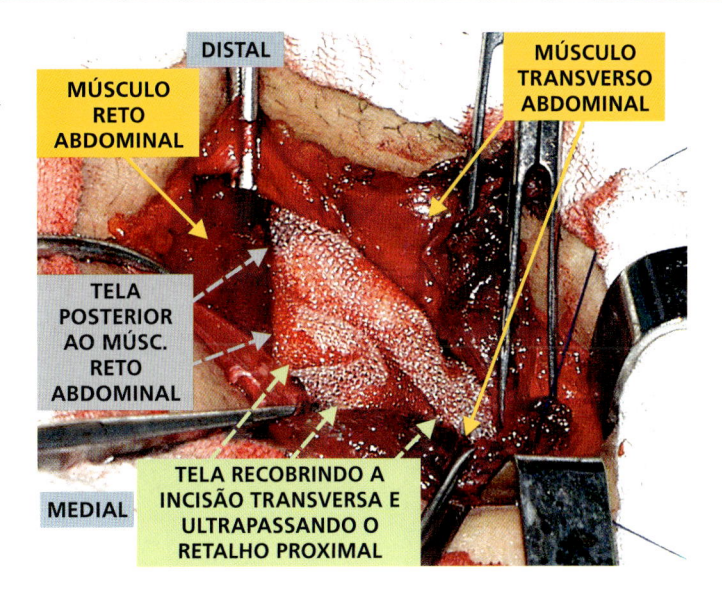

do fio de polipropileno 0 (Fig. 7-9). Medialmente, a tela estará por debaixo do músculo reto abdominal, superiormente estará acima da incisão e fixada por fios, lateralmente, se necessário, serão fixados pontos da tela internamente aos músculos da parede abdominal. Com esses cuidados tem-se a certeza de que, ao se fechar a camada musculoaponeurótica (OE, OI e T), ela estará recoberta pré-peritonealmente pela mesma tela que protege os forames herniários e, portanto, não haverá hérnia incisional. Realiza-se a sutura com chuleio contínuo, em massa, dos músculos OE, OI e T, fechando-se a parede abdominal com fio de polipropileno 0. O subcutâneo e pele são suturados da maneira convencional.

Caso seja uma hérnia grande ou gigante utilizam-se drenos em aspiração fechada colocados no espaço pré-peritoneal e na bolsa escrotal, por contra-abertura, antes da fixação da tela no retalho proximal, a fim de se evitar a formação de seromas ou hematomas.

Nas hérnias bilaterais, usamos a técnica de Stoppa, que mostraremos a seguir.

CIRURGIA DE STOPPA OU REFORÇO COM PRÓTESE GIGANTE DO SACO VISCERAL – GPRVS (GREAT PROSTHESIS FOR REINFORCEMENT OF THE VISCERAL SAC)

Decrição da técnica

A via de acesso ao pré-peritônio é feita por incisão mediana, da cicatriz umbilical até o púbis, interessando pele e subcutâneo, em seguida incisa-se a linha alba, mas não abrindo o peritônio (Fig. 7-10). Separa-se o peritônio da camada muscular em direção ao púbis, por debaixo do músculo reto abdominal. Encontrado o púbis dissecam-se, lateralmente, os tecidos frouxos entre o peritônio e o ligamento pectíneo até a veia ilíaca externa (Fig. 7-11).

Inicia-se a dissecção lateral do peritônio da camada musculoaponeurótica até se encontrar o músculo psoas no retroperitônio (Fig. 7-12). Disseca-se proximalmente até o nível da cicatriz umbilical, com cuidado para não abrir o peritônio que é fino e frágil nessa região. Se necessário secciona-se lateralmente a aponeurose do músculo transverso, na alinha arqueada de Douglas, deixando-a aderida ao peritônio, evitando-se, assim, aberturas inadvertidas do peritônio.

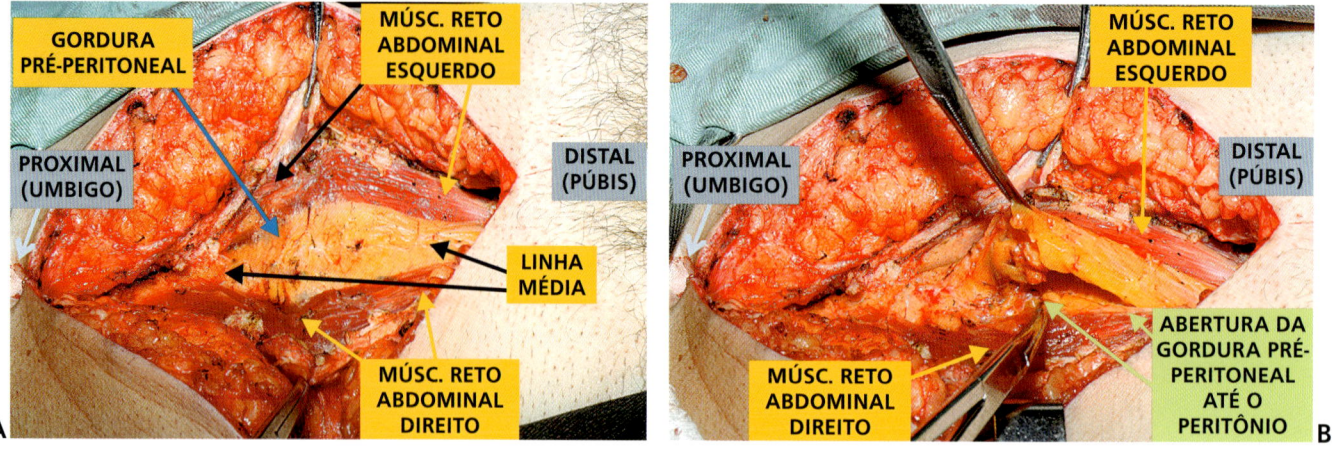

Fig. 7-10. (A) Incisão mediana infraumbilical até o púbis, onde se visualiza a abertura da linha média sem abrir a cavidade peritoneal. Ainda há camada gordurosa antes de alcançar o peritônio. **(B)** Abertura da gordura pré-peritoneal até o peritônio.

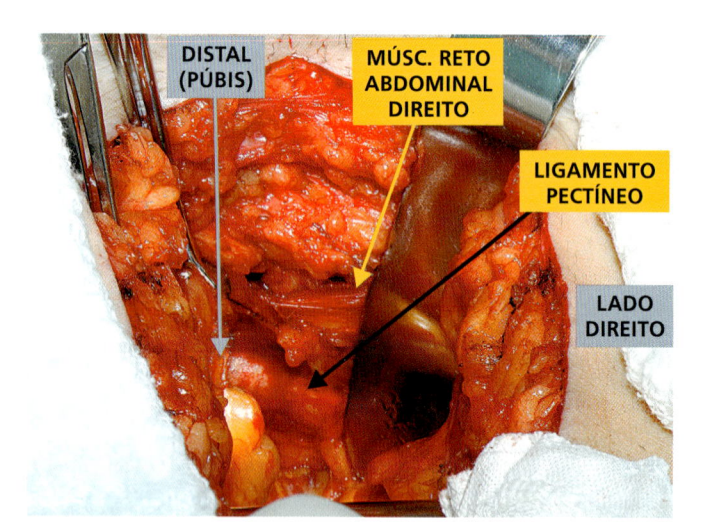

Fig. 7-11. Individualização do ligamento pectíneo direito.

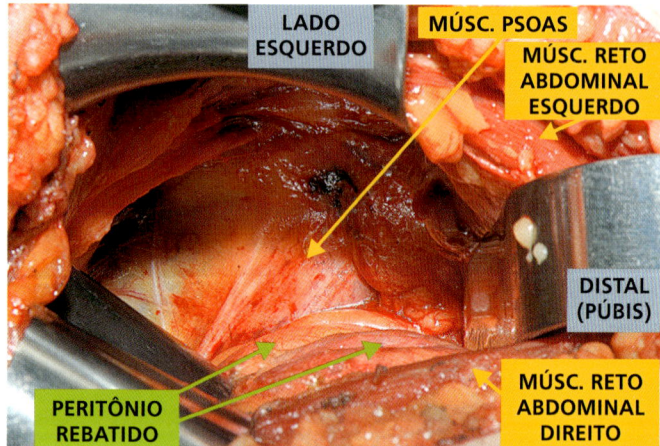

Fig. 7-12. Dissecção da lateral esquerda do peritônio, visualizando o músculo psoas com os nervos que cruzam esta região.

Distalmente, de lateral para medial, isolam-se o cordão espermático e o saco herniário indireto, reparando-os com dreno de *penrose*. Se houver hérnia direta, esta deve ser reduzida medialmente ao cordão espermático (Fig. 7-13). Caso haja hérnia indireta, o saco peritoneal deve ser isolado dos elementos do cordão, e reduz-se a hérnia. Se o saco indireto for muito comprido e alcançar a bolsa escrotal, o peritônio deve ser aberto, reduzido o conteúdo herniado, e o peritônio deve ser dividido transversalmente. A parte proximal corresponde à cavidade peritoneal, e a porção distal é o saco da hérnia propriamente dita. A porção proximal deve ser fechada com fio absorvível 000 (Vycril®) fechando-se, assim, a cavidade peritoneal. A porção distal desse peritônio deve ser aberta longitudinal e anteriormente em direção à bolsa escrotal, sem, no entanto eviscerar o testículo, até onde for possível, e empurrar esse peritônio distalmente, deixando-o ficar na bolsa escrotal, aberto. Não se tenta separar esse excesso de saco distal do cordão espermático, pois essa manobra aumentará as lesões vasculares dessa estrutura que poderá acarretar isquemia e atrofia do testículo, além da possibilidade de lesão do ducto deferente. A abertura distal e anterior do peritônio residual tem como intenção evitar a formação de hidrocele, sem correr o risco, de lesionar algum elemento do cordão.

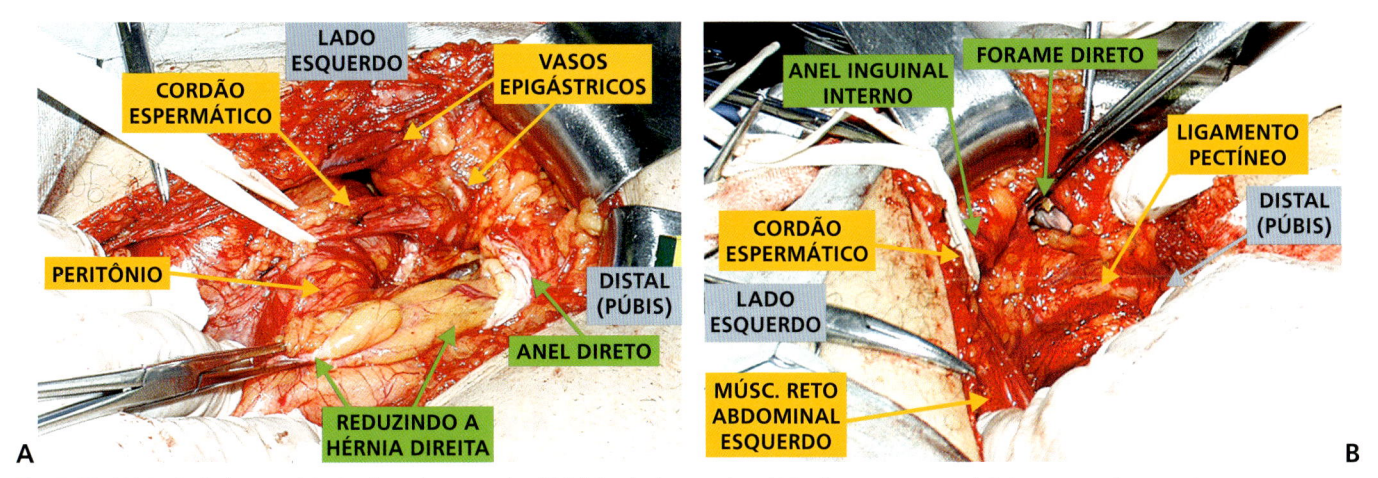

Fig. 7-13. (**A**) Reduzindo uma hérnia direta à esquerda. (**B**) Visão do forame herniário direto entre o peritônio e a parede posterior.

A dissecção dos elementos do cordão proximalmente, ou seja, dentro da cavidade abdominal, deve ser realizada amplamente, sendo que o deferente deve ser isolado até a altura da bexiga, e os elementos vasculares devem ser dissecados do peritônio até o retroperitônio, lateralmente, quase ao nível da cicatriz umbilical. Esses cuidados devem ser observados, pois os elementos do cordão serão colocados em uma posição parietal, ou seja, entre a parede muscular e a tela, a fim de que se obtenha o espaço pré-peritoneal completamente recoberto por tela.

Repete-se o mesmo procedimento de dissecção pré-peritoneal do outro lado.

Alcançado esses objetivos, o saco peritoneal estará completamente solto da parede abdominal nos dois quadrantes inferiores desde o nível da cicatriz umbilical até abaixo dos dois ligamentos pectíneos. A seguir introduzimos a tela:

As próteses são as mesmas da técnica de Nyhus. São planas, de alta ou baixa gramatura, preferencialmente esta última; entretanto, as dimensões são muito maiores, para que bilateralmente, todos os forames de Fruchaud sejam recobertos, assim como a incisão mediana, variando de 22 a 26 cm (craniocaudal) e de 26 a 30 cm (laterolateral). A maneira como medimos é: craniocaudal – da sínfise púbica até a cicatriz umbilical, acrescentando-se 2 a 3 cm; laterolateral – de uma espinha ilíaca anterossuperior até a outra, acrescentando-se 2 cm. Com esses cuidados na mensuração teremos certeza de que a prótese a ser aposta não ficará tensa e permitirá mobilidade da parede abdominal com os movimentos da respiração e as distensões fisiológicas do abdome.

Fixa-se a tela com três ou quatro pontos, do lado direito e do esquerdo, perfazendo seis a oito suturas, no ligamento pectíneo com as mesmas características da fixação utilizada na técnica de Nyhus (Fig. 7-14). Os elementos do cordão são posicionados lateralmente, próximos à musculatura da parede abdominal, e a tela é espalhada por cima do saco peritoneal, até a cicatriz umbilical proximal e lateralmente até quase o músculo psoas de cada lado, recobrindo assim todos os forames de Fruchaud, bilateralmente, e a própria incisão mediana (Fig. 7-15). A parte proximal da tela é fixada com polipropileno 0 (Prolene®) à linha alba imediatamente distal à cicatriz umbilical (Fig. 7-16). Como a tela é muito grande e os elementos do cordão foram amplamente dissecados do peritônio e colocados em posição parietal aos músculos, não haverá motivo de realizar uma fenda na tela para a passagem dos elementos do cordão.

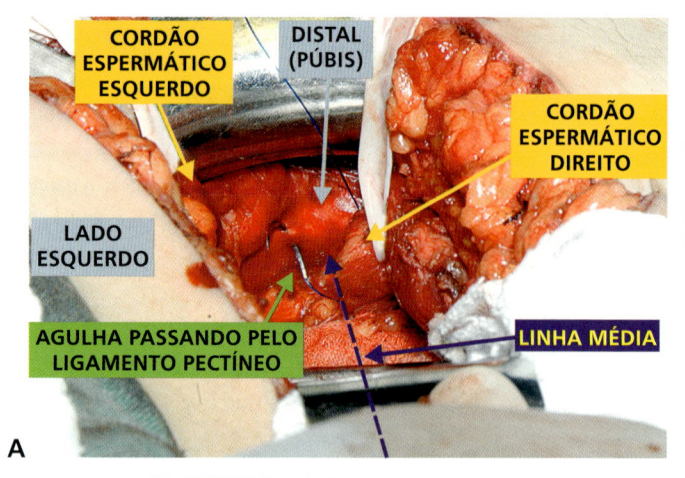

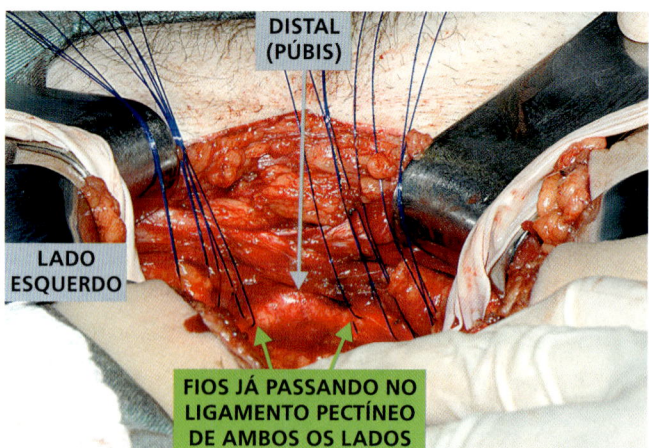

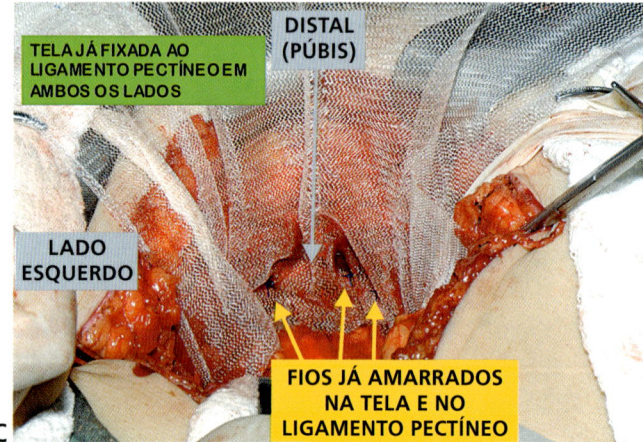

Fig. 7-14. (A) Primeiro ponto para fixação da tela distal, à esquerda, passando a agulha de sutura pelo ligamento pectíneo, ao lado da sínfise pubiana. (B) Visão dos fios passados no ligamento pectíneo do lado direito e do lado esquerdo. (C) Visão craniocaudal da tela já afixada ao ligamento pectíneo.

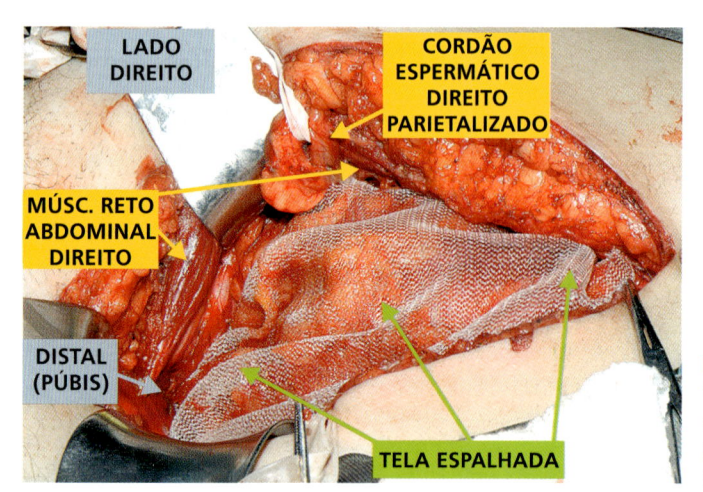

Fig. 7-15. Tela espalhada recobrindo toda a parede abdominal abaixo do umbigo, incluindo até o ligamento pectíneo e as porções laterais, ou seja, os dois quadrantes inferiores.

Nesse momento é avaliada a necessidade de drenagem fechada (grandes hérnias) e, se necessário, colocado o dreno por contra-abertura através da região pré-peritoneal na bolsa escrotal e/ou deixado no pré-peritônio.

A parede abdominal é fechada na linha mediana com chuleio de polipropileno 0, intercalado por sutura do tipo Smead-Jones *(far-and-near)* com o polipropileno 0, e o subcutâneo e pele são suturados da maneira convencional.

A drenagem, caso tenha sido usada, deverá ser retirada quando o débito for inferior a 80 mL/dia, o que é alcançado em 2 a 4 dias de pós-operatório.

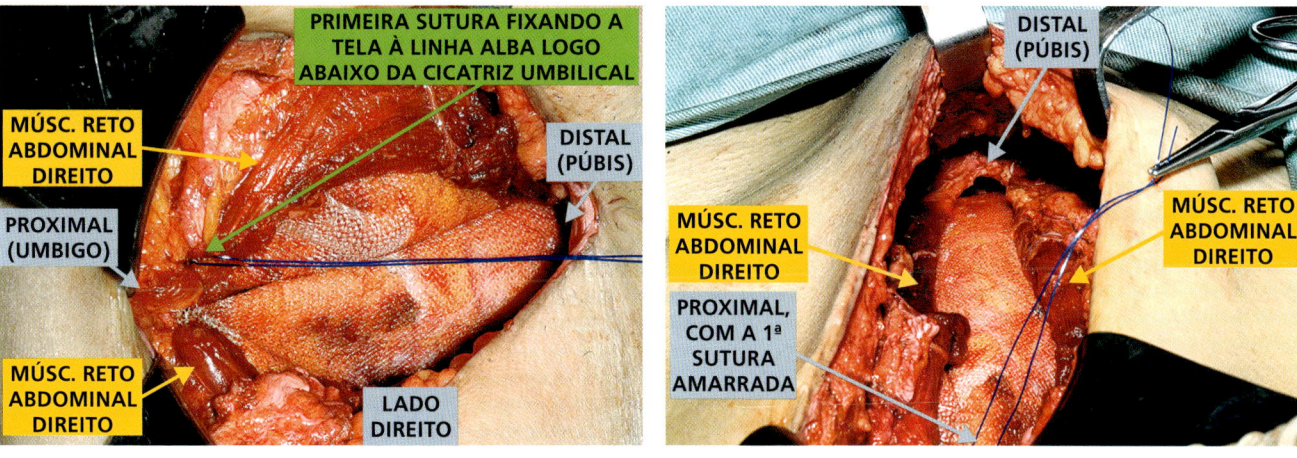

Fig. 7-16. (A) Fixação da tela à linha alba logo abaixo da cicatriz umbilical, sendo essa a única fixação da tela na porção proximal. **(B)** Visão craniocaudal com a tela espalhada, sem tensão, recobrindo a incisão mediana, pré-peritonealmente, fixada à linha alba, próximo à cicatriz umbilical, imediatamente antes de se realizar a sutura dos músculos reto abdominais, para fechar a parede abdominal.

RESULTADOS

Os resultados dessas duas técnicas obtidos por nós foram publicados inicialmente, em 2009, e hoje, com mais de 18 anos de experiência, já ultrapassamos 220 pacientes portadores de hérnias complexas e cerca de 310 hérnias (portadores de hérnias bilaterais).[2] As recidivas conhecidas são de dois casos, cuja técnica utilizada foi a de Nyhus, e estes casos estão entre os operados nos primeiros três anos de nossa experiência, confirmando ser necessário um treinamento apurado antes de iniciar esse tipo de tratamento. Na técnica de Stoppa, não tivemos nenhuma recorrência conhecida, talvez pelo fato de ter iniciado esse procedimento cerca de dois anos e meio após termos aprendido a técnica de Nyhus e já sermos mais experientes com o acesso pré-peritoneal. O acompanhamento de nossos pacientes varia de seis meses até 16,5 anos, sendo que a maior parte foi seguida até dois anos de pós-operatório. As recidivas encontradas apareceram com seis e oito meses de pós-operatório, concordando com os dados da literatura que demonstram que as hérnias operadas com o uso de tela costumam apresentar clinicamente as recidivas, na maioria das vezes, no primeiro ano de pós-operatório. As complicações foram poucas e em nenhum caso foi necessária a retirada da tela. Não houve nenhum óbito no pós-operatório na série estudada.

REFERÊNCIAS

1. Beets GL, Geldere D, Baeten CG *et al.* Long-term results of giant reinforcement of the visceral sac for complex recurrent inguinal hernia. *Br J Surg* 1996;83:203-6.
2. Beitler JC, Gomes SM, Coelho AC *et al.* Complex inguinal hernia repairs. *Hernia* 2009 Feb.;13(1):61-66.
3. Nyhus LM, Condon RE, Harkins HN. Clinical experiences with preperitoneal hernial repair for all types of hernia of the groin. *Am J Surg* 1960;100:234-44.
4. Nyhus LM, Polack R, Bombeck CT *et al.* The preperitoneal approach and prosthetic buttress repair for recurrent hernia: the evolution of a technique. *Ann Surg* 1988;208(6):733-37.
5. Nyhus LM, Stevenson JK, Listeraud MB *et al.* Preperitoneal herniorrhaphy: a preliminary report in fifty patients. *West J Surg* 1959;67:48.
6. Patino JF, García-Herreros LG, Zundel N. Inguinal hernia repair. The Nyhus posterior preperitoneal operation. *Surg Clin North Am* 1998;78(6):1063-74.
7. Pires PW, Fujimura I, Birolini D. Hernioplastias por via pré-peritoneal: estudo em 120 doentes portadores de hérnias inguinais e crurais. *Rev Col Bras Cir* 1997;24(1):39-41.

8. Rives J, Stoppa R, Fortesa L *et al.* Dacron patches and their place in surgery of groin hernia. 65 cases collected from a complete series of 274 hernia operations. *Ann Chir* 1968 Feb.;22(3):159-71.
9. Stoppa RE. The treatment of complicated groin and incisional hernias. *World J Surg* 1989;13:545-54 complex recurrent inguinal hernia. *Br J Surg.* 1996;83:203-6.
10. Thapar W, Rao PP, Prabhu RR *et al.* Giant prosthesis for reinforcement of visceral sac for complex bilateral and recurrent hernias: a prospective evaluation. *J Post Med* 2000;46(2):80-2.
11. Wantz GE. Giant prosthetic reinforcement of the visceral sac. The Stoppa groin hernia repair. *Surg Clin North Am* 1998;78(6):1075-8.

CAPÍTULO 8

Cirurgia com Tela Dupla

Heitor Fernando Xediek Consani ■ Arthur I. Gilbert

INTRODUÇÃO

Em 1997, um aparelho de tela de polipropileno de duas camadas conectadas (*connected bilayer polypropylene mesh device*, CBPD) foi desenvolvido para reparar todo tipo de hérnia inguinal. Ele foi fabricado e apresentado à comunidade cirúrgica no começo de 1998. Um conector de tela de 1,25 cm (½ pol) estabiliza as duas placas de tela planas. O desenho do CBPD incorpora o conceito de reparos simultâneos com telas posterior e anterior. O *patch* de subposição com forma circular é suficientemente grande para cobrir o orifício miopectíneo inteiro e fornece um reparo posterior. Ele é conectado ao *patch* anterior de forma oblonga, que é responsável pelo reparo anterior. Uma sutura na peça anterior fixa o aparelho inteiro e elimina qualquer probabilidade de migração da tela. O conector se assenta no anel interno de uma hérnia indireta ou através do defeito na parede posterior de uma hérnia direta, similar a um tampão em forma de rolo curto de vários tampões pré-formados disponíveis comercialmente. O conceito global deste desenho foi incluir as melhores características de todas as técnicas atualmente disponíveis ao mesmo tempo, eliminando quaisquer características indesejáveis. Foi previsto que taxa de falha seria tão ou mais baixa que outros produtos e técnicas populares.

Capítulo 8 ■ Cirurgia com Tela Dupla

TÉCNICA (FIGS. 8-1 A 8-15)

Os resultados benéficos sinergísticos do desenho deste aparelho foram verificados em múltiplos relatos publicados, revistos por pares, originados de centros cirúrgicos não relacionados (Fig. 8-16).

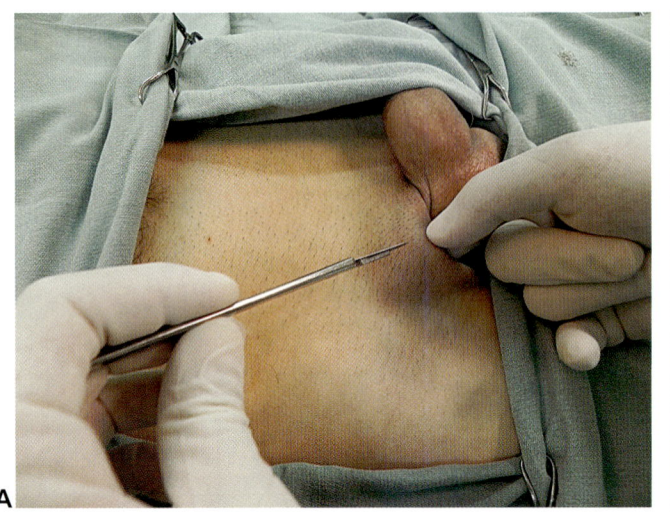

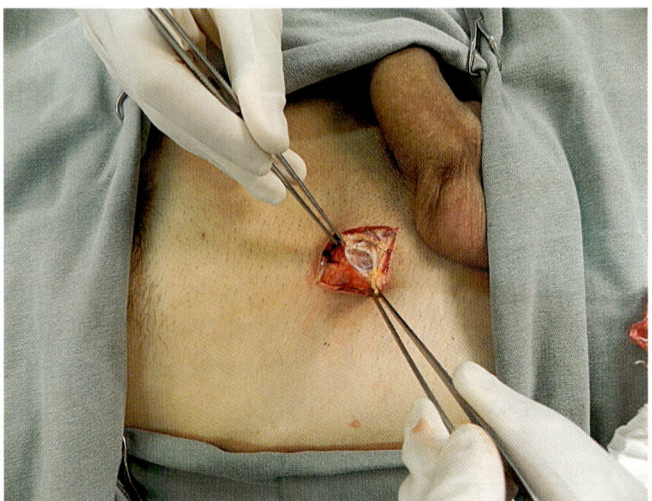

Fig. 8-1. (A e B) O primeiro passo, quando possível, é a identificação do anel inguinal externo, local em que deve ser feita a incisão. Uma alternativa é a utilização da bissetriz do ângulo formado pela borda lateral do músculo reto do abdome e pelo ligamento inguinal.

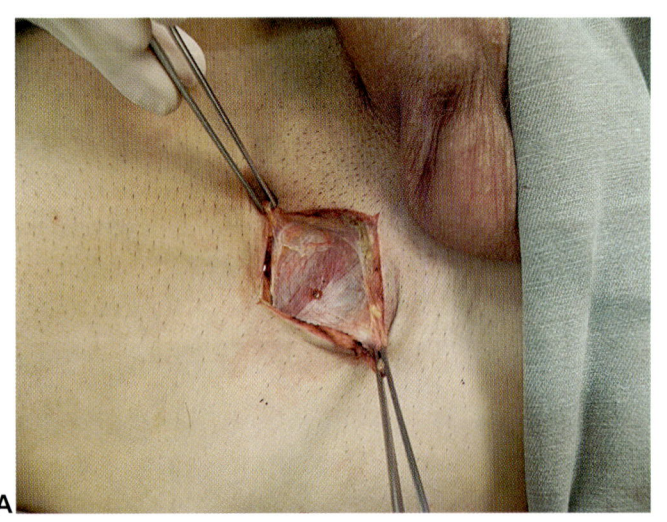

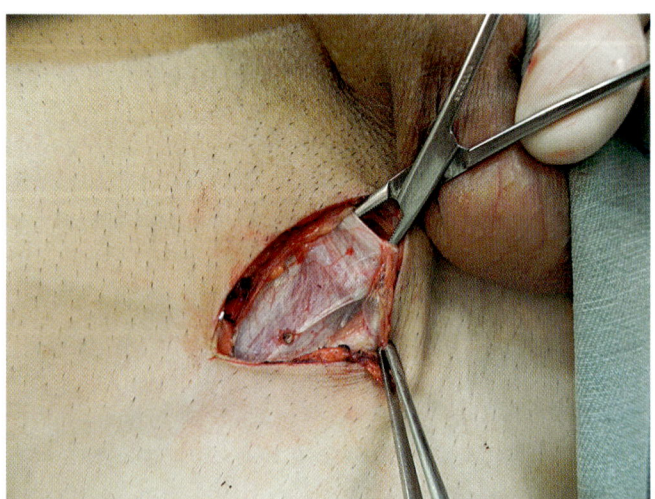

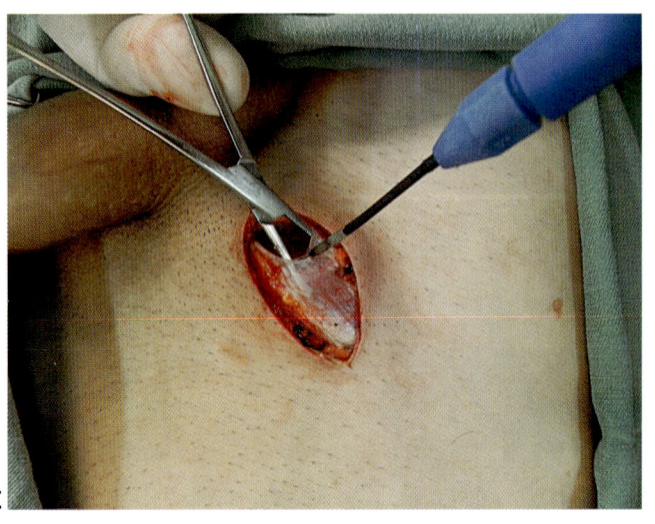

Fig. 8-2. (A-C) A operação de reparo com aparelho de tela bicamada de Gilbert (Ethicon Prolene Hernia System) é feita por uma incisão de 5 cm na pele.

Capítulo 8 ■ Cirurgia com Tela Dupla

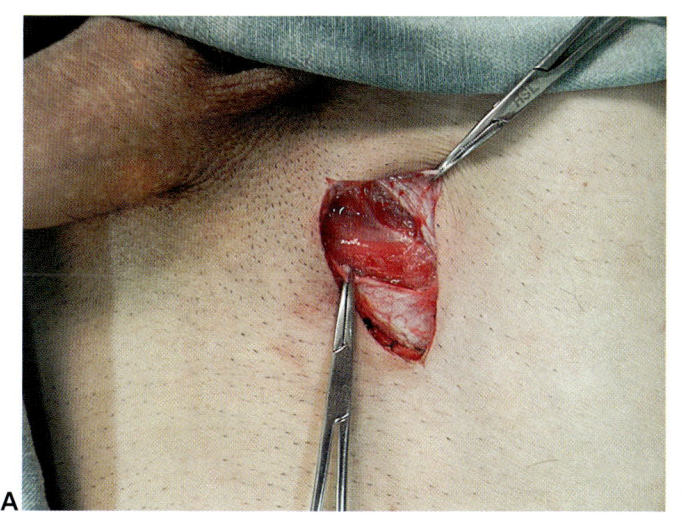

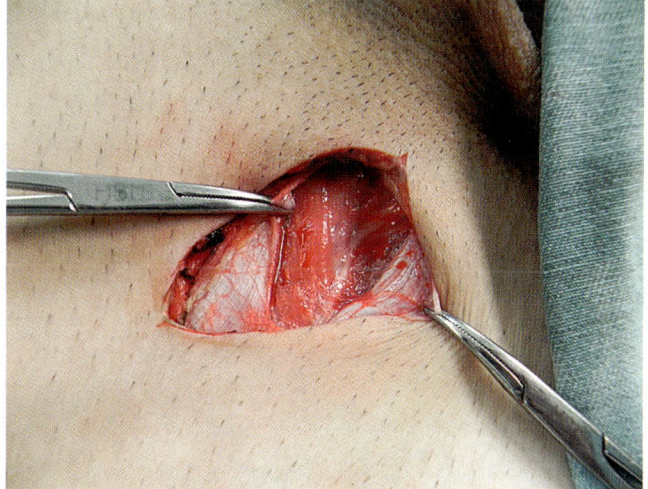

Fig. 8-3. (A e B) Aponeurose do músculo oblíquo externo é aberta.

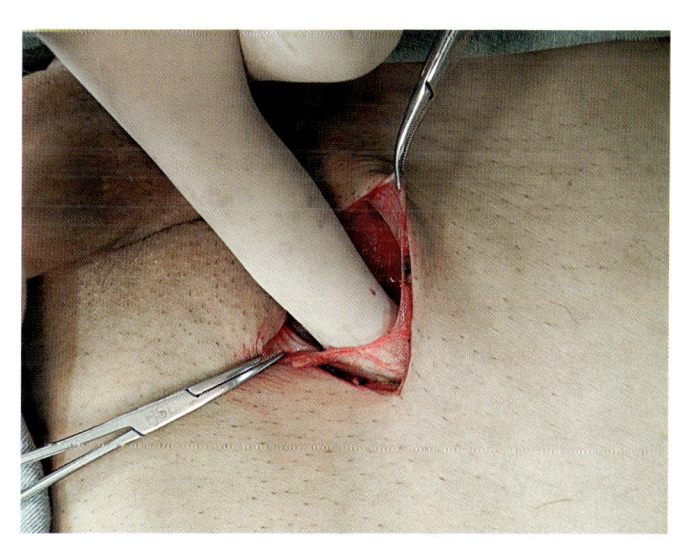

Fig. 8-4. Neste momento procede-se à dissecção digital da aponeurose do oblíquo externo no sentido cranial.

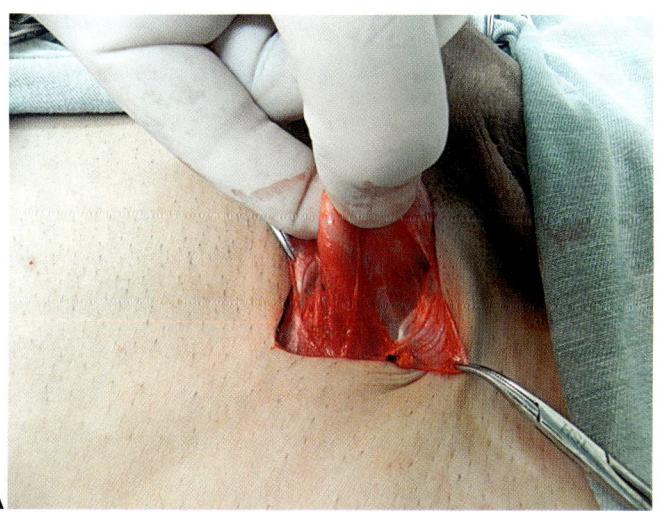

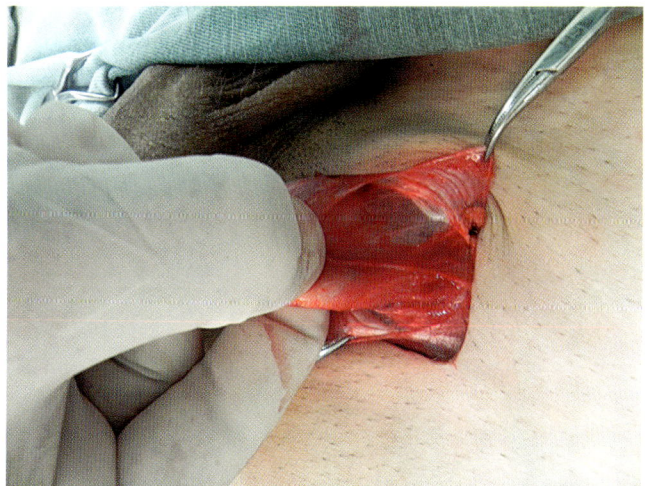

Fig. 8-5. (A e B) Tração do cordão com exposição do ligamento inguinal.

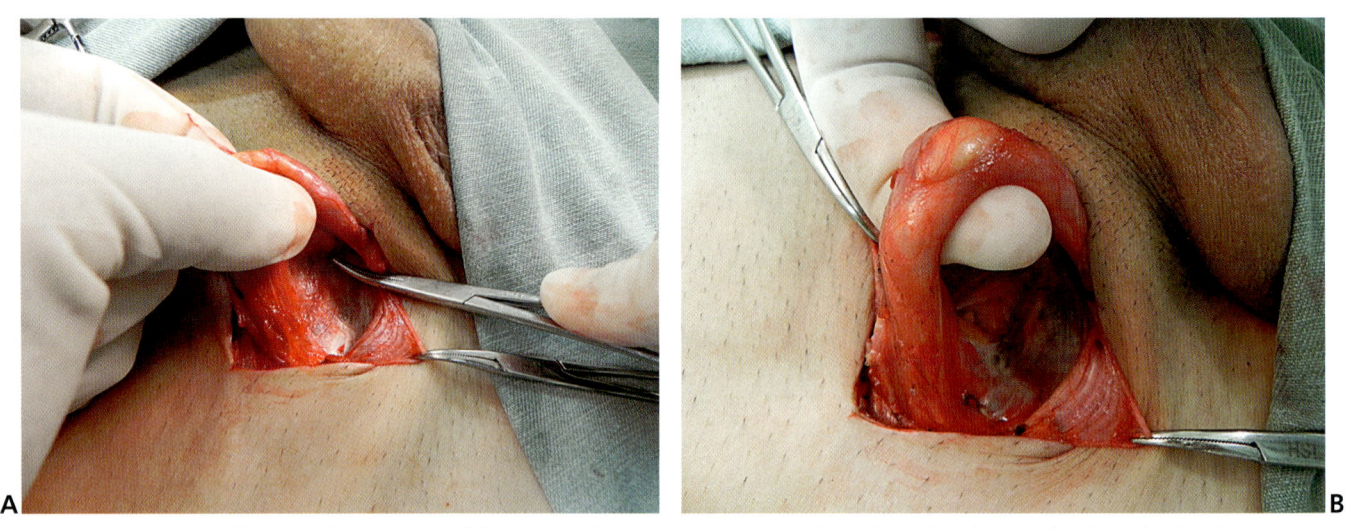

Fig. 8-6. (**A** e **B**) Tendo o ligamento inguinal e o púbis como parâmetros, procede-se à soltura do cordão do assoalho da região inguinal.

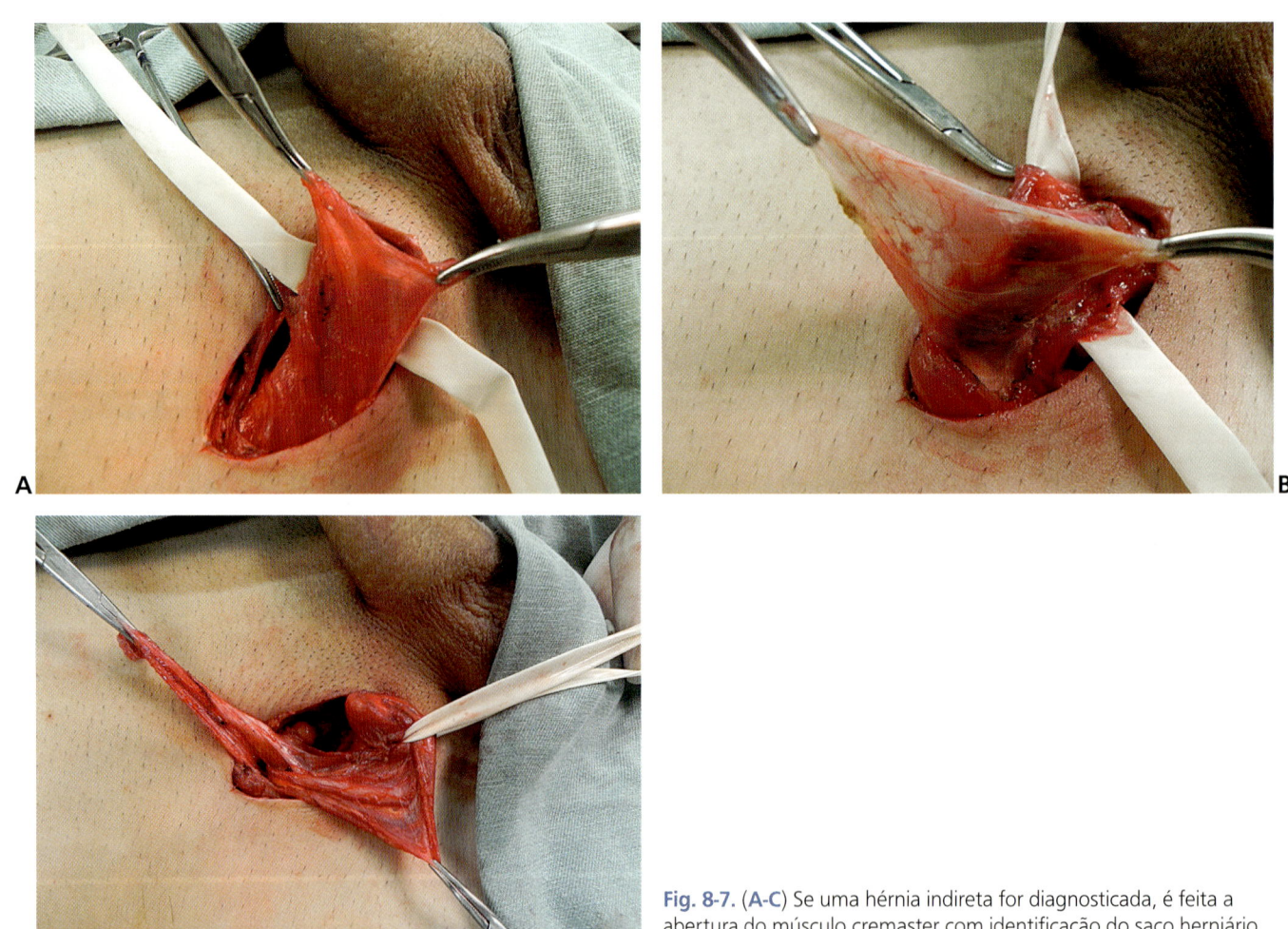

Fig. 8-7. (**A-C**) Se uma hérnia indireta for diagnosticada, é feita a abertura do músculo cremaster com identificação do saco herniário. Se encontrarmos uma hérnia direta, é feita a abertura da fáscia *transversalis* e o acesso ao espaço pré-peritoneal.

Capítulo 8 ■ Cirurgia com Tela Dupla

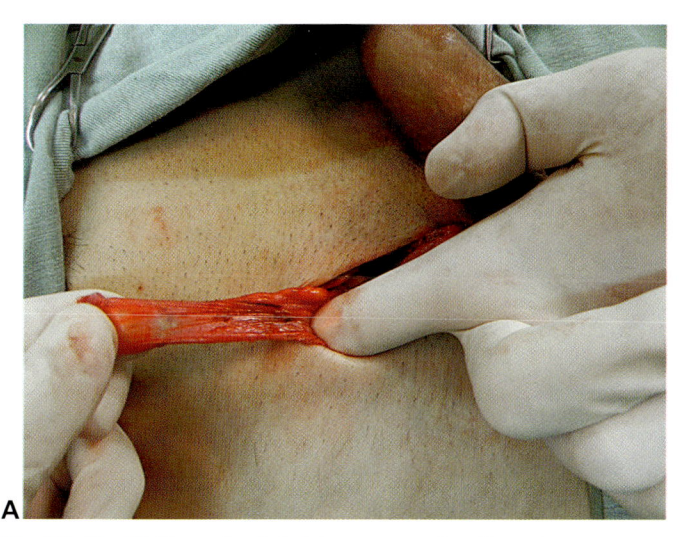

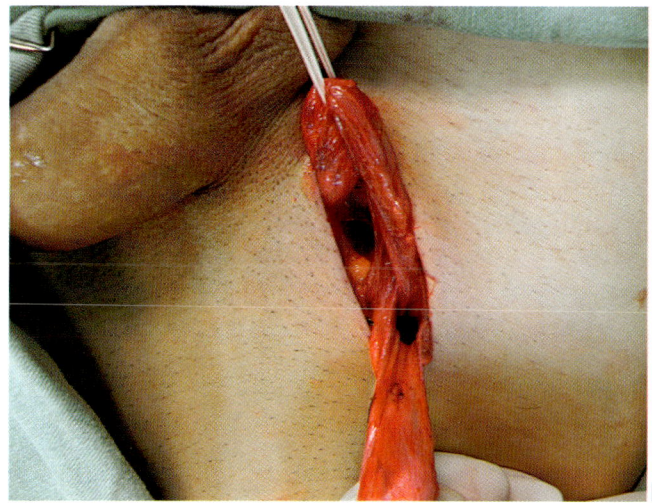

Fig. 8-8. (**A** e **B**) Dissecção digital do espaço pré-peritoneal.

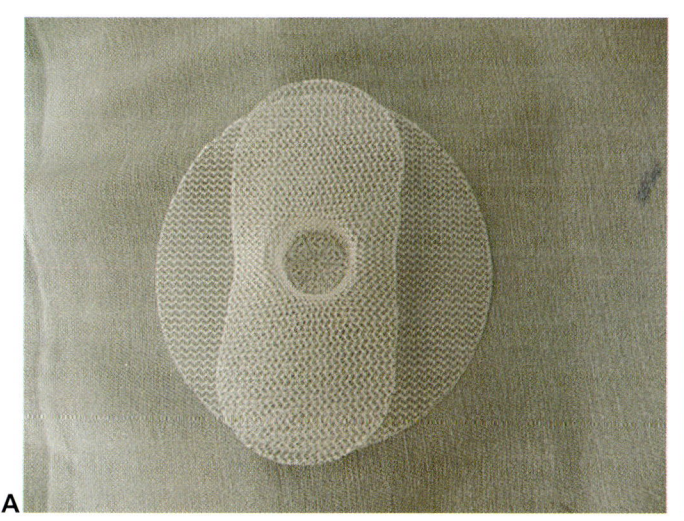

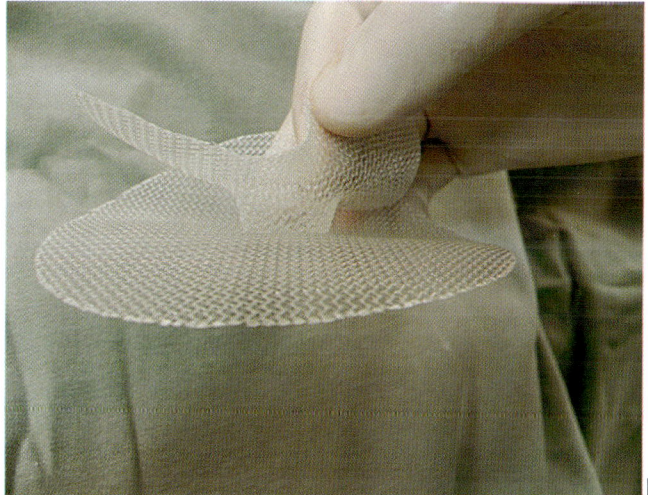

Fig. 8-9. (**A** e **B**) Aparelho de tela dupla com conector, apresentando uma porção circular e uma porção oblonga ligadas por um conector.

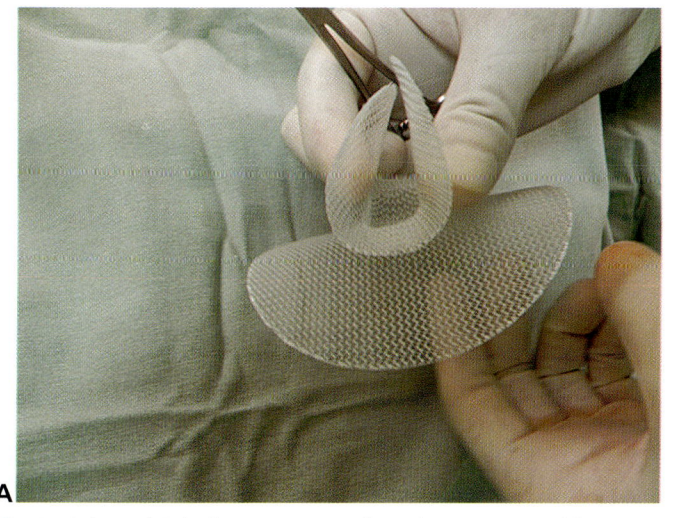

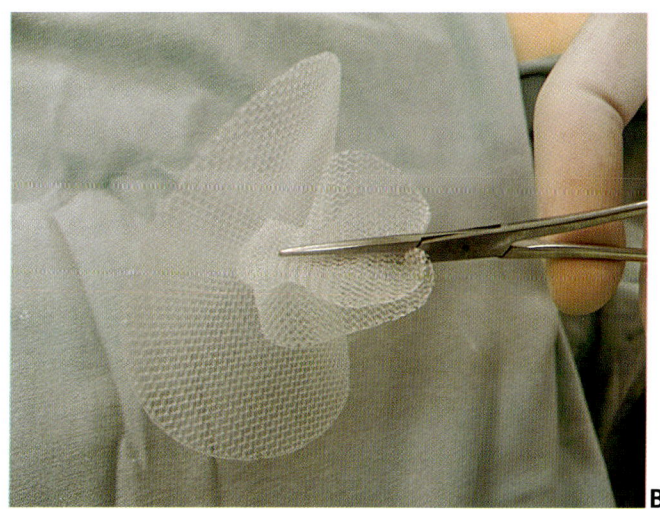

Fig. 8-10. (**A** e **B**) Feita à pega no aparelho pela sua porção oblonga.

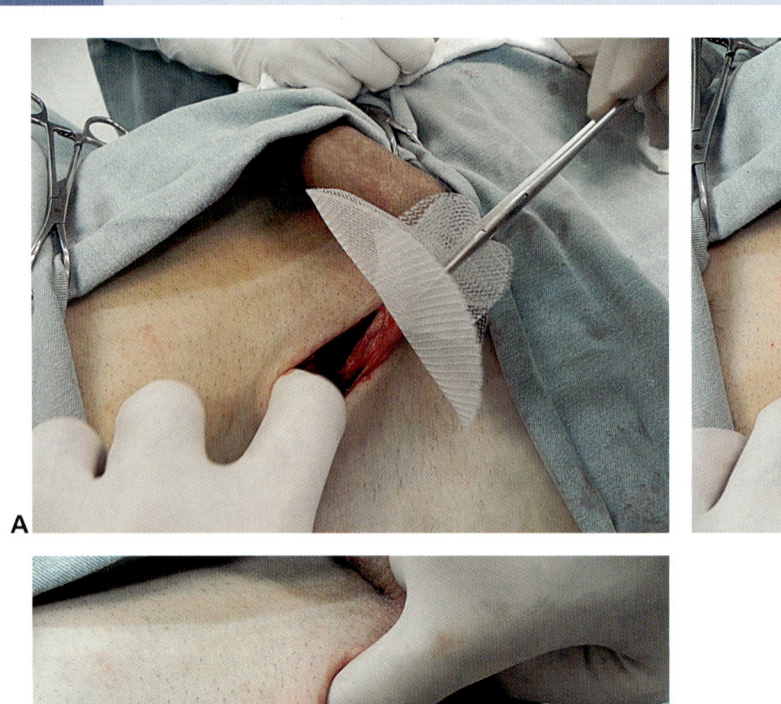

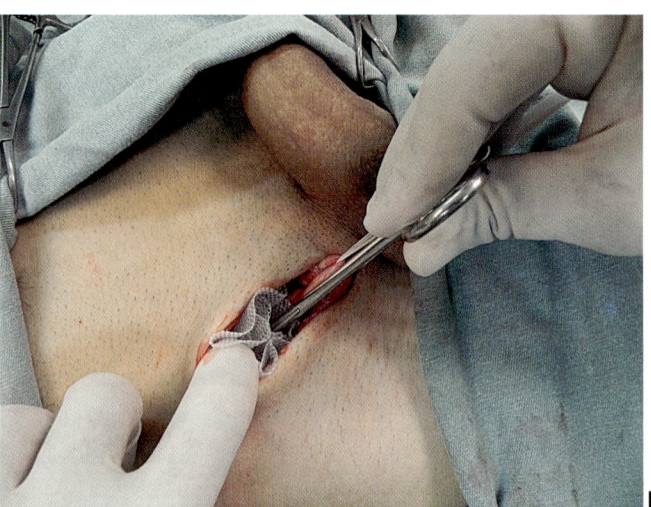

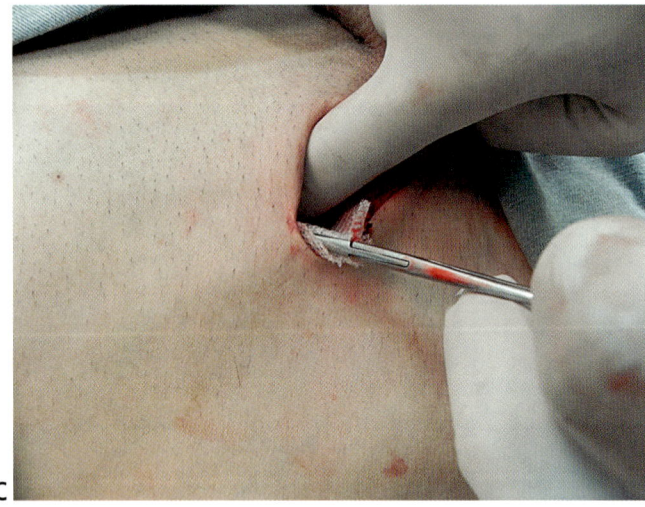

Fig. 8-11. (**A**) Com o dedo indicador é feita a exposição do anel inguinal interno, e se segue a introdução total do aparelho no espaço pré-peritoneal. (**B**) O *patch* de PPM de subposição *(underlay)* é colocado e apresentado no espaço pré-peritoneal. (**C**) A porção anterior é então tracionada totalmente para fora do espaço pré-peritoneal.

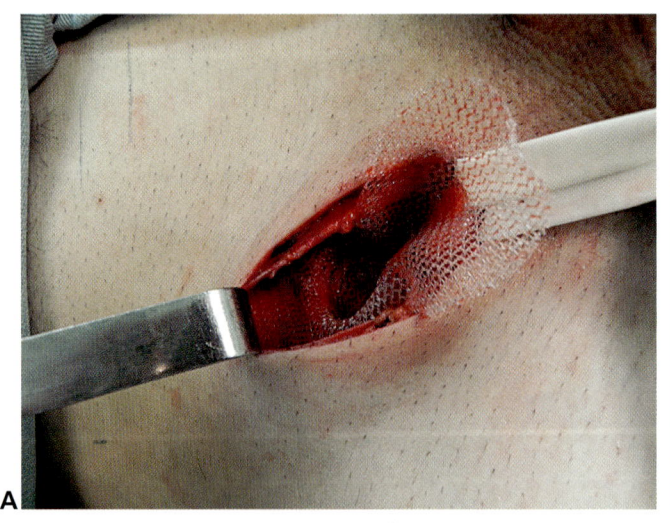

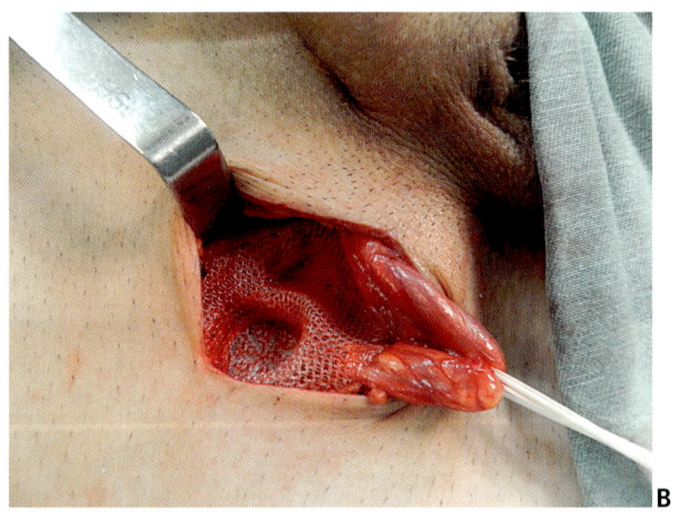

Fig. 8-12. (**A** e **B**) O *patch* de aposição *(onlay)* é colocado contra a parede posterior. Não são necessárias suturas no conector ou na peça de subposição *(underlay)*.

Capítulo 8 ■ Cirurgia com Tela Dupla

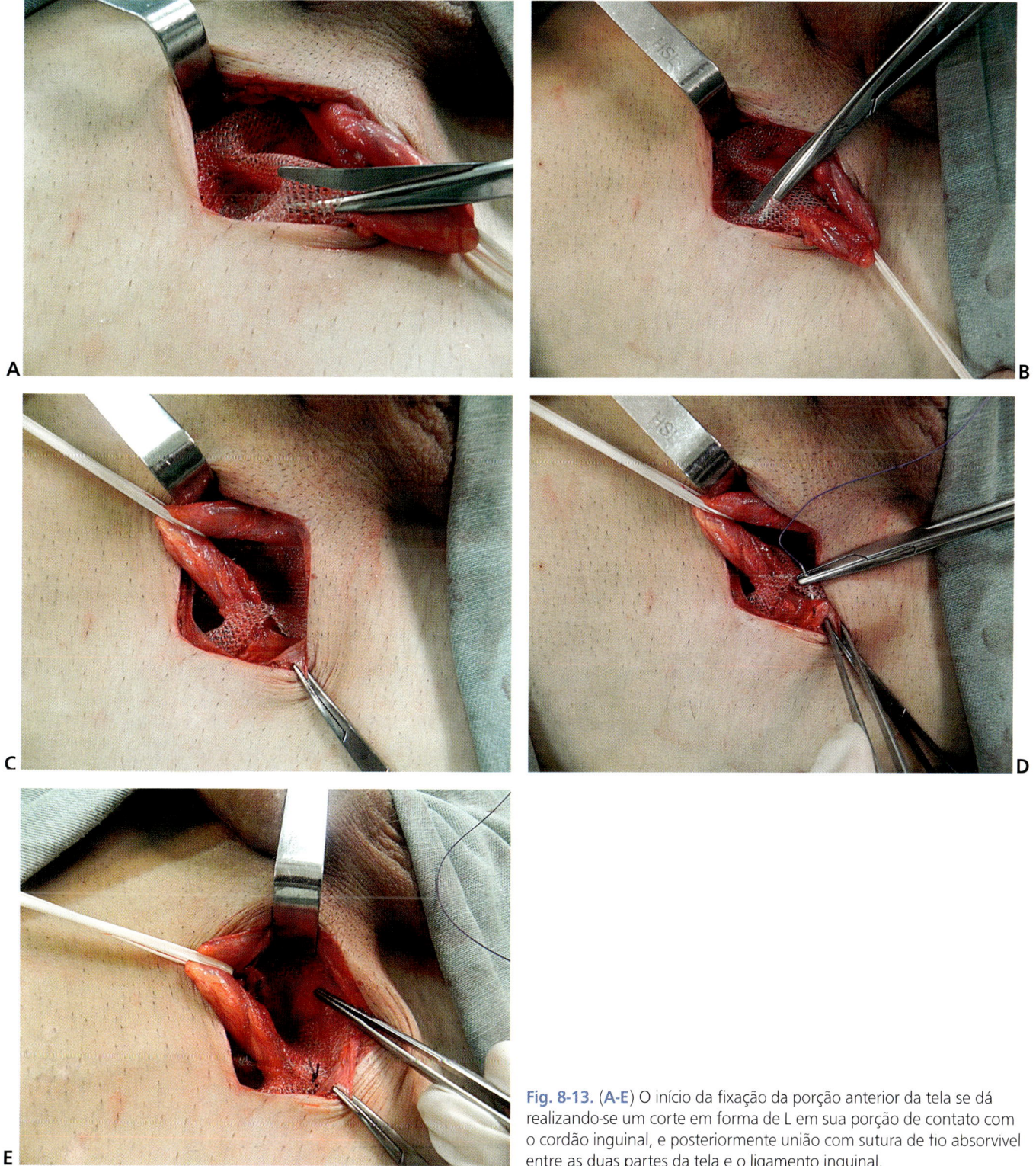

Fig. 8-13. (A-E) O início da fixação da porção anterior da tela se dá realizando-se um corte em forma de L em sua porção de contato com o cordão inguinal, e posteriormente união com sutura de fio absorvível entre as duas partes da tela e o ligamento inguinal.

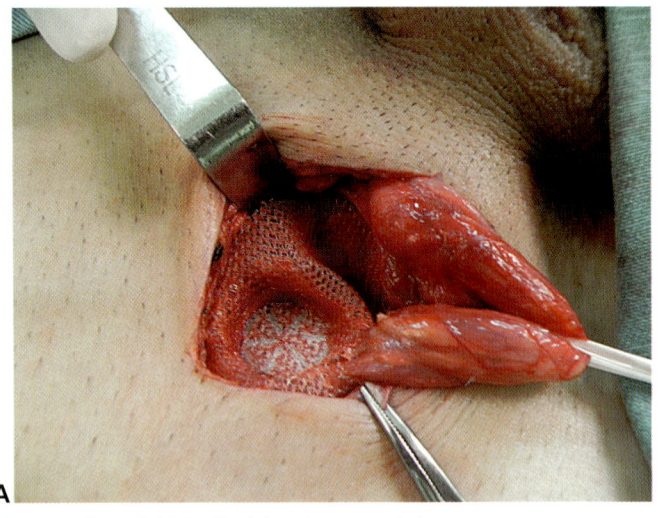

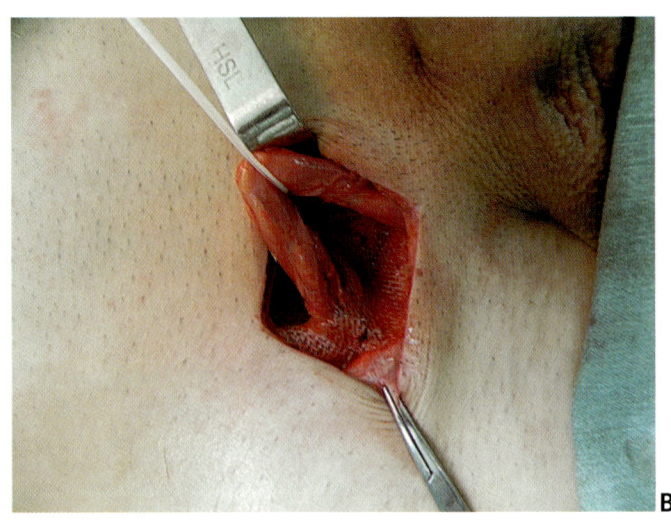

Fig. 8-14. (**A** e **B**) Visão final da tela acomodada.

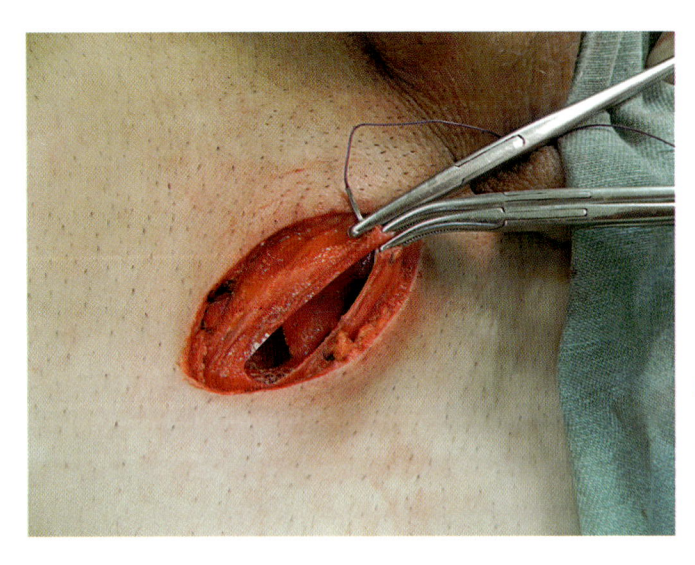

Fig. 8-15. O cordão e o nervo são recolocados no canal, o oblíquo externo é fechado, deixando-se um anel externo um pouco maior, e a camada subcutânea e a pele são aproximadas.

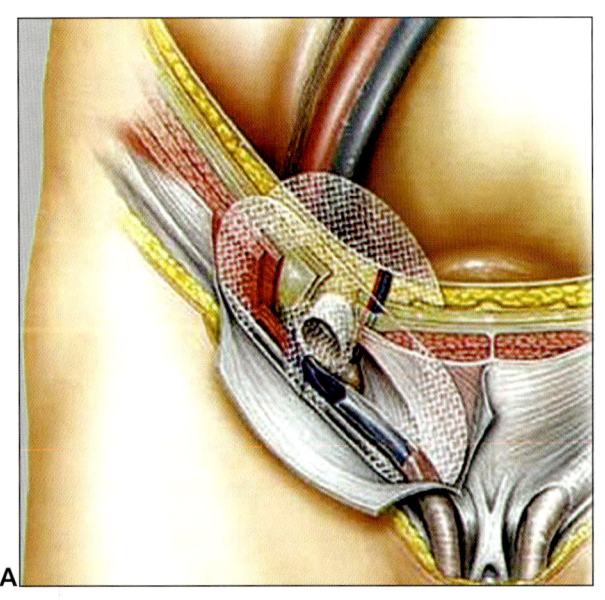

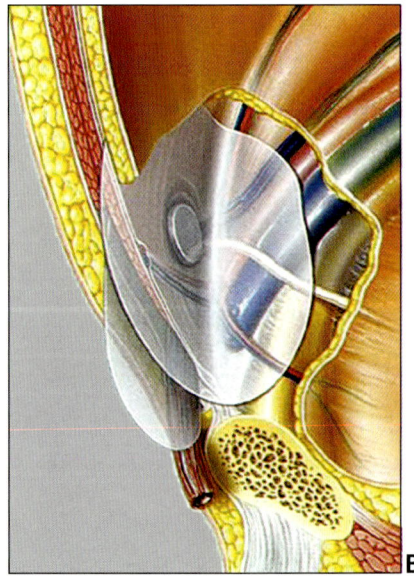

Fig. 8-16. (**A** e **B**) Diagrama do dispositivo depois de implantado. (Fonte: ETHICON.)

TÉCNICA DO ACESSO TRANS-SACO HERNIÁRIO

A utilização do aparelho para hérnias inguinais recidivadas que se segue foi proposta pelo autor (Heitor Fernando X. Consani) como adaptação da técnica original, sendo chamada acesso trans-saco herniário.

A vantagem desta abordagem é a não necessidade de isolamento do cordão, evitando trauma e lesões, e feita fora da área de fibrose, sendo uma técnica de fácil realização e bons resultados (Figs. 8-17 a 8-22).

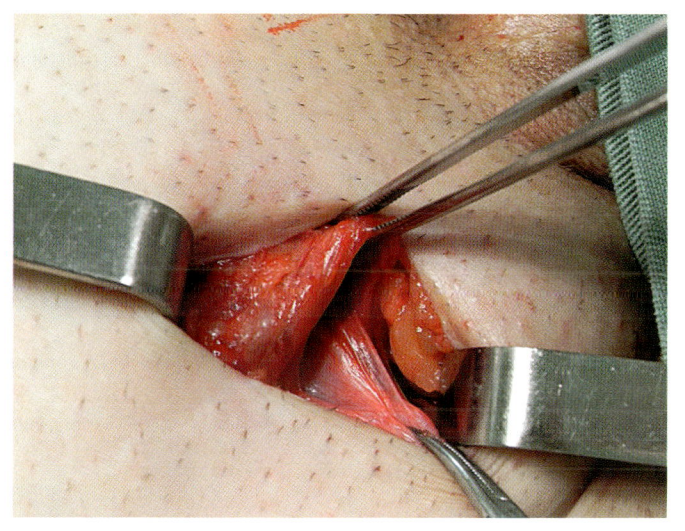

Fig. 8-17. Identificação do defeito sem isolamento total do cordão.

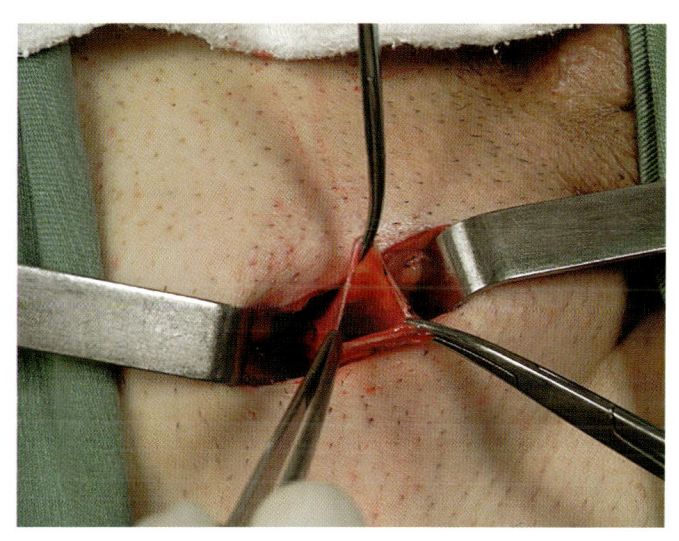

Fig. 8-18. Abertura do defeito. Nota-se que com isso está exposta a cavidade abdominal.

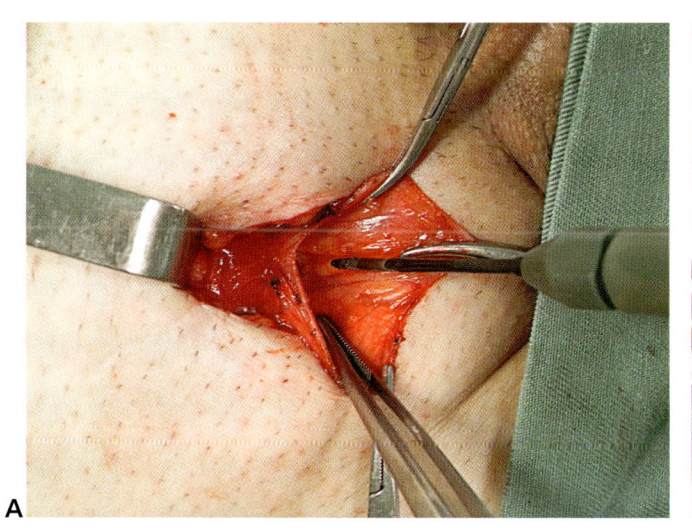

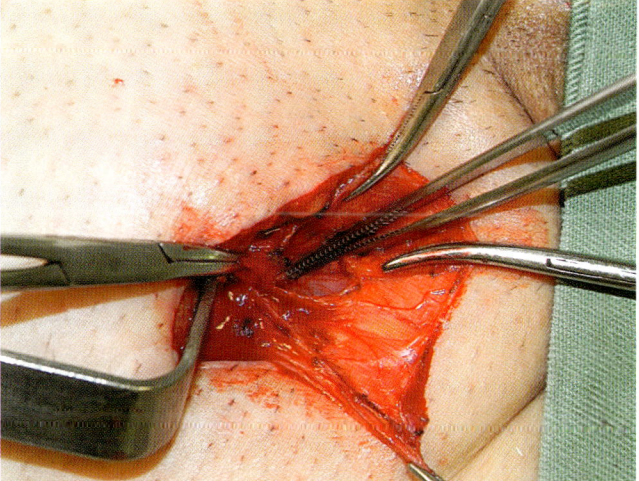

Fig. 8-19. (A e B) Na porção posterior do saco já aberto, realiza-se o acesso ao espaço pré-peritoneal.

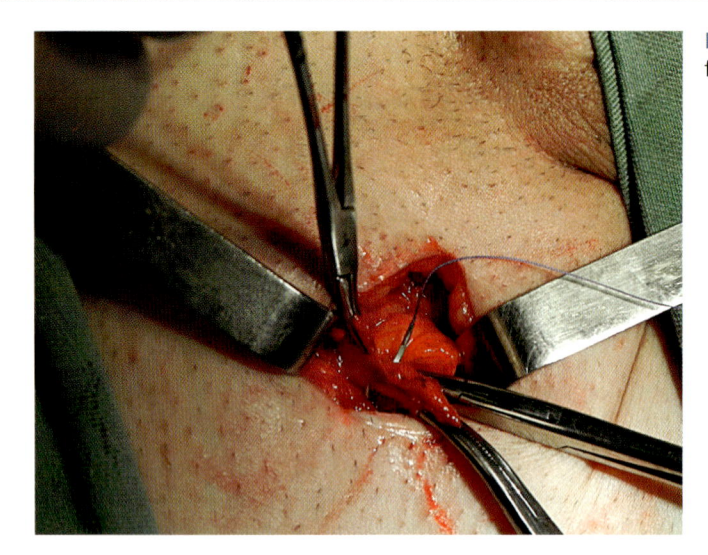

Fig. 8-20. O saco restante é, então, fechado.

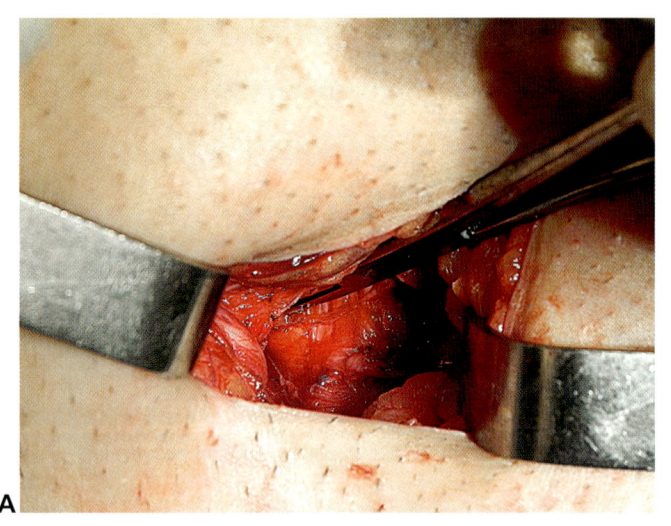

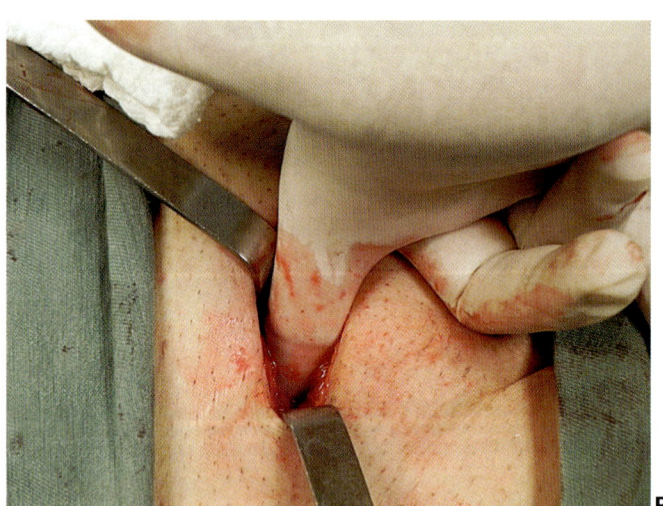

Fig. 8-21. (**A** e **B**) Faz-se a dissecção do espaço pré-peritoneal.

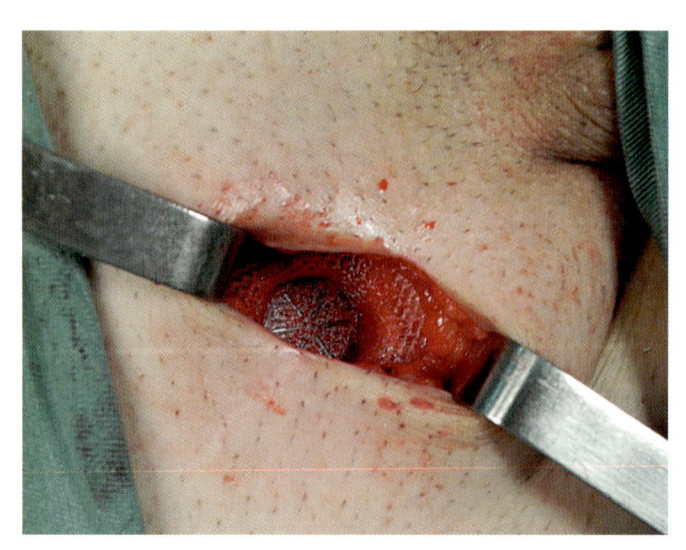

Fig. 8-22. Colocação do aparelho.

REFERÊNCIAS

Amid PK, Shulman AG, Lichtenstein IL. Open "tension-free" repair of inguinal hernias the lichtenstein technique. *Eur J Surg* 1996;162:447-53.

Awad SS, Fagan SP. Current approaches to inguinal hernia repair. *Am J Surg* 2004;188:89-164.

Gilbert AI. A bilayer patch device for inguinal hernia repair. *Hernia* 1999;3:161-66.

Gilbert AI. An anatomical and functional classification for the diagnosis and treatment of inguinal hernia. *Am J Surg* 1989;157:331-33.

Gilbert AI. Sutureless repair of inguinal hernia. *Am J Surg* 1992;163:331-35.

Huang CS, Huang CC, Lien HH. Prolene hernia system compared with mesh plug technique: a prospective study of short- to mid-term outcomes in primary groin hernia repair. *Hernia* 2005;9:167-71.

Lichtenstein IL, Shore JM. Simplified repair of femoral and recurrent inguinal hernias by a plug technique. *Am J Surg* 1974;128:439-44.

Lichtenstein IL, Shulman AG, Amid PK. The tension-free hernioplasty. *Am J Surg* 1989;157:188-93.

Nyhus LM. Classification of groin hernia: milestones. *Hernia* 2004;8:87-88.

Rutkow IM. Demographic and socioeconomic aspects of hernia repair in the US in 2003. *Surg Clin North Am* 2003;83:1045-51.

Ware Jr, JE Sherbourne CD. The MOS 36-item short-form health survey (SF-36). I. Conceptual framework and item selection. *Med Care* 1992;30:473-83.

Reparo Laparoscópico Transabdominal Pré-Peritoneal (TAPP) da Hérnia Inguinal

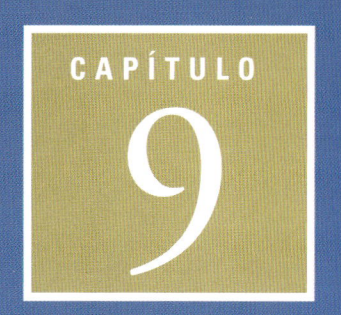

CAPÍTULO 9

Eduardo Parra-Davila ■ Carlos M. Ortiz-Ortiz ■ Jose Yeguez

INTRODUÇÃO

Reparo de hérnia inguinal é a operação mais frequente em cirurgias geral e visceral em todo o mundo. Nos países ocidentais, incluindo os EUA, mais de 1,5 milhao de procedimentos são efetuados a cada ano. Reparo laparoscópico de hérnias inguinais ainda é um procedimento impopular entre os cirurgiões.

A curva de aprendizado do reparo laparoscópico TAPP (transabdominal pré-peritoneal) de hérnia inguinal é mais longa que em procedimentos abertos. A fim de facilitar o ensino e o aprendizado, é necessário analisar e enfatizar a importância de vários passos cirúrgicos para o sucesso do procedimento.

Várias experiências randomizadas controladas (ERCs) e estudos clínicos prospectivos demonstraram que o reparo TAPP tem maior potencial para obter resultados positivos orientados para o paciente. Mas outros estudos mostraram que, apesar de ser usada uma técnica "semelhante", os resultados esperados não foram alcançados. A razão para as diferenças óbvias entre os resultados publicados parece ser a interpretação individual da técnica cirúrgica e sua execução. Por essa razão, recomenda-se padronização rigorosa da técnica de acordo com a melhor evidência disponível.

SELEÇÃO DOS PACIENTES

Dentro da curva de aprendizado inicial, a seleção dos pacientes é importante. Grandes sacos indiretos são estreitamente aderentes às estruturas do cordão e, regularmente, aumentam a dificuldade de dissecção.

Reparo de hérnia bilateral em toda a extensão da curva de aprendizado pode aumentar significativamente o tempo operatório.

Hérnias recorrentes e irredutíveis devem ser corrigidas somente depois de maior perícia no reparo de hérnias simples.

Hérnias primárias diretas ou pequenas indiretas em indivíduos delgados e magros são usualmente as melhores para iniciar o aprendizado.

Grandes hérnias irredutíveis ou complexas em pacientes obesos é melhor que sejam evitadas durante a curva de aprendizado.

Reparo laparoscópico de hérnia inguinal é um procedimento laparoscópico avançado. A dissecção é executada na vizinhança de estruturas importantes e também tem a possibilidade de lesionar vísceras adjacentes. Portanto, é necessário que o cirurgião ao realizar o reparo

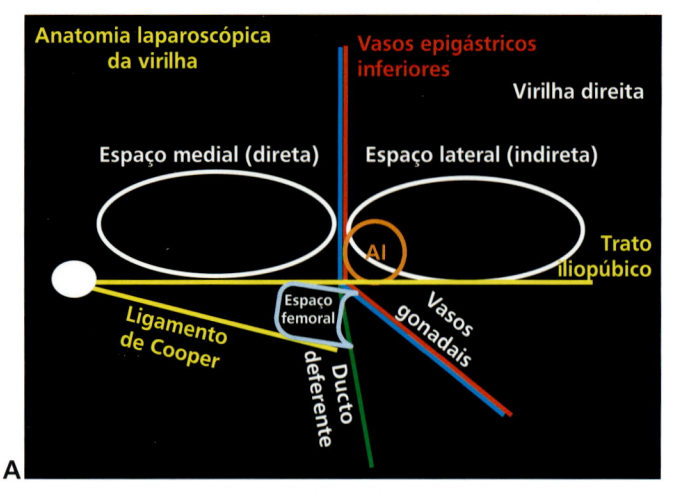

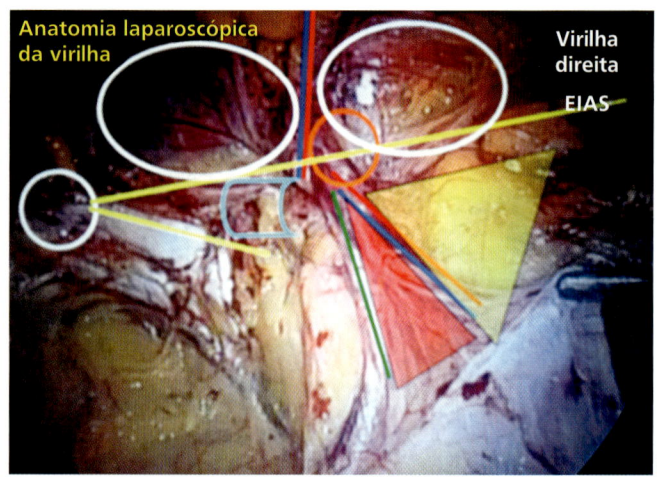

Fig. 9-1. (A e B) Esquema e visualização laparoscópica da região inguinal.

tenha experiência em cirurgia laparoscópica. A anatomia laparoscópica da região inguinal não é totalmente a mesma que é vista durante todo o procedimento do método anterior. Conhecimento desta anatomia particular é muito importante ao executar reparo laparoscópico de hérnia (Fig. 9-1).

Indicações

1. Hérnias inguinais bilaterais.
2. Hérnias unilaterais quando a presença de hérnia contralateral é fortemente suspeitada.
3. Hérnia recorrente após reparo prévio anterior ou laparoscópico.
4. Reparo de hérnia inguinal concomitantemente com outro procedimento laparoscópico intra-abdominal.
5. Hérnias encarceradas, porque o reparo TAPP permite análise acurada do conteúdo do saco herniário e da viabilidade das estruturas.
6. Grandes hérnias escrotais.
7. Preferência do paciente por um reparo laparoscópico (incluindo o reparo unilateral).

Contraindicações

1. Bebês e crianças mais novas com hérnia indireta em que é desnecessário reparo do canal posterior.
2. Candidatos cirúrgicos que não tolerariam pneumoperitônio.
3. Cirurgia pélvica baixa prévia, irradiação ou prostatectomia radical (relativa).

PREPARAÇÃO DO PACIENTE

A informação e consentimento do paciente é parte importante de qualquer ato cirúrgico. O paciente deve receber informação não apenas sobre os detalhes do procedimento ou sobre os diferentes métodos operatórios, mas também ser instruído da possibilidade de um resultado negativo. Informação correta ajuda a evitar expectativas não satisfeitas.

Hérnias bilaterais inesperadas são relatadas em 10 a 25%. Deve ficar claro ao paciente que, se uma hérnia contralateral for encontrada, deve-se repará-la em razão de que até 28,6% destes pacientes podem progredir para uma hérnia sintomática dentro de um ano.

Esvaziamento pré-operatório da bexiga

Bexiga urinária cheia pode aumentar substancialmente a dificuldade técnica do reparo TAPP. A fim de diminuir o risco de lesão vesical, a bexiga deve ser esvaziada antes da cirurgia. Fatores predisponentes a uma lesão são bexiga cheia ou uma exposição prévia do espaço retropúbico, particularmente após intervenções na próstata, irradiação ou TAPP. Uma fase inicial da curva de aprendizado em reparo endoscópico de hérnia poderia ser uma razão adicional. Com experiência adequada, TAPP é um procedimento seguro mesmo após prostatectomia radical.

A incidência de retenção urinária foi de 0,37% (33 em 8.991 pacientes) com anestesia local, 2,42% (150 em 6.191 pacientes) com anestesia regional, e 3% (344 em 11.471 pacientes) com anestesia geral. O efeito inibidor da anestesia geral sobre a função vesical explicaria a incidência aumentada de retenção urinária pós-operatória. O volume de líquido pós-operatório intravenoso administrado é um fator importante de risco para retenção urinária.

Retenção urinária prolonga a hospitalização e predispõe o paciente à infecção do trato urinário. Atonia da bexiga resulta da superdistensão não reconhecida da bexiga e consequente dano ao músculo detrusor. Com a ênfase cada vez maior na efetividade de custos e na alta precoce dos pacientes, evitar retenção urinária é da máxima importância.

Colocação pré-peritoneal de uma malha com a técnica TEP (totalmente extraperitoneal) comprovou não causar retenção urinária por obstrução do escoamento ou alteração da contratilidade vesical. Em um relatório de 8.050 reparos TAPP de Bittner *et al.*, a incidência de retenção urinária foi muito baixa em 0,5%. Isto pode ser decorrente de o paciente ser imperativamente comandado a esvaziar sua bexiga imediatamente antes de ser trazido para a sala de operações, tempos curtos de operação e administração muito restritiva de líquido pelos anestesiologistas.

Anestesia e posição do paciente

Reparo laparoscópico TAPP de hérnia é efetuado sob anestesia geral. No paciente idoso, uma avaliação cardiorrespiratória deve ser feita antes da cirurgia para anestesia geral e pneumoperitônio seguros.

O paciente fica deitado supino com ambos os seus braços enfiados dos lados, para dar espaço para o cirurgião e seu assistente ficarem de face entre si ao nível dos ombros. A cabeceira da mesa é mantida 20 graus mais baixa para facilitar o desvio do intestino para longe do campo operatório. O monitor situa-se no extremo dos pés do paciente. O cirurgião operador fica em pé no lado oposto ao da hérnia. O assistente, que suporta a câmera, fica em pé no mesmo lado da hérnia.

MÉTODO PARA ESTABELECER PNEUMOPERITÔNIO E OBTER ACESSO À PAREDE ABDOMINAL

Criar pneumoperitônio para ganhar acesso à cavidade abdominal acarreta risco de lesão. O método mais seguro e mais eficiente de acesso ainda é controverso.

Há quatro maneiras de obter acesso à cavidade abdominal.

1. Acesso aberto (Hasson).
2. Agulha de Veress para criar pneumoperitônio, e inserção de trocarte sem controle visual.
3. Inserção direta de trocarte (sem pneumoperitônio prévio).
4. Entrada visual com ou insuflação prévia de gás.

Embora o acesso aberto pareça ser o mais seguro, ele não elimina por inteiro o risco de lesão. Não há evidência de que a técnica de entrada aberta seja superior ou inferior às outras atualmente disponíveis.

O método de acesso tem que ser adaptado à condição do paciente no caso de risco aumentado previsto de lesão (IMC, cirurgia prévia, posição de cicatrizes, suspeita de aderências etc.). Depois de uma tentativa sem sucesso na região umbilical, preferivelmente, com testes de segurança ou tendo uma alta pressão intraperitoneal, quando começando insuflações de gás, o "ponto de Palmer" no hipocôndrio esquerdo ou a área subcostal direita pode ser escolhida. Se houver alguma dúvida, é recomendado o acesso de Hasson. O uso de trocartes de entrada visual fora de áreas de perigo potencial pode aumentar a segurança da inserção de trocarte.

Escolha e colocação do trocarte

O desenho de trocartes dilatadores em vez de trocartes cortantes contribuiu significativamente para diminuir o risco de sangramento de local de porta e desenvolvimento de hérnias de local de porta. Bittner *et al.* encontraram diferenças significativas na incidência de hemorragia parietal relacionada com o trocarte (trocarte cortante 1,76% *vs.* trocarte cônico 0,056%, $p > 0,0001$) e na incidência de hérnias de trocarte (trocarte cortante 1,27% *vs.* trocarte cônico 0,037%, $p > 0,0001$ deve ser $p < 0,0001$). O efeito igual sobre dor incisional de ambos os tipos de trocarte, encontrado em pacientes após colecistectomia laparoscópica, não é razão para continuar com trocartes cortantes.

Na TAPP, três trocartes são geralmente colocados ao nível umbilical (óptico e duas portas de trabalho), todas as portas de trabalho sendo inseridas sob visão direta. As lesões vasculares parietais, intra-abdominais e retroperitoneais são evitáveis com boa orientação anatômica e inserção cautelosa de trocarte.

Coloca-se um trocarte de 10 mm no umbigo e um trocarte de 5 mm lateral a cada músculo reto. A câmera de 5 mm 30 graus é colocada no trocarte ipsolateral da hérnia inguinal, permitindo ao cirurgião trabalhar com as duas mãos em uma posição confortável. Deve-se colocar os trocartes laterais ligeiramente mais cefálicos em comparação a outros autores para melhor visualização com a câmera fotográfica colocada no local de trocarte ipsolateral (Fig. 9-2).

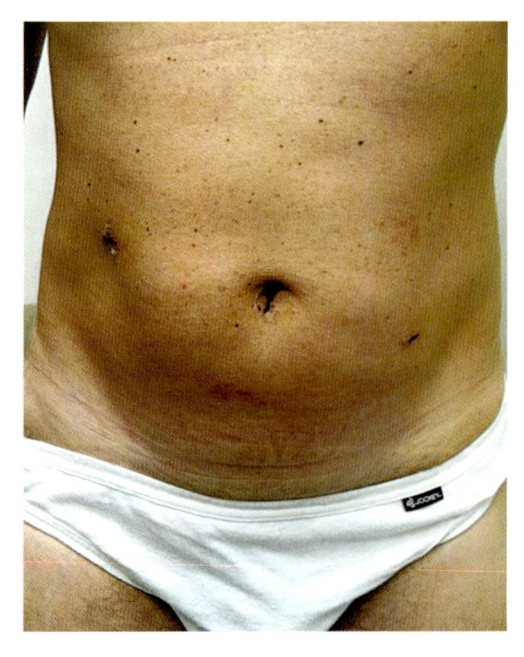

Fig. 9-2. Posições para acesso dos trocartes.

Avaliação do defeito e do lado contralateral

A precisão de um exame clínico da virilha é limitada. A incidência de hérnia contralateral oculta encontrada no momento do reparo de hérnia unilateral usando TAPP ou TEP é de até 25%.

Para prova definitiva da presença de uma hérnia, a TAPP possibilita avaliação rápida. Em cirurgia convencional de hérnia ou com o método extraperitoneal total (TEP), esta avaliação, na maioria das vezes, não é possível ou é, no mínimo, problemática.

Em caso de falta de um saco herniário, a maioria dos lipomas do cordão pode ser visualizada, quando pressão externa é aplicada sobre a virilha. Quando nenhuma hérnia é encontrada em pacientes com forte suspeita de hérnia (exame clínico positivo, achados de ultrassonografia positivos), a exploração pré-peritoneal ainda está indicada para excluir outras patologias do canal inguinal ou lipomas pré-peritoneais no canal femoral.

Herniorrafia TAPP é benéfica ao evitar explorações desnecessárias e permitir reparos precoces em pacientes com hérnia inguinal oculta.

O defeito da hérnia é inspecionado e o tipo de hérnia também é confirmado pela posição do defeito em relação aos vasos epigástricos inferiores e estruturas do cordão. Os vasos espermáticos originam-se lateralmente, e o ducto (canal) deferente origina-se medialmente para se encontrarem no anel profundo (interno). Isto forma um V invertido. Os vasos epigástricos inferiores (IEV) podem ser vistos correndo para cima a partir deste ponto. Uma hérnia direta é medial aos IEV e, portanto, medial ao ponto onde o canal deferente e vasos espermáticos se juntam para criar um V invertido. Uma hérnia indireta é lateral aos IEV, e fica na ponta do V invertido formado pelo canal deferente e vasos espermáticos. As estruturas reais do cordão são vistas entrando no canal inguinal através do defeito dentro de uma hérnia indireta. O tipo de hérnia encontrado durante cirurgia não altera os tempos dos procedimentos.

Marcos anatômicos e extensão da dissecção

O ligamento umbilical medial (MUL), os vasos epigástricos inferiores (o ligamento umbilical lateral), o anel inguinal profundo (interno), a espinha ilíaca anterossuperior (EIAS) e as estruturas espermáticas (canal deferente e vasos espermáticos) ou o ligamento redondo são importantes estruturas anatômicas principais que necessitam ser identificadas. Outras estruturas importantes tornam-se visíveis durante a dissecção pré-peritoneal: o trato iliopúbico, a sínfise púbica, o ligamento de Cooper e o canal femoral.

VIA DE ACESSO CIRÚRGICA

Tempos operatórios

Tempo 1 – Incisão do peritônio

Depois da inserção do telescópio, todos os marcos anatômicos são identificados. Estes incluem o ligamento umbilical mediano na prega mediana elevada pelo úraco obliterado e também os ligamentos umbilicais mediais em cada lado das artérias umbilicais obliteradas, terminando na artéria hipogástrica, em ambos os lados.

Conteúdo do saco herniário, se algum, é reduzido com a ajuda da pinça atraumática para intestino. Em casos de hérnias irredutíveis, o conteúdo intestinal tem que ser manipulado cuidadosamente, sem necessidade de separar o intestino do intestino aderido ao peritônio, em razão de a dissecção estar sendo efetuada no espaço pré-peritoneal. No caso do omento, uma laceração deve ser evitada porque poderia causar sangramento.

A incisão peritoneal é começada em um ponto que fica a meio caminho entre o sulco da virilha e o umbigo. Um marco anatômico externo pode ser usado para encontrar o ponto de começo da incisão peritoneal que a meio caminho entre o ligamento inguinal e também o umbigo, geralmente cerca de 10 cm acima do anel interior. A incisão no peritônio é executada tendo-se um pegador ou dissector na mão esquerda no local da pretendida incisão e puxado firmemente para dentro para elevá-lo do músculo transverso subjacente. Com tesoura na mão direita, o peritônio é incisado. O CO_2 entra no espaço e torna mais fácil a dissecção adicional. A incisão deve ser suficiente para fornecer boa identificação das estruturas atrás do retalho peritoneal, bem como para colocar pelo menos uma malha de 15 × 10 cm sem dobras (Fig. 9-3).

Tempo 2 – Levantamento do retalho peritoneal

O plano correto de dissecção do retalho peritoneal do músculo transverso é anterior na direção da fáscia pré-peritoneal com o tecido areolar frouxo, extirpando toda a fáscia e gordura, usando o peritônio de tal modo que as fibras do músculo transverso ficam expostas. O retalho é elevado por dissecção romba e cortante. Geralmente o plano é avascular, mas qualquer pequeno vaso é cuidadosamente cauterizado antes de divisão. Dissecção cuidadosa para evitar lesão dos vasos epigástricos inferiores enquanto levantando o peritônio medialmente na direção do anel interno. Os IEVs são um marco anatômico extremamente importante em cirurgia laparoscópica de hérnia inguinal. Estes vasos devem sempre ser deixados conectados ao músculo e não devem ser incluídos no retalho, caso contrário eles podem entrar no caminho claro da dissecção e ser traumatizados.

O seu plano de dissecção é mais fácil no lado medial, e dissecção romba é suficiente uma vez que o tecido areolar seja frouxo, e o peritônio não esteja aderente ao músculo reto. Esta dissecção principal poderia ser feita primeiro. No lado medial, dissecção caudal continuada identificará o ligamento de Cooper e o osso púbico. Lateralmente, o peritônio é levemente aderente ao músculo transverso, e dissecção cortante poderia ser necessária, particularmente para o lado lateral. Cuidado deve ser tomado para não entrar no músculo transverso, que poderia sangrar, se lesado. O retalho é levantado em direção de cefálica para caudal (Fig. 9-4).

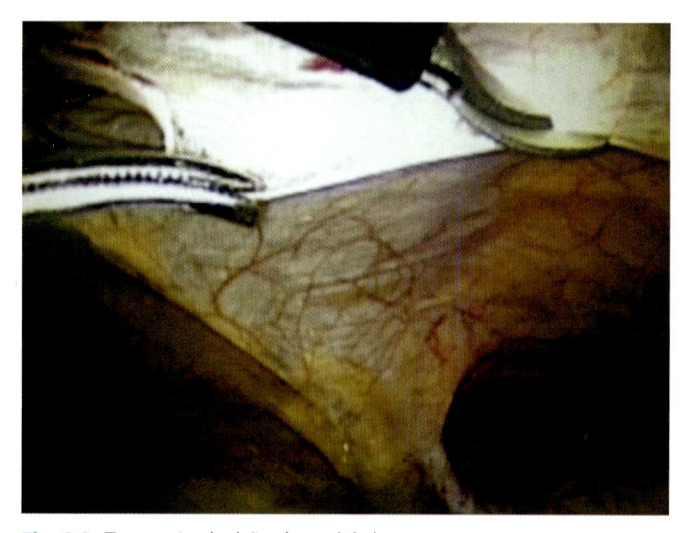

Fig. 9-3. Tempo 1 – incisão do peritônio.

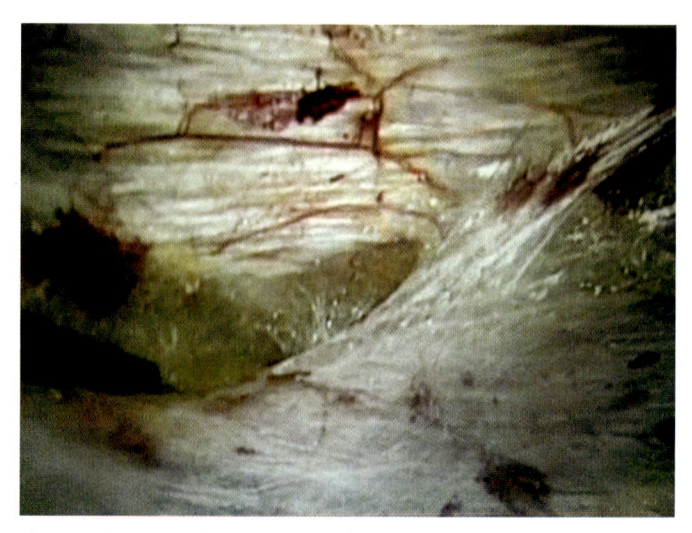

Fig. 9-4. Tempo 2 – levantamento do retalho peritoneal.

Tempo 3 – Dissecção do peritônio medial e saco direto

Dissecção é continuada medialmente para a sínfise púbica para visualizar o espaço de Retzius. A dissecção medial está indo através da linha mediana para o lado oposto por alguns centímetros, particularmente em uma hérnia direta, possibilitando que a malha seja colocada com uma boa superposição sobre o defeito. Um defeito direto é encontrado, medialmente, acima do ligamento de Cooper. No interior de uma hérnia direta, o saco inclui proeminência peritoneal com uma quantidade variável de gordura extraperitoneal que pode, às vezes, ser muito grande. O saco direto pode ser simplesmente separado do pseudossaco. O pseudossaco é essencialmente fáscia *transversalis* adelgaçada, identificado pela sua aparência brilhante e pertence à parede parietal. Devemos permanecer posteriores ao pseudossaco, de outra forma pode ser encontrado sangramento difícil.

Tempo 4 – Dissecção lateral

Em seguida à dissecção medial, o retalho é levantado lateralmente ao anel interno até a espinha ilíaca anterossuperor e levado posteriormente até o músculo psoas. Cuidado é tomado nesta dissecção para evitar problemas para os nervos sobrejacentes ao músculo psoas, o nervo cutâneo lateral da coxa lateralmente e o ramo femoral do nervo genitofemoral medialmente (Fig. 9-5).

Tempo 5 – Dissecção do saco de hérnia indireta e peritônio das estruturas do cordão

A dissecção do saco da hérnia indireta é facilmente a parte mais exigente do reparo laparoscópico da hérnia inguinal e é melhor fazê-la depois que as dissecções medial e lateral continuam para ser completada. Nas hérnias tradicionais, o saco torna-se densamente aderido às estruturas do cordão. O saco da hérnia é anterior e lateral às estruturas do cordão. Dissecção separando o saco é efetuada junto do peritônio. Com um pegador na mão esquerda, o saco é puxado para a esquerda e também as estruturas do cordão são dissecadas separando do saco com o instrumento da mão direita. Um saco de hérnia indireta pequena pode, facilmente, ser dissecado até a cavidade peritoneal. No caso de grandes hérnias indirectas escrotais, dissecção completa separando o saco poderia não ser aconselhável, considerando que a probabilidade de problemas para as estruturas do cordão pode ser aumentada. Nesta situação o saco é dissecado circunferencialmente, criando uma janela entre o saco e as estruturas do cordão; a seguir o saco poderia ser dividido após tração além do anel externo. A parte distal permanece *in situ*, mas o cirurgião deve se certificar de que há boa hemostasia na extremidade cortada do saco distal.

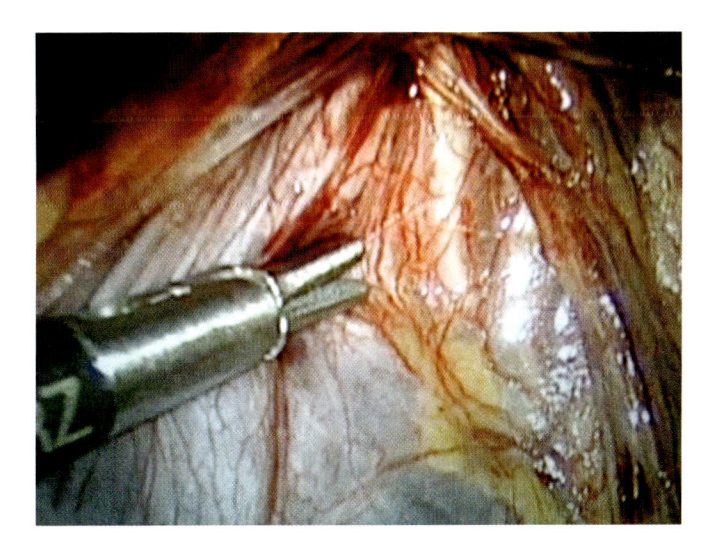

Fig. 9-5. Tempo 4 – dissecção lateral.

Depois de reduzir o saco, a dissecção é continuada proximalmente descolando o peritônio com dissecção romba e cortante sobre as estruturas do cordão para expor o ducto deferente e os vasos gonadais. Qualquer lipoma ligado aos vasos gonadais pode também ser dissecado e tracionado para dentro. Nenhuma dissecção deve ser feita profundamente na direção das estruturas do cordão no "triângulo da perdição" para evitar lesão dos grandes vasos.

Sacos indiretos grandes e/ou profundos podem prolongar o tempo operatório, mas retração completa é possível em quase todos os casos. Dissecção delicada e controle contínuo da hemostasia não aumentam a incidência de hematosseromas escrotais, mas eliminam a formação de seroma/pseudo-hidrocele crônicos. Transecção de um saco indireto que se apresenta difícil foi sugerida a fim de evitar possível lesão do cordão espermático e diminuir a incidência de hematoma escrotal. Bittner *et al.* descrevem baixa incidência de orquite (0,1%) e atrofia testicular (0,05%), apesar de redução quase sempre completa do saco.

Em condições difíceis, na presença de sacos grandes e profundos, depois de estrangulamentos temporários ou em recorrências complicadas, o cirurgião deve acessar a área identificando os vasos espermáticos distantes laterocaudalmente primeiro antes de começar a dissecção ao longo dos vasos na direção do canal inguinal e para o alto do saco indireto. Dessa maneira, lesão dos vasos espermáticos pode ser evitada com segurança. Outra opção é fazer uma incisão pequena na parede abdominal anterior e acabar a dissecção do saco usando uma via de acesso anterior.

Bem frequentemente, lipomas ou gordura pré- ou retroperitoneal prolapsam para dentro do anel aumentado do orifício da hérnia. Eles devem ser retraídos e, eventualmente, ressecados, considerando que podem se tornar sintomáticos ou simular uma hérnia recorrente. Um lipoma despercebido é uma das razões conhecidas de sensação de "recorrência" pelo paciente. Embora os dados publicados forneçam baixa evidência, a procura e exclusão dessas massas constituem parte integrante do reparo laparoscópico de hérnia.

Um estudo prospectivo não randomizado demonstra incidência significativamente menor de seromas pós-operatórios no grupo de pacientes com hérnias diretas e inversão da fáscia *transversalis*, sem aumento da dor pós-operatória apesar do uso de fixação invasiva com tachas ao ligamento de Cooper. Uso cauteloso de eletrocoagulação superficial para obliterar vasos sanguíneos e linfáticos também foi sugerido para reduzir a formação de seroma (Fig. 9-6).

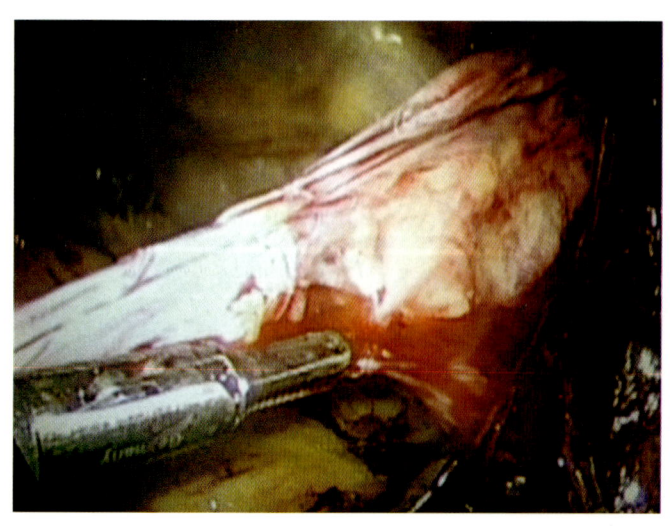

Fig. 9-6. Tempo 5 – dissecção do saco de hérnia indireta e peritônio das estruturas do cordão.

Tempo 6 – Preparação do local para a malha

Hemostasia deve ser garantida, e qualquer soro sanguíneo deve ser aspirado antes de ser colocada a malha. Se uma veia proeminente às vezes aparecer correndo horizontalmente dentro do ligamento de Cooper, ela deve ser cauterizada, caso contrário pode ser uma fonte de sangramento perturbador, considerando que a malha esteja sendo fixada ao ligamento de Cooper. Uma malha de polipropileno de poros grandes, medindo 15 × 10 cm, é empregada para reparar cada um dos lados, se indicado. A malha é introduzida no abdome pela porta umbilical de 11 mm. A malha é levada para a região da dissecção. A parte medial baixa da malha é posicionada contra o ligamento de Cooper. A borda medial da malha deve alcançar a linha mediana, bem como na hérnia indireta deve ir adiante na direção do lado oposto para uma superposição larga. A malha é fixada no ligamento de Cooper em um ou dois pontos com tachas. Tachas são aplicadas sobre as bordas medial e superior da malha para ancorá-la nos músculos subjacentes. Geralmente duas ou três são suficientes; na borda superior em cada lado dos IEVs na parede abdominal anterior. Não devem ser postas tachas nas áreas baixa e lateral da malha abaixo do trato iliopúbico para evitar problemas com os nervos do "triângulo de dor". Em caso de reparo de hérnia inguinal bilateral, uma malha grande ou duas malhas devem se superpor na linha mediana e são fixadas uma na outra com tachas possibilitando funcionamento como uma malha (Fig. 9-7).

Tempo 7 – Reperitonização

Seguindo-se à colocação da malha, o retalho peritoneal é fechado para evitar contato do intestino com a malha. Isto pode ser feito com tachas, grampeador ou suturas. Poderia ser útil diminuir a pressão intraperitoneal abaixo de 10 mmHg para melhor aproximação do peritônio. A aproximação começa lateralmente e continua medialmente. A borda de corte inferior do peritônio é levantada e suturada ao peritônio superior com superposição. Em nossa opinião, reparo suturado do peritônio é melhor que grampeado para evitar herniação de intestino dentro dos espaços, o que poderia causar obstrução.

Teoricamente, os sacos indiretos profundos poderiam causar hérnia interna. Por essa razão, nós fechamos o orifício interno do saco, incorporando-o ao fechamento do retalho peritoneal com a sutura contínua para eliminar risco de encarceramento.

Depois que o saco peritoneal foi fechado, todo o CO_2 é evacuado para esvaziar a cavidade abdominal e o escroto (Fig. 9-8).

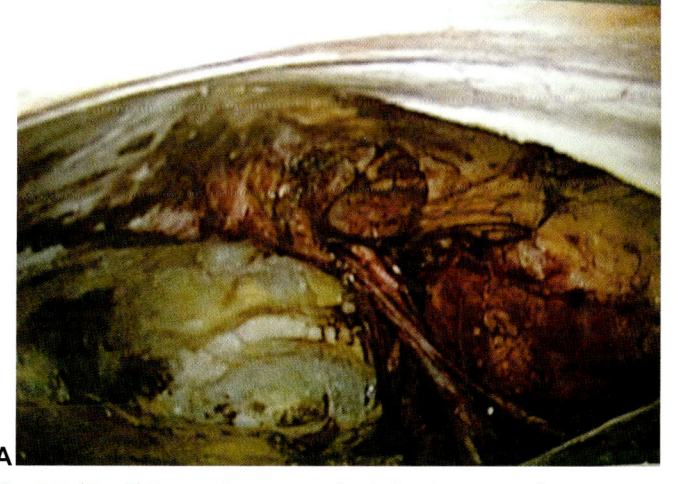

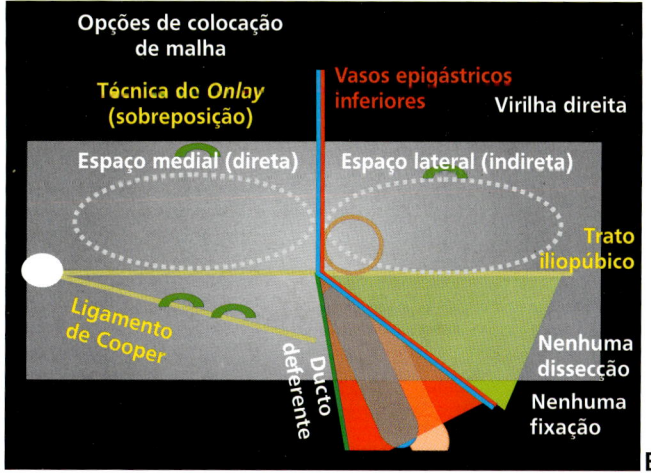

Fig. 9-7. (A e B) Tempo 6 – preparação do local para a malha.

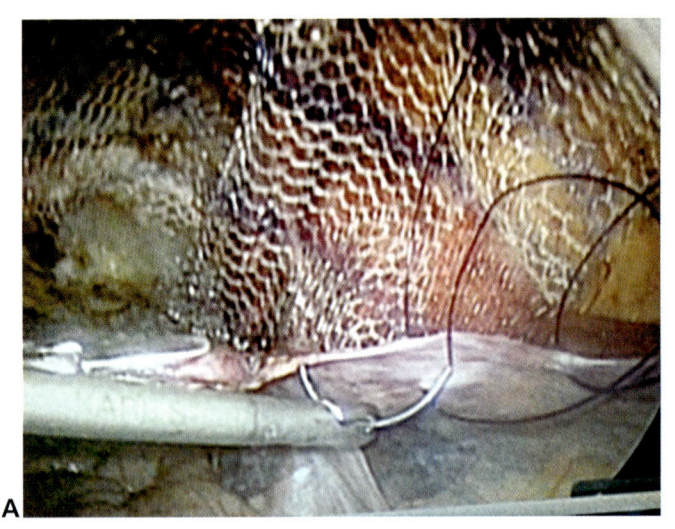

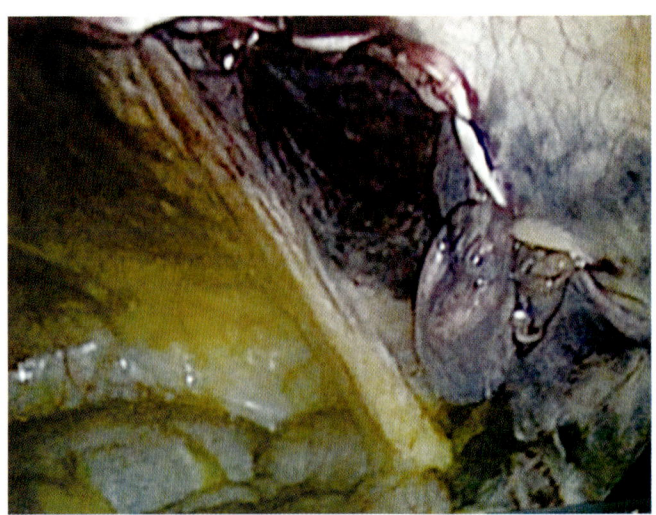

Fig. 9-8. Tempo 7 – fechamento de peritônio (**A**). Visão final (**B**).

FECHAMENTO DOS LOCAIS DE PORTAS

Hérnia de local de porta é uma complicação pós-operatória tardia descrita, predominantemente, com reparo TAPP. Embora, de acordo com a opinião geral, apenas defeitos de local de trocarte de 10 mm e maiores devam ser fechados, o desenvolvimento de hérnia incisional com consequências foi descrito mesmo com trocartes de 3-5 mm. Fechamos rotineiramente os locais de portas > 10 mm com um passador de sutura usando sutura vicryl 0.

Incisões na pele são fechadas com suturas monofilamento subcuticulares ou com cola.

MALHA: ESCOLHA, TAMANHO, FENDA, FIXAÇÃO

Tamanho de malha pode ter impacto maior sobre a recorrência do que a técnica. Foi demonstrado que uma malha pequena é um fator independente de risco para recorrência, em comparação a uma grande, independentemente do tipo de malha, *i. e.*, leve ou pesada.

Uma tendência significativa a taxas reduzidas de recorrência com tamanho cada vez maior da malha foi observada (uma malha "grande" foi mais frequentemente de tamanho 10 × 15 cm). De fato, o uso de uma malha pequena quase duplicou o risco de recorrência. Uma grande série retrospectiva, que incluiu 3.017 pacientes submetidos a herniorrafias inguinais TAPP, mostrou uma taxa de recorrência de 5%, usando malha de 11 × 6 cm em 325 reparos e uma taxa de recorrência de 0,16%, usando malha de 15 × 10 cm em 3.205 reparos.

Deve ser enfatizado que a dissecção do espaço pré-peritoneal tem que ser adequada ao tamanho da malha para assegurar que a malha se assente de modo plano de encontro à parede abdominal.

Seleção do material da malha

Os achados sumariados da literatura a respeito da seleção do material da malha estão listados:

1. A geração mais antiga de malha de polipropileno é excessivamente trabalhada no que concerne às propriedades mecânicas.
2. Tamanho maior de poros melhora a integração dentro do tecido e também preserva maior grau de elasticidade e estabilidade na matriz do implante.
3. Malhas de monofilamento têm menor potencial de infecção.

Malhas com poros pequenos de menos de 1 mm são de peso "pesado" (> 60 g/m²), enquanto aquelas com poros grandes são de peso "leve". Entretanto, não há limites precisamente definidos, há algumas malhas com menor peso; porém, poros pequenos (p. ex., Mersilene) e alguns polímeros de peso pesado, apesar de grandes poros (p. ex., feitas de PVDF). Considerando que a porosidade seja mais difícil de medir do que o peso, o termo mais frequentemente usado pelos fabricantes é "peso".

O reparo de hérnia na técnica TAPP/TEP usando um implante de monofilamento com um tamanho de poro de pelo menos 1-1,5 mm (usualmente significando baixo peso) consistindo em uma resistência à tração mínima em todas as direções de > 16 N/cm parece ser o mais vantajoso, sumariando as experiências clínicas e experimentais publicadas.

Malha: devemos fazer a fenda?

Não há nenhuma evidência para sustentar o uso de uma fenda na malha para reparo laparoscópico de hérnia inguinal. Um estudo constatou algumas das recorrências associadas a fechamento insuficiente da fenda na malha. Isto falaria, absolutamente, em contrário a fender a malha.

Nós não cortamos uma fenda na malha porque ela não traz nenhuma vantagem técnica para o cirurgião ou melhores resultados clínicos para o paciente.

Fixação da malha

Depois da introdução da cirurgia laparoscópica da hérnia, a fixação da malha foi considerada obrigatória para evitar deslocamento da malha e recorrências. Fixação permanente com tachas, grampos ou suturas foram usados. O problema desconcertante da dor crônica após cirurgia laparoscópica de hérnia provocou a dúvida sobre se fixação é realmente necessária. Compressão de nervo e dor causada pela contração da malha decorrente da formação de tecido cicatricial foram sugeridas como causas possíveis. A técnica de não fixação ou fixação temporária usando cola é cada vez mais preconizada a fim de resolver o problema de dor.

Não está claro se a não fixação aumenta as taxas de recorrência, especialmente em defeitos grandes, ou diminui a dor crônica. Quando fixação pode estar indicada, não está claro qual método de fixação deve ser recomendado. Indicações para fixação podem também ser diferentes em reparo totalmente extraperitoneal (TEP) e reparo transabdominal pré-peritoneal (TAPP) ou em hérnias diretas e indiretas (Fig. 9-9).

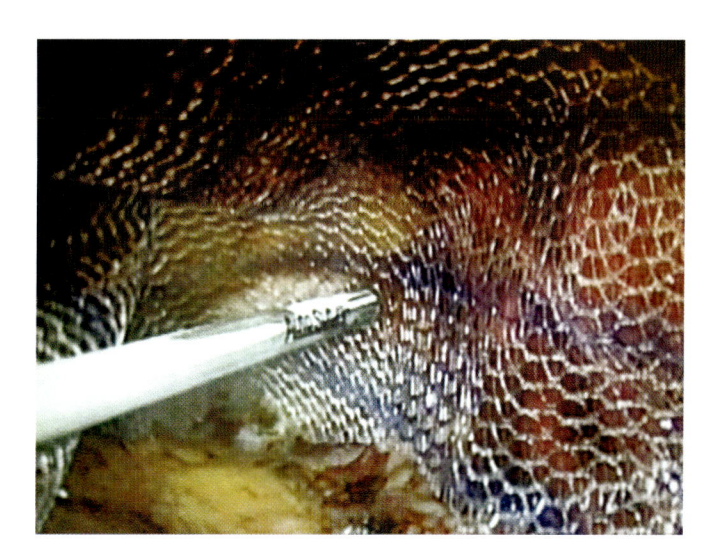

Fig. 9-9. Fixação da malha.

COMPARAÇÃO DE FIXAÇÃO DA MALHA A GRAMPOS VS. NÃO FIXAÇÃO

Apenas um estudo com um nível de evidência 1b comparou fixação *versus* não fixação em reparo TAPP e encontrou ausência de diferenças significativas na incidência de recorrência entre reparos fixados e não fixados. Entretanto, a maioria dos defeitos de hérnia nesta experiência foi menor que 2 cm.

Existem, no total, sete estudos comparando fixação *versus* não fixação em reparo TEP. Dos quais apenas dois possuem nível de evidência 1b. Eles não descobriram qualquer diferença na incidência de recorrência entre malha fixada *versus* não fixada. Três das séries de casos usaram fixação seletiva da malha. Saggar *et al.* analisaram, retrospectivamente, 822 reconstruções TEP e demonstraram uma taxa de recorrência de 0,7%. A malha foi fixada em apenas 28 hérnias com defeitos grandes. Kapiris *et al.* demonstraram 1% de recorrências em 104 reconstruções TAPP. A malha foi fixada em apenas nove hérnias com grandes defeitos neste estudo.

No total, 12.114 reparos de hérnias foram efetuados sem fixação em todos os estudos combinados. A taxa de recorrência foi 61 (0,5%), que é comparável à taxa de recorrência de 7/936 (0,7%) após fixação.

Há uma exceção quando pensamos que fixação fez uma diferença; isto ocorre em uma grande hérnia direta. Vários cirurgiões advogam o uso de malhas mais pesadas para evitar protrusão da malha através de um grande defeito de hérnia. Nesta situação ainda se utiliza malha de peso médio ou leve, mas colocamos sutura PDS 0 na orla do defeito que serve para bloquear a protrusão da malha e também fixação.

A respeito de dor aguda há apenas uma pequena experiência controlada randomizada (ECR) (n = 20) e um estudo de coorte (n = 509), ambos com nível de evidência 2 b, que comparam dor aguda após fixação com grampeador *vs.* não fixação. Significativamente mais dor aguda é encontrada após grampeamento em comparação à não fixação no estudo de coorte, enquanto a ECR mostra ausência de diferença entre fixação e não fixação no que diz respeito a dor aguda.

Quatro ECRs incluíram dados sobre dor crônica após fixação *vs.* não fixação. Um total de 1.072 pacientes foram envolvidos nestes estudos, que usaram todos escalas diferentes para graduação de dor. Uma diferença significativa foi demonstrada apenas em um grande estudo em que fixação foi associada a aumento significativo na dor crônica.

FIXAÇÃO COM GRAMPOS VS. COLA DE FIBRINA

Três ECRs e cinco estudos de caso-controle foram encontrados incluindo um total de 2.327 pacientes. A taxa de recorrência foi de 0,6% no grupo de grampeamento e 0,4% no grupo de cola de fibrina.

Cinco séries de casos foram encontradas incluindo um total de 460 operações de hérnia com fixação com cola de fibrina. Apenas uma recorrência está descrita com um acompanhamento mínimo de 1 ano. Três dos estudos foram efetuados com TAPP, um com TEP e um com *onlay* de malha intraperitoneal (IPOM).

A respeito de dor aguda após fixação com grampos *vs.* fixação com cola de fibrina, três estudos descreveram dor pós-operatória aguda. No estudo por Boldo *et al.* foi usada cola de fibrina autóloga. Dois de três estudos relataram significativamente menos dor aguda após cola de fibrina em comparação à fixação grampeada.

Seis dos estudos comparando grampos e cola de fibrina para fixação relataram dor crônica. Quatro de seis estudos encontraram, significativamente, menos dor crônica em pacientes em que a malha foi fixada com cola de fibrina em comparação a pacientes em que a malha foi fixada usando grampos.

CONTROLE DA DOR

Controle eficiente da dor após reparo de hérnia é um pilar do sucesso. Uma redução importante da dor pós-operatória pelo uso preventivo de bupivacaína foi descrita com TEP.

Esse efeito não foi descrito ainda com TAPP, embora infiltração de rotina da ferida após reparo de hérnia forneça controle extra da dor e limite o uso de analgésicos.

Uso adicional de anestésicos locais influencia positivamente a dor pós-operatória no reparo TAPP. Infiltração das feridas de trocarte com anestésico local de longa ação em TAPP melhora o bem-estar do paciente e acelera o retorno à deambulação.

CONCLUSÃO SOBRE PONTOS-CHAVE TÉCNICOS NO REPARO TAPP

A multiplicidade de dados publicados sobre este assunto apresenta diferentes níveis de evidência, mas pontos-chave técnicos particulares estão bem investigados. Algumas opiniões peritas não possuem dados de suporte, mas alguns tempos das técnicas TAPP são claramente suportados por níveis fortes de evidência. O grau de recomendação varia de A a D.

Os pontos-chave técnicos provados devem se tornar os pilares do reparo TAPP padronizado, transferidos para a comunidade cirúrgica ampla e enfatizados no ambiente de ensino e aprendizado para garantir os melhores resultados possíveis.

Um cirurgião de hérnia deve estar qualificado em técnicas abertas e laparoscópicas, porque há casos em que um procedimento específico é melhor para um paciente particular.

REFERÊNCIAS

Aasvang E, Kehlet H. Chronic postoperative pain: the case of inguinal herniorrhaphy. *BJA* 2005;95:69-76.

Aasvang E, Kehlet H. Classification of chronic pain. Descriptions of chronic pain syndromes and definitions of pain terms. Prepared by the the International Association for the Study of Pain. Subcommittee on Taxonomy. *Pain* 1986;(Suppl 3):S1-S226.

Agarwal BB, Agarwal KA, Mahajan KC. Prospective double-blind randomized controlled study comparing heavy- and lightweight polypropylene mesh in totally extraperitoneal repaiir of inguinal hernia: early results. *Surg Endosc* 2009;23:242-47.

Alfieri S *et al.* Chronic pain after inguinal hernia mesh repair: possible role of surgical manipulation of the inguinal nerves. A prospective multicentre study. *Chir Ital* 2006;58:23-31.

Amid PK. Causes, prevention, and surgical management of postherniorrhaphy neuropathic inguinodynia: Triple neurectomy with proximal end implantation. *Hernia* 2004;8:342-49.

Arvidsson D, Berndsen FH, Larsson LG *et al.* Randomized clinical trial comparing 5-year recurrence rate after laparoscopic *versus* Shouldice repair of primary inguinal hernia. *Br J Surg* 2005;92:1085-91.

Beattie GC, Kumar S, Nixon SJ. Laparoscopic total extraperitoneal hernia repair: mesh fixation is unnecessary. *J Laparoendosc Adv Surg Tech A* 2000;10:71-73.

Bittner R, Sauerland S, Schmedt CG. Comparison of endoscopic techniques vs Shouldice and other open nonmesh techniques for inguinal hernia repair: a met-analysis on randomized controlled trials. *Surg Endosc* 2005;19:605-15.

Bittner R, Schmedt CG, Schwarz J *et al.* Laparoscopic transperitoneal procedure for routine repair of groin hernia. *Br J Surg* 2002;89:1062-66.

Boldo E. Pain after laparoscopic bilateral hernioplasty: early results of a prospective randomized double-blinded study comparing fibrin versus staples. *Surg Endosc* 2008;22:1206-9.

Boughey JC, Nottingham JM, Walls AC. Richter's hernia in the laparoscopic era: four case reports and review of the literature. *Surg Laparosc Endosc Percutan Tech* 2003;13:55-58.

Bringman S, Blomqvist P. Intestinal obstruction after inguinal and femoral hernia repair: a study of 33,275 operations during 1992-2000 in Sweden. *Hernia* 2005;9:178-83.

Bringmann S, Wollert S, Osterberg J *et al.* Early results of a randomized multicenter trial comparing Prolene and Vypro II mesh in bilateral endoscopic extraperitoneal hernioplast (TEP). *Surg Endosc* 2005;19:536-40.

Ceccarelli G, Casciola L, Pisanelli MC et al. Comparing fibrin sealant with staples for mesh fxation in laparoscopic transabdominal hernia repair: a case control-study. Surg Endosc 2008;22:668-73.

Cunningham J, Temple WJ, Mitchell P et al. Cooperative hernia study. Pain in the postrepair patient. Ann Surg 1996;224:598-602.

Di Lorenzo N, Coscarella G, Lirosi F et al. Port-site closure: a new problem, an old device. JSLS 2002;6:181-83.

Duran JJ, May JM, Msika S et al. Prevalence and mechanisms of small intestinal obstruction following laparoscopic abdominal surgery. Arch S 2000;35:208-12.

Eklund AS, Montgomery A, Rasmussen C et al. Low recurrence rate after laparoscopic (TEP) and open (Lichtenstein) inguinal hernia repair. A randomized, multicenter trial with 5-year follow-up. Ann Surg 2009;249:33-38.

EU Hernia Trialists Collaboration. Repair of groin hernia with synthetic mesh: meta-analysis of randomized controlled trials. Ann Surg 2002;235:322-32.

Eugene JR, Gashti M, Curras EB et al. Small bowel obstruction as a complication of laparoscopic extraperitoneal inguinal hernia repair. J Am Osteopath Assoc 1998;98:510-11.

Ferzli GS, Frezza EE, Pecoraro Jr AM et al. Prospective randomized study of stapled versus unstapled mesh in a laparoscopic preperitoneal inguinal hernia repair. J Am Coll Surg 1999;188:462-65.

Fine AP. Laparoscopic repair of inguinal hernia using Surgisis mesh and fibrin sealant. JSLS 2006;10:461-65.

Fortelny RH, Schwab R, Glaser KS et al. The assessment of quality of life in a trial on light weight mesh fixation with fibrin sealant in transabdominal preperitoneal hernia repair. Hernia 2008;12:499-505.

Garg P, Rajagopal M, Varghese V et al. Laparoscopic total extraperitoneal inguinal hernia repair with nonfixation of the mesh for 1692 hernias. Surg Endosc 2009;23:1241-45.

Golash V. Technique of suturing the mesh in laparoscopic total extraperitoneal (TEP) repair of inguinal hernia. Surgeon 2004;2:264-72.

Grant AM. EU Hernia Trialists Collaboration. Laparoscopic versus open groin hernia repair: meta-analysis of randomised trials based on individual patient data. Hernia 2002;6:2-10.

Heikkinen T, Wollert S, Österberg J et al. Early results of a randomized trial comparing Prolene and Vypro II mesh in endoscopic extraperitoneal inguinal hernia repair (TEP) of recurrent unilateral hernias. Hernia 2006;10:34-40.

Hon SF, Poon CM, Leong HT et al. Pre-emptive infiltration of Bupivacaine in laparoscopic total extraperitoneal hernioplasty: a randomized controlled trial. Hernia 2009;13:53-56.

Horstmann R, Hellwig M, Classen C et al. Impact of polypropylene amount on functional outcome and qualiy of life after inguinal hernia repair by the TAPP procedure using pure, mixed and titanium coated meshes. World J Surg 2006;30:1742-49.

Jones DB, Callery MP, Soper NJ. Strangulated incisional hernia at trocar site. Surg Laparosc Endosc 1996;6:152-54.

Kapiris S, Mavromatis T, Andrikopoulos S et al. Laparoscopic transabdominal preperitoneal hernia repair (TAPP): Stapling the mesh is not mandatory. J Laparoendosc Adv Surg Tech A 2009 Apr 27. (Epub ahead of print.)

Kapiris SA, Brough WA, Roystone CM et al. Laparoscopic transabdominal preperitoneal (TAPP) hernia repair. A 7-year two-center experience in 3017 patients. Surg Endosc 2001;15:972-75.

Khajanchee YS, Urbach DR, Swanstrom LL et al. Outcomes of laparoscopic herniorrhaphy without fixation of mesh to the abdominal wall. Surg Endosc 2001;15:1102-7.

Knook MT, van Rosmalen AC, Yoder BE et al. Optimal mesh size for endoscopic inguinal hernia repair, a study in a porcine model. Surg Endosc 2001;15:1471-77.

Koch CA, Greenlee SM, Larson DR et al. Randomized prospective study of totally extraperitoneal inguinal hernia repair: fixation versus no fixation of mesh. JSLS 2006;10:457-60.

Kouba EJ, Hubbard JS, Wallen E et al. Incisional hernia in a 12-mm non-bladed trocar site following laparoscopic nephrectomy. Urol Int 2007;79:276-79.

Langenbach MR, Schmidt J, Ubrig B et al. Sixty-month follow-up after endoscopic inguinal hernia repair with three types of mesh: a prospective randomized trial. Surg Endosc 2008;22:1790-97.

Langenbach MR, Schmidt J, Zirngibl H. Comparsion of biomaterials:three meshes and TAPP for inguinal hernia. Surg Endosc 2006;20:1511-17.

Langrehr JM, Schmidt SC, Neuhaus P. Initial experience with the use of fibrin sealant fort he fixation of the prosthetic mesh in laparoscopic transabdominal preperitoneal hernia repair. Rozhl Chir 2005;84:399-402.

Lau H, Patil NG. Acute pain after endoscopic totally extraperitoneal (TEP) inguinal hernioplasty: multivariate analyis of predictive factors. Ann Surg 2005;242:670-75.

Lau H, Patil NG. Selective non-stapling of mesh during unilateral endoscopic total extraperitoneal inguinal hernioplasty: a case-control study. Arch Surg 2003;138:1352-55.

Lau H. Fibrin sealant versus mechanical stapling for mesh fixation during endoscopic extraperitoneal inguinal hernioplasty: a randomized prospective trial. Ann Surg 2005;242:670-75.

Leibl BJ, Kraft B, Redecke JD et al. Are postoperative complaints and complications influenced by different techniques in fashioning and fixing the mesh in transperitoneal laparoscopic hernioplasty? Results of a prospective randomized trial. World J Surg 2002;26:1481-84.

Leibl BJ, Schmedt CG, Schwarz J *et al.* A single institution's experience with transperitoneal laparoscopic hernia repair. *Am J Surg* 1998;175:446-52.

Lepere M, Benchetrit S, Bertrand JC *et al.* Laparoscopic resorbable mesh fixation. Assessment of an innovative disposable instrument delivering resorbable fixation devices: I-Clip™. Final results of a prospective multicentre clinical trial. *Hernia* 2008;12:177-83.

Liu CD, McFadden DW. Laparoscopic port sites do not require fascial closure when nonbladed trocars are used. *Am Surg* 2000;66:853-54.

Lovisetto F, Zonta S, Rota E *et al.* Use of human fibrin glue (Tissucol) versus staples for mesh fixation in laparoscopic transabdominal preperitoneal hernioplasty: a prospective, randomized study. *Ann Surg* 2007;245:222-31.

Lowham AS, Filipi CJ, Fitzgibbons Jr RJ *et al.* Mechanisms of hernia recurrence after preperitoneal mesh repair. *Ann Surg* 1997;225:422-31.

McCormack K, Scott NW, Go PM *et al.* Laparoscopic techniques versus open techniques for inguinal hernia repair. *Cochrane Database Syst Rev* 2000;4:CD001785.

McCormack K, Wake BL, Fraser C etal. Transabdominal pre-peritoneal (TAPP) versus totally extraperitoneal (TEP) laparoscopic techniques for inguinal hernia repair: a systematic review. *Hernia* 2005;9:109-14.

Moreno-Egea A, Torralba Martinez JA, Morales Cuenca G *et al.* Randomized clinical trial of fixation vs nonfixation of mesh in total extraperitoneal inguinal hernioplasty. *Arch Surg* 2004;139:1376-79.

Morrison Jr JE, Jacobs VR. Laparoscopic preperitoneal inguinal hernia repair using preformed polyester mesh without fixation: prospective study with 1-year follow-up in a rural setting. *Surg Laparosc Endosc Percutan Tech* 2008;18:33-39.

Neumayer L, Giobbie-Hurder A, Jonasson O *et al.* Veterans Affairs Cooperative Studies Program 456 Investigators. Open mesh versus laparoscopic mesh repair of inguinal hernia. *N Engl J Med* 2004;350:1819-27.

Neumayer L, Giobbi-Hurder A, Jonasson O. Open mesh versus laparoscopic mesh hernia repair (authors reply). *N Engl J Med* 2004;351:1463-65.

Nordin P, van der Linden W. Volume of procedures and risk of recurrence after repair of groin hernia:national register study. *BMJ* 2008;336(7650):934-37.

Novik B, Hagedorn S, Mork UB *et al.* Fibrin glue for securing the mesh in laparoscopic totally extraperitoneal inguinal hernia repair: a study with a 40-month prospective follow-up period. *Surh Endosc* 2006;20:462-67.

Olmi S, Erba L, Bertolini A *et al.* Fibrin glue for mesh fixation in laparoscopic transabdominal preperitoneal (TAPP) hernia repair: indications, technique, and outcomes. *Surg Endosc* 2006;20:1846-50.

Olmi S, Erba L, Bertolini A *et al.* Use of fibrin glue (Tissucol) for mesh fixation in laparoscopic transabdominal hernia repair. *Chir Ital* 2005;57:753-59.

Olmi S, Scaini A, Erba L *et al.* Laparoscopic repair of inguinal hernias using an intraperitoneal online mesh technique and a Parietex composite mesh fixed with fibrin glue (Tissucol). Personal technique and preliminary results. *Surg Endosc* 2007;21:1961-64.

Olmi S, Scaini A, Erba L *et al.* Quantification of pain in laparoscopic transabdominal preperitoneal (TAPP) inguinal hernioplasty identifies marked differences between prothesis fixation systems. *Surgery* 2007;142:40-46.

Phillips EH, Rosenthal R, Fallas M *et al.* Reasons for early recurrence following laparoscopic hernioplasty. *Surg Endosc* 1995;9:140-44.

Reardon PR, Preciado A, Scarborough T *et al.* Hernia at 5-mm laparoscopic port site presenting as early postoperative small bowel obstruction. *J Laparoendosc Adv Surg Tech A* 1990;9:523-25.

Saggar VR, Sarangi R. Laparoscopic totally extraperitoneal repair of inguinal hernia: a policy of selective mesh fixation over a 10-year period. *J Laparoendosc Adv Surg Tech A* 2008;18:209-12.

Santoro E, Agesta F, Buscaglia F *et al.* Preliminary experience using fibrin glue for mesh fixation in 250 patients undergoing minilaparoscopic transabdominal preperitoneal hernia repair. *J Laparoendosc Adv Surg Tech A* 2007;17:12-15.

Schmedt CG, Sauerland S, Bittner R. Comparison of endoscopic procedures vs Lichtenstein and other open mesh techniques for inguinal hernia repair: a meta-analysis of randomized controlled trials. *Surg Endosc* 2005;19:188-89.

Schmidt SC, Langrehr JM. Autologous fibrin sealant (Vivostat) for mesh fixation in laparoscopic transabdominal preperitontoneal hernia repair. *Endoscopy* 2006;38:841-44.

Schwab R, Willms A, Kroger A *et al.* Less chronic pain following mesh fixation using a fibrin sealant in TEP inguinal hernia repair. *Hernia* 2006;10:272-77.

Smith AI, Royston CM, Sedman PC. Stapled and non stapled laparoscopic transabdominal preperitoneal (TAPP) inguinal hernia repair. A prospective randomized trial. *Surg Endosc* 1999;13:804-6.

Spitz JD, Attegui ME. Sutureless laparoscopic extraperitoneal inguinal herniorrhaphy using reusable instruments: two hundred three repair without recurrence. *Surg Laparosc Endosc Percutan Tech* 2000;10:24-29.

Stengel D, Bauwens K, Ekkernkamp A. Recurrence risks in randomized trials of laparoscopic versus open inguinal hernia repair: to pool or not to pool (this is not the question). *Langenbecks Arch Surg* 2004;389:492-98.

Tamme C, Scheidbach H, Hampe C *et al.* Totally extraperitoneal endoscopic inguinal hernia repair (TEP). *Surg Endosc* 2003;17:90-95.

Taylor C, Layani L, Liew V *et al.* Laparoscopic inguinal hernia repair without mesh fixation, early results of a large randomised clinical trial. *Surg Endosc* 2008;22:757-62.

Tonouchi H, Ohmori Y, Kobayashi M *et al.* Trocar site hernia. *Arch Surg* 2004;139:1248-56.

Topart P, Vanderbroucke F, Lozach P. Tisseel versus tack staples as mesh fixation in totally extraperitoneal laparoscopic repair of groin hernias: a retrospective analysis. *Surg Endosc* 2005;19:724-27.

Totte E, Van Hee R, Kox E *et al.* Surgical anatomy of the inguinal region: implications during inguinal laparoscopic herniorrhaphy. *Eur Surg Res* 2005;37:185-90.

Yee DS, Duel BP. Omental herniation through a 3-mm umbilical trocar site. *J Endourol* 2006;20:133-34.

Reparo Endoscópico Totalmente Extraperitoneal (TEP) de Hérnia Inguinal

CAPÍTULO 10

Lawrence C. Biskin ■ Alexander Morrell

INTRODUÇÃO

O reparo de hérnia inguinal é um dos procedimentos cirúrgicos mais frequentes na história da medicina antiga. Durante os anos, diversas técnicas foram descritas e os resultados permaneceram subideais, com longos períodos de desconforto, incapacidade e maiores taxas de recorrência.

Historicamente, foi Edoardo Bassini, em 1884, que iniciou uma nova era no tratamento das hérnias, quando descreveu sua técnica que incluía conceitos, como ligadura alta do saco da hérnia e reforço do assoalho da região inguinal.[1]

Em uma tentativa de reduzir as taxas de recorrência, modificações estiveram ganhando aceitação, e outros reparos foram descritos por Halsted, McVay e Shouldice e outros.[2-4]

Entre os fatores etiológicos mais importantes no desenvolvimento de uma hérnia inguinal primária ou recorrente, deficiência de colágeno e tensão na linha de sutura devem ser salientados.[5]

Stoppa, em 1985, trabalhando no espaço pré-peritoneal e usando prótese de poliéster na correção de hérnias recorrentes, e Lichtenstein, em 1989, usando reforço protético sem tensão através de acesso anterior, alcançaram sucesso em diminuir as taxas de recorrência de hérnia perto de 1%, aplicando o conceito de reparo isento de tensão usando próteses sintéticas.[6,7]

Tratamento bem-sucedido de hérnia inguinal é fundamentado muito mais no perfeito conhecimento anatômico do que na técnica eventualmente usada. Este fato é, talvez, mais bem demonstrado pela conduta endoscópica no tratamento das hérnias inguinais.

A visão da região inguinal pela superfície interna da parede abdominal se traduz em uma nova anatomia para o cirurgião que for qualificado com uma orientação prévia usada em reparo aberto.

É importante o conhecimento acurado da anatomia, considerando que todos os orifícios de hérnia potenciais possam ser vistos desta maneira.

Duas variedades de técnicas são as mais comumente usadas: a via de acesso ao espaço pré-peritoneal por via transabdominal (TAPP) e a totalmente extraperitoneal (TEP).[8,9]

A conduta endoscópica usada no tratamento de hérnias é com base na colocação de prótese sintética no espaço pré-peritoneal, procurando imitar o procedimento desenvolvido por Stoppa, acrescentando-lhe os benefícios dos procedimentos endoscópicos, como menores incisões, menos dor pós-operatória e menor tempo de recuperação.[4,9]

Uma conduta endoscópica totalmente extraperitoneal para as hérnias inguinais foi descrita pela primeira vez por McKernan e Laws, no começo dos anos 1990.[10] Apesar da inexistência de instrumentos laparoscópicos avançados, os resultados foram excelentes, observando-se poucas complicações e uma taxa de recorrência de apenas 0,3%.[11]

O reparo TEP foi desenvolvido por causa de preocupação com possíveis complicações relacionadas com o acesso intra-abdominal necessário para o reparo TAPP (transabdominal pré-peritoneal). Aprender primeiro o reparo TAPP proporciona uma transição mais segura para o reparo TEP, considerando que o espaço de trabalho seja maior, a curva de aprendizado mais curta, e a anatomia mais conhecida e mais fácil de identificar. Conhecimento da conduta TAPP, inicialmente, permitirá ao cirurgião operar hérnias mais complicadas.

O reparo TEP frequentemente não agride o peritônio, o que elimina a possibilidade de hérnia transperitoneal, hérnia de trocarte e fístula malhoentérica.[12]

Uma vantagem do reparo laparoscópico sobre o reparo aberto é que hérnias umbilicais podem ser reparadas, simultaneamente, com hérnias inguinais bilaterais pelas mesmas incisões. Hérnias recorrentes após uma operação aberta podem ser seguramente reparadas em um ambiente quase livre de cicatriz.[13,14] Hérnias femorais, também, são facilmente reparadas (9% de hérnias recorrentes), e vasectomias podem ser efetuadas, considerando que o canal deferente seja facilmente acessível.[15] Hérnias de esporte/esforço e hérnias encarceradas têm sido todas tratadas com sucesso com o reparo TEP.

INDICAÇÕES E CONTRAINDICAÇÕES

Pacientes com hérnia inguinal recorrente, aqueles que usaram funda, e aqueles que têm incisões abdominais inferiores de operações precedentes terão formação cicatricial e potencial distorção da anatomia inguinal, e podem ser mais tendentes a desenvolver lacerações no peritônio com a dissecção pré-peritoneal.[13] Embora estas condições não sejam contraindicadas para o reparo TEP, sua presença exige curva mais acentuada de aprendizado. É aconselhável executar primeiro, aproximadamente, 50 hernioplastias endoscópicas simples primárias para ganhar rapidamente confiança e proficiência.[16]

Contraindicações definitivas ao reparo TEP incluem cirurgia precedente da bexiga ou próstata, *bypass* vascular ilíaco, trauma pélvico, implante peniano e reparos TEP ou TAPP prévios. Nessas circunstâncias, no entanto, uma hérnia pode ser reparada usando-se a conduta TAPP. Em última análise, a escolha de hernioplastia endoscópica TEP *vs.* TAPP é feita pelo cirurgião, mas é importante que o tipo de operação se adapte ao paciente, e não o inverso.

TÉCNICA

O princípio básico da TEP é a dissecção completa, desse modo criando um espaço pré-peritoneal vazio. Exposição completa do orifício miopectíneo de Fruchaud é necessária para eliminar os riscos e complicações associados ao procedimento.

Anestesia

TEP é mais bem efetuada com anestesia geral; entretanto, em pacientes magros que necessitam de um reparo primário simples, pode ser utilizada anestesia local ou epidural. Se o peritônio for violado com resultante pneumoperitônio, então, o anestesiologista e o cirurgião devem estar preparados para converter para anestesia geral, considerando que conforto e relaxamento adequado do paciente possa não ser obtenível.

Posicionamento e preparação

Após indução de anestesia uma tentativa é feita para reduzir uma hérnia encarcerada. O paciente é posicionado supino e em ligeiro Trendelenburg com os braços estendidos a 60 e 90 graus. A mesa é inclinada na direção do cirurgião, que sempre fica de pé no lado oposto à hérnia. O assistente fica em pé no lado da hérnia, segurando a câmera. Cada monitor está defronte do cirurgião e assistente, respectivamente (Fig. 10-1). Cateter de Foley é usado apenas em reparo de hérnia potencialmente complicado.

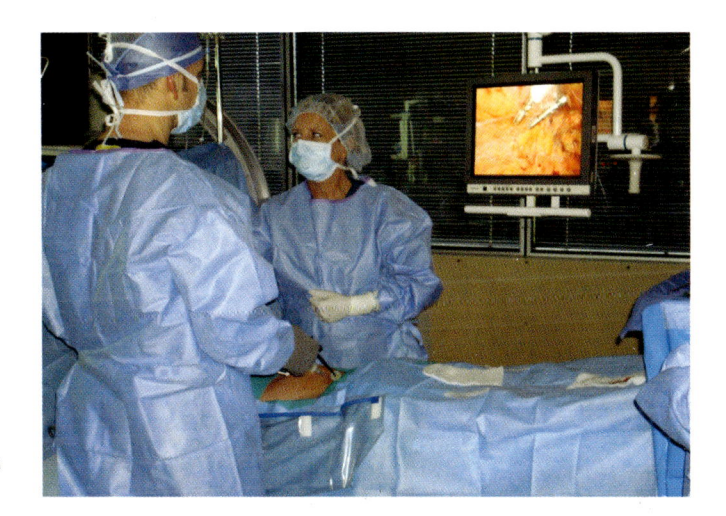

Fig. 10-1. Posicionamento durante a operação.

Entrada no espaço pré-peritoneal

Uma incisão na pele cosmeticamente desejável de 1,25 cm é feita transversalmente diretamente infraumbilical. Usando afastadores S e um instrumento de Kelly, a gordura subcutânea é dissecada de forma romba para expor a bainha anterior do reto no lado da hérnia (Fig. 10-2). A bainha é incisada verticalmente, aproximadamente, a 2 cm além da linha mediana expondo as fibras do músculo reto, que são separadas rombamente até que a bainha posterior do reto seja revelada. Xilocaína gel estéril é injetada para dentro do espaço criado, o que facilita o avanço suave de um dissector de balão até o tubérculo púbico (Fig. 10-3A). Dissectores de balão autofabricados podem ser tão efetivos quanto os descartáveis.[17] Uma câmera de zero grau/10 mm é colocada dentro do balão, permitindo a visualização completa da expansão

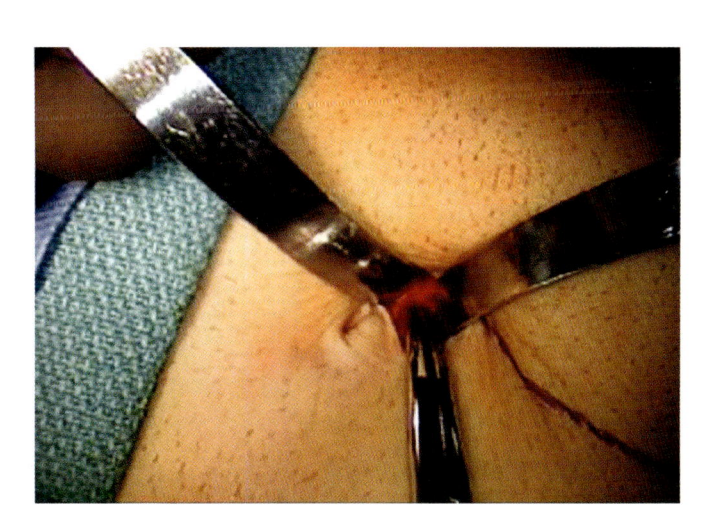

Fig. 10-2. Dissecção da gordura subcutânea.

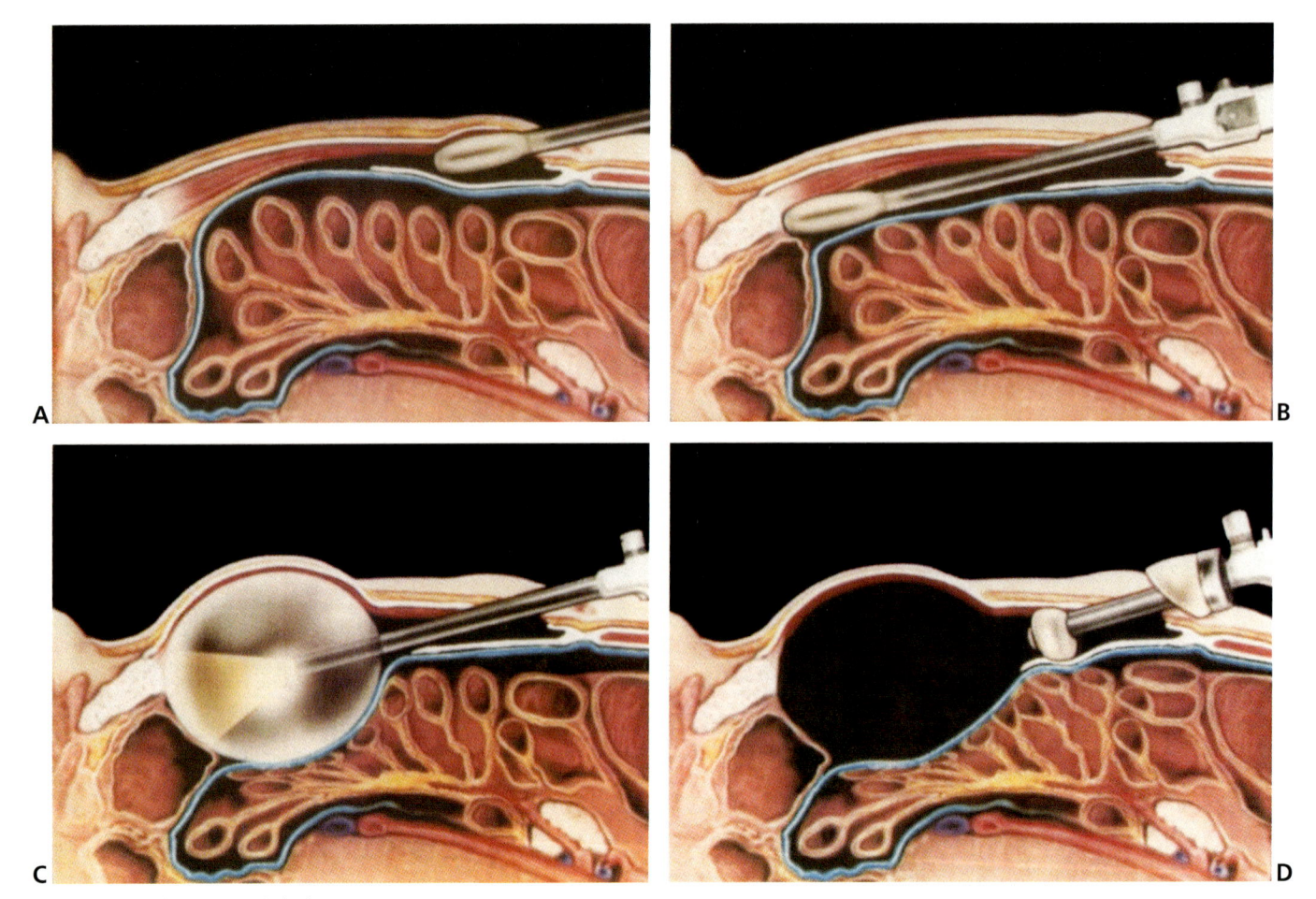

Fig. 10-3. (A-D) Dissector de balão.

tecidual durante a insuflação (Fig. 10-4). Insuflação continua até que a anatomia miopectínea seja aparente pela visualização dos vasos epigástricos inferiores e ligamento de Cooper. Contar o número de bombadas é desnecessário e inexato, considerando que o hábito corporal dos pacientes possa ser inconstante. Deixar o balão inflado por 1 a 2 minutos fornecerá tamponamento para quaisquer pequenos vasos sangrando. O balão é, então, esvaziado e substituído pelo trocarte, balão estrutural de 10 mm (Fig. 10-3B e C). O CO_2 é insuflado a,

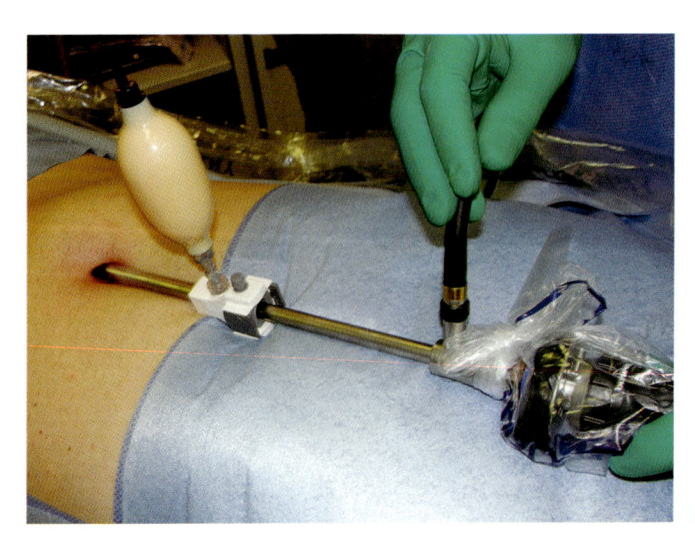

Fig. 10-4. Posição da óptica.

aproximadamente, 10 mmHg (Fig. 10-3D). Laceração inadvertida do peritônio durante dissecção pode resultar em um pneumoperitônio que obriga ao fechamento do espaço pré-peritoneal. O balão estrutural, junto a Trendelenburg aumentado, ajudará a manter o espaço operatório. Laceração extensa do peritônio, embora rara, exigirá conversão para a técnica TAPP.

Colocação de trocartes operatórios

Dois trocartes de 5 mm são a seguir inseridos pela linha mediana inferior sob visão direta. A colocação destes trocartes é ao nível do meio da sínfise e, aproximadamente, três dedos acima desse, respectivamente (Fig. 10-5). Marcar a pele na região da sínfise e linha mediana ao início da operação manterá a exatidão da colocação, considerando que a insuflação do espaço deformará a parede abdominal (Fig. 10-6). Manter esses trocartes na linha mediana é ergonômico e confortável para o cirurgião e evita sangramento dos músculos retos e vasos epigástricos inferiores. Reparos de hérnias bilaterais são, efetivamente, obtidos com esta configuração de trocartes.

Identificação da anatomia

Delineação anatômica precisa é não apenas crucial para o sucesso do reparo, mas também para a prevenção de complicações. A dissecção com balão desenvolverá a maior parte do espaço; entretanto, alguma dissecção pelo cirurgião é com frequência necessária; porém, no caso de violação precedente do espaço de Retzius, pode ser encontrada cicatrização da bexiga ao osso púbico. Por essa razão recomenda-se, que, nestas situações (p. ex., cirurgia da próstata, cirurgia da bexiga, colocação de implante peniano, trauma pélvico, TEP ou TAPP precedente), a operação TEP seja evitada, e utiliza-se a TAPP ou técnica aberta.

A localização dos vasos epigástricos inferiores e do ligamento de Cooper deve ser identificada antes de começar qualquer dissecção. Conhecimento das suas localizações permitirá melhor previsão de todas as estruturas críticas circundantes (Fig. 10-7).

Hérnias femorais e diretas serão identificadas na área medial aos vasos epigástricos inferiores (EIs). Redução de uma hérnia direta encarcerada pode ser necessária antes de dissecção lateral. Se os vasos EIs não forem claramente visíveis, em razão da gordura sobrejacente, então, a artéria epigástrica inferior (EI) pulsando pode ser identificada, segurando-se a câmera firme e olhando diretamente o músculo reto. Uma vez localizados, os vasos EIs

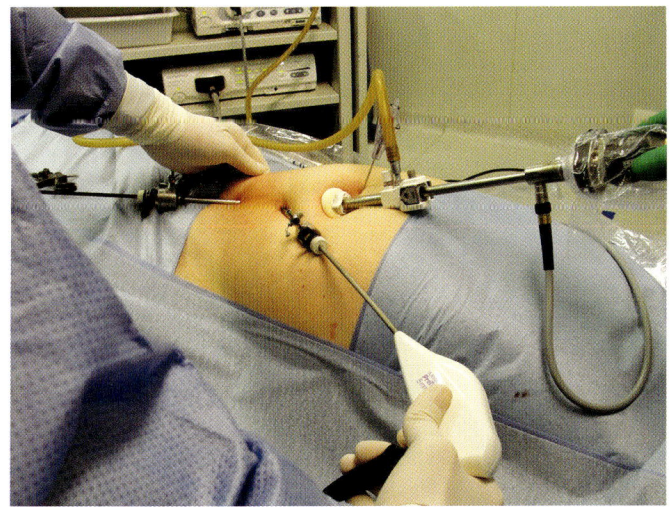

Fig. 10-5. Posicionamento dos trocartes.

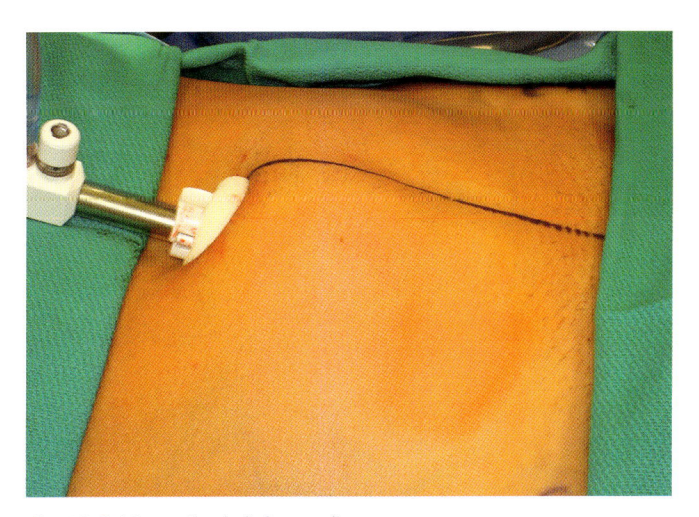

Fig. 10-6. Marcação da linha mediana.

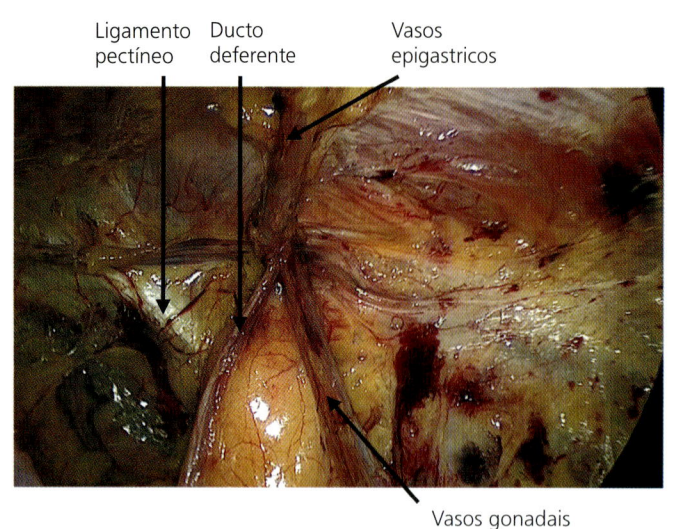

Fig. 10-7. Identificação da anatomia.

são refletidos para cima, e delicada e meticulosa dissecção permitirá dissecção lateral até a espinha ilíaca anterossuperior. Dissecção abaixo do trato iliopúbico deve ser minimizada para evitar qualquer lesão aos vasos ilíacos, bem como aos nervos femoral e cutâneo femoral lateral. Vasos obturatórios aberrantes podem ser encontrados e devem ser esperados. Considerando que a anatomia esteja confortavelmente delineada, então o reparo da hérnia pode começar.

Redução da hérnia

Todos os sacos de hérnia potenciais devem ser identificados e manejados individualmente. Tração e contratração são as manobras-chave para reduzir as hérnias com sucesso e segurança. Eletrodiatermia e o uso de tesoura, raramente, são necessários, e minimizar seu uso no pequeno espaço operatório reduzirá lesão potencial às estruturas vitais vizinhas. Para hérnias diretas com um pseudossaco (fáscia transversal atenuada), o pseudossaco pode ser fixado ao ligamento de Cooper com uma tacha para eliminar o espaço morto e potencial seroma pós-operatório. Sacos indiretos pequenos a médios podem ser delicadamente destacados do cordão espermático. Sacos mais longos que se estendem adentro do escroto podem ser cuidadosamente divididos, deixando-se o saco distal aberto, o que pode causar um seroma, mas evitar uma hidrocele.[18] O peritônio proximal deve ser ligado com um *endoloop*. Ligadura de qualquer saco deve ser feita cuidadosamente para evitar apanhar uma parte do intestino. Aumentar a posição de Trendelenburg e torcer o peritônio antes de ligar e dividir reduzirão este risco. Tentativas de dissecar todos os grandes sacos de hérnia, separando-os do cordão, não apenas causarão sangramento desnecessário, mas também podem lesar a drenagem linfática, todas tentativas podendo causar edema e dor pós-operatórios, com o potencial de orquite, atrofia testicular ou hipoazoospermia ao aumentar as concentrações de anticorpos séricos. Grandes hérnias encarceradas ou de deslizamento podem exigir abertura do saco, medialmente, para reduzir a hérnia. Preparação escrotal pré-operatória é importante com estes pacientes para permitir manipulação externa intraoperatória, se a hérnia não pôde ser reduzida antes da preparação após a indução da anestesia geral.

Um lipoma do cordão não deve ser desprezado, uma vez que o deixar junto ao cordão espermático possa potencializar os sinais e sintomas pré-operatórios. Uma grande porcentagem dos lipomas do cordão são em continuidade com a gordura extraperitoneal, o que é facilmente identificado com o reparo TEP.[19]

COLOCAÇÃO DA PRÓTESE

A escolha da tela para o reparo TEP deve satisfazer as necessidades do cirurgião, bem como as do paciente. O tamanho e o tipo de tela podem diferir, dependendo da circunstância. Ela deve ser macia e flexível o suficiente para permitir fácil inserção através do trocarte, e deve ser relativamente transparente com interstícios largos para minimizar desvio e para permitir visibilidade das estruturas embaixo da mesma. Exposição adequada do orifício miopectíneo proporcionará fácil colocação da tela. Tela plana é favorecida com um tamanho médio de 12 cm de altura por 15 cm de comprimento. A tela pode ser aparada para se configurar a compleição corporal do paciente. A tela é embebida em antibiótico, apreendida pelo meio e avançada pelo trocarte (Fig. 10-8). Esta manobra permite que a tela se abra como um guarda-chuva, quando no interior do espaço pré-peritoneal. Colocação de uma peça de tela grande demais será difícil de manobrar naquele pequeno espaço, e seria melhor acrescentar uma segunda tela, se necessário, para completar a cobertura. Para cordão em posição alta ou grandes defeitos de hérnia, envolver frouxamente o cordão com a tela e depois firmar com uma segunda peça constituem uma técnica efetiva. Se a tela for enrolada apertada demais, poderá erodir através do cordão.[20,21] Entretanto, se feito cuidadosamente, nenhuma diferença importante ocorre em queixas ou problemas pós-operatórios, conforme confirmado por estudo duplex de fluxo dos vasos testiculares.[22] Independentemente do tipo de tela ou da técnica de colocação, todos os locais potenciais de hérnia têm de ser cobertos.

A tela deve ser fixada em posição, usando-se algum tipo de aparelho de fixação. As tachas espirais de titânio têm fornecido excelente fixação da tela, ancorando-se cuidadosamente com duas tachas no ligamento de Cooper, duas tachas no músculo reto, e duas tachas no alto na parede lateral, bem acima do trato iliopúbico.

A aplicação de tachas abaixo do trato IP levou a lesões do nervo cutâneo femoral lateral (meralgia paresthetica).[23,24] Contrapressão externa delicada na parede abdominal externa evitará penetração da pele pela tacha durante aplicação. Sangramento induzido por uma tacha requer remoção da mesma e controle da hemorragia. Tachas mal colocadas podem ser removidas por rotação anti horária. Fixação com cola de fibrina ou nenhuma fixação da tela diminuirão lesões potenciais nervosas e vasculares, mas a taxa de sucesso em longo prazo não foi provada.[25-27]

Depois que a tela está firmada em posição, o pneumoperitônio é lentamente reduzido, usando-se um pegador rombo para impedir que a tela se dobre (à medida que o peritônio colapsa). Todos os trocartes são, a seguir, removidos, e apenas as incisões na pele são fechadas. Não é necessário fechar a bainha anterior do reto, considerando que a bainha posterior impedirá herniação de conteúdo intra-abdominal.

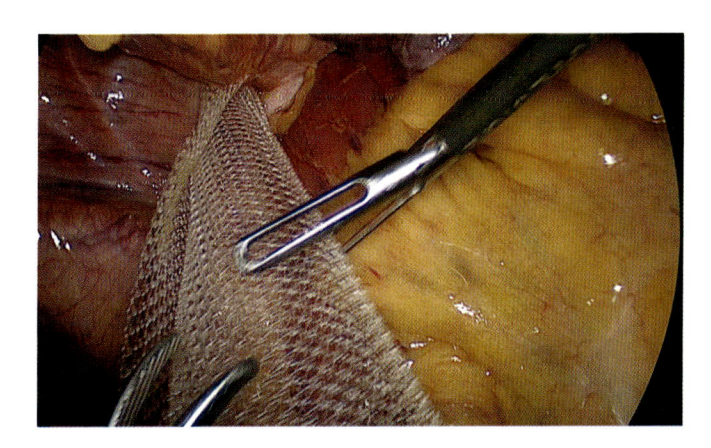

Fig. 10-8. Colocação da tela.

COMPLICAÇÕES E CIRCUNSTÂNCIAS DIFÍCEIS

A complexidade anatômica da região inguinal exige conhecimento das armadilhas potenciais da operação. Ter disponível todo o equipamento necessário permitirá ao cirurgião lidar com qualquer circunstância. Além de bom equipamento de vídeo, pegadores e afastadores S adequados são instrumentos para facilitar uma operação tranquila. O emprego de tesoura e energia térmica é frequentemente desnecessário e deve ser minimizado para evitar lesões vasculares e viscerais.

Equipamento que deve estar disponível para certas situações inclui aplicadores de clipes e *hemolocks* de 5 e 10 mm, instrumentos de sutura e lentes de câmera de 5 mm. Lacerações peritoneais podem ocorrer em qualquer tempo durante a operação, reduzindo a visibilidade no espaço operatório já pequeno. Uso das técnicas previamente mencionadas melhorará a situação, e ao colocar-se uma agulha de Veress na região subcostal esquerda (ponto de Palmer), também ajudará a desinflar gás intraperitoneal. Se uma hérnia umbilical tiver que ser reparada simultaneamente, deixar o defeito aberto durante a operação pode possibilitar o escape de gás, restaurando o domínio intra-abdominal. Embora não seja inapropriado fechar lacerações peritoneais, isto não parece necessário, considerando que o efeito de esticamento sobre o peritônio não seria tão dramático quanto visto com a técnica TAPP.[28] Presentemente, não há consenso a respeito de quais, se alguma, lacerações na TEP exigem fechamento.[12] Experiência com reparos laparoscópicos de hérnia incisional ventral nos diz que quando tela é potencialmente exposta ao intestino como no caso de qualquer laceração peritoneal, então deve ser usada uma tela revestida a fim de minimizar aderência intestinal.

Enfisema subcutâneo pode ser suficientemente extenso para causar dor torácica (pneumomediastino) e mesmo pneumotórax. Na maioria das vezes ele não tem consequência, mas se reconhecido durante o procedimento a pressão de insuflação de CO_2 deve ser abaixada.

Sangramento dos vasos epigástricos inferiores pode ser controlado com *hemolocks*, e divisão, se necessária, com frequência é sem consequência, considerando que o paciente médio terá fluxo colateral suficiente.

Hematomas da parede abdominal são raros, usando os efeitos de tamponamento dos dissectores de balão, quando desenvolvendo o espaço peritoneal. O hematoma pode estender-se ao escroto e pênis, o que pode ser assustador para o paciente. Esta equimose extensa geralmente se resolve em uma semana, aproximadamente.

A incidência de seromas pós-operatórios varia de 1,9 a 11,7%.[29] Embora drenos reduzam a incidência de formação de seroma, um seroma pós-operatório é, frequentemente, assintomático e se resolve em, aproximadamente, seis semanas.[30] Se sintomáticos, eles podem ser drenados em condições de esterilidade.

Infecção é extremamente rara (0,1%), considerando que contato tela-pele seja mínimo, mas com sinais pós-operatórios de infecção ou mais tarde desenvolvimento de sintomas urinários, um abscesso do psoas ou erosão da tela para dentro da bexiga, respectivamente, devem ser considerados.[31,32]

Conhecimento de todas as localizações de nervos é essencial para prevenir lesão. Dor pós-operatória crônica pode exigir exploração laparoscópica e tentativa de remoção de tachas ou liberação da tela. Lesões de grandes vasos, intestino e bexiga necessitam ser operadas imediatamente. Sempre usar precaução e vigilância, e em cada tempo da operação devemos considerar o que está em risco. Ser constante!

HÉRNIAS RECORRENTES

A taxa de recorrência global é menos de 0,5%.[33] As razões para hérnias recorrentes após reparo TEP são mais comumente devidas a erros técnicos, como dissecção de espaço inadequado que força ao posicionamento incorreto da tela. Fixação inadequada da prótese pode levar à dobra ou movimento da tela. Tamanho insuficiente da tela é uma causa que pode ser corrigida se, após a colocação, o orifício miopectíneo inteiro não estiver adequadamente coberto. Então, uma peça adicional de tela pode ser afixada cuidadosamente para cobrir a área subcorrigida.

TEP após TEP primária para ocorrência contralateral é exequível, avançando-se cuidadosa e delicadamente, o dissector de balão na direção da espinha ilíaca anterossuperior e, a seguir, varrendo medialmente.[34] Esta conduta deve minimizar laceração do peritônio cicatricial perto da linha mediana a partir do lado reparado previamente. Considerando que hérnias contralaterais podem estar presentes em até 32% dos pacientes, o exame físico completo é necessário na visita inicial.[35,36] Reparar o lado oposto ao mesmo tempo durante a exploração inicial não apenas é mais fácil para o cirurgião, acrescentando apenas alguns minutos ao reparo, mas também evita uma visita de retorno do paciente à sala de operações meses ou anos mais tarde.

SUMÁRIO

Cirurgiões experientes são capazes de obter resultados duráveis com mínima morbidade, independentemente de qual técnica usar. Com a técnica TEP, experiência só é ganha ao subir uma curva ascendente de aprendizado; entretanto, quando se consegue os resultados são mais seguros e comparáveis aos do reparo TAPP, e melhores e mais baratos do que o reparo aberto.[11,17,37-39]

REFERÊNCIAS

1. Bassini E. Nuovo metodo sulla cura radicale dell'ernia inguinale. *Arch Soc Ital Chir* 1887;4:380.
2. Halsted WS. The radical cure of inguinal hernia in the male. *Bull Johns Hopkins Hosp* 1893;4:17.
3. Morrell AC, Cohen RV, Mendes JMF *et al.* Laparoscopic extraperitoneal repair of inguinal hernias. *Surg Lapar Endosc* 1998;8:14-16.
4. Stoppa RE, Warlamount CR. The preperitoneal approach and prosthetic repair of groin hernia. In: Nyhus LM, Condon RE. (Eds.). *Hernia.* 3rd ed. Philadelphia, PA: JB Lippincott, 1989. p. 199-225.
5. Shearburn EW, Myers RT. Shouldice repair of inguinal hernia. *Surgery* 1969;66:450.
6. Torben IP, Quist N, Wara P. Intestinal obstruction – a procedure related complication of laparoscopic inguinal hernia repair. *Surg Lap Endosc* 1995;5:214-16.
7. Lichtenstein IL, Shulman AG, Amid PK *et al.* The tension free hernioplasty. *Am J Surg* 1989;157:188-93.
8. Fitzgibbons R, Camps J, Comet D *et al.* Laparoscopic inguinal herniorrhaphy results of a multicenter trial. *Ann Surg* 1995;221:1,3-13.
9. Read R. The Cheatle-Henry approach to the groin. *Surg Rounds* 1983;6:50-57.
10. McKernan B. Laparoscopic repair of inguinal hernias using a totally extraperitoneal prosthetic approach. *Surg Endosc* 1993;7:26-28.
11. McKernan B. Prosthetic inguinal hernia repair using a laparoscopic extraperitoneal approach. *Semin Laparosc Surg* 1994;1:116-22.
12. McKay R. Preperitoneal herniation and bowel obstruction post laparoscopic inguinal hernia repair: case report and review of the literature. *Hernia* 2008;12:535-37.
13. Choi Y, Kim Z, Hur K. The safety and effectiveness of laparoscopic (TEP) repair for recurrent inguinal hernia after open hernioplasty. *J Laparo Adv S Tech* 2010;20:537-39.
14. Goo T, Lawenko M, Cheah W *et al.* Endoscopic total extraperitoneal repair of recurrent inguinal hernia: a 5-year review. *Hernia* 2010;14:477-80.
15. Carter J, Duh Q. Laparoscopic repair of inguinal hernias. *World J Surg* 2011.
16. Voitk AJ. The learning curve in laparoscopic inguinal hernia repair for the community general surgeon. *Can J Surg* 1998;41(6):446-50.
17. Swadia N. Laparoscopic totally extraperitoneal inguinal hernia repair: 9 years experience. *Hernia* 2011.

18. Choi Y, Kim Z, Hur K. Transection of the hernia sac during laparoscopic totally extraperitoneal inguinal hernioplasty: is it safe and feasible? *J Laparo Adv S Tech* 2011;21:149-52.
19. Carilli S, Alper A, Emre A. Inguinal cord lipomas. *Hernia* 2004;8:252-54.
20. Phillips E. Laparoscopic inguinal hernia repair. *GECNA* 1993.
21. Korman JE, Hiatt JR, Feldmar D et al. Mesh configurations in laparoscopic extraperitoneal herniorrhaphy. *Surg Endosc* 1997;11(11):1102-5.
22. Leibl B, Kraft B, Redecke J et al. Are postoperative complaints and complications influenced by different techniques in fashioning and fixing the mesh in transperitoneal laparoscopic hernioplasty? Results of a prospective randomized trial. *World J Surg* 2002;26:1481-84.
23. Lantis JC II, Schwaitzberg SD. Tack entrapment of the ilioinguinal nerve during laparoscopic hernia repair. *J Laparoendosc Adv Surg Tech A* 1999;9(3):285-89.
24. Broin EO, Horner C, Mealy K et al. Meralgia paraesthetica following laparoscopic inguinal hernia repair. *Surg Endosc* 1995;9(1):76-78.
25. Ferzli GS, Frezza EE, Pecorato Jr AM et al. Prospectie randomized study of stapled versus unstapled mesh in a laparoscopic preperitoneal inguinal hernia repair. *J Am Coll Surg* 1999;188(5):461-65.
26. Kathouda N. Use of fibrin sealant for prosthetic mesh fixation in laparoscopic extraperitoneal inguinal hernia repair. *Ann Surg* 2001;233(1):18-25.
27. Taylor C, Layani L, Liew V et al. Laparoscopic inguinal hernia repair without mesh fixation, early results of a large randomized clinical trial. *Surg Endosc* 2008;22:757-62.
28. Muzio G, Bernard K, Polliand C et al. Impact of peritoneal tears on the outcome and late results (4 years) of endoscopic totally extraperitoneal inguinal hernioplasty. *Hernia* 2006;10:426-29.
29. Lau H, Lee F. Seroma following endoscopic extraperitoneal inguinal hernioplasty: Incidence and risk factors. *Surg Endosc* 2003;17:1773-77.
30. Ismail M, Garg M et al. Impact of closed suction drain in preperitoneal space on the incidence of seroma formation after laparoscopic total extraperitoneal inguinal hernia repair. *Surg Laparosc Endosc Percutan Tech* 2009 June;19(3):263-66.
31. Hamouda A, Kennedy J, Grant N et al. Mesh erosion into the urinary bladder following laparoscopic inguinal hernia repair; is this the tip of the iceberg? *Hernia* 2010;14:317-19.
32. Ranger D, Taneja T, Sroden P et al. A rare complication following laparoscopic TEP repair: case report and discussion of the literature. *Hernia* 2007;11:453-56.
33. Faure J, Doucet C, Rigouard Ph et al. Anatomical pitfalls in the technique for total extraperitoneal laparoscopic repair for inguinal hernias. *Surg Radiol Anat* 2006;28:486-93.
34. Uchida H, Matsumoto T, Ijichi H et al. Contralateral occurrence after laparoscopic total extraperitoneal hernia repair for unilateral inguinal hernia. *Hernia* 2010;14:481-84.
35. Sayad P, Abdo Z, Cacchione R et al. Incidence of insipient contralateral hernia during laparoscopic hernia repair. *Surg Endosc* 2000;14:543-45.
36. Uchida H, Matsumoto T, Endo Y et al. Repeat laparoscopic totally extraperitoneal hernia repair after primary laparoscopic totally extraperitoneal hernia repair for inguinal hernia. *J Laparo Adv Surg Tech* 2011;21(3):233-35.
37. Dulucq J, Wintringer P, Mahajna A. Laparoscopic totally extraperitoneal inguinal hernia repair: lessons learned from 3100 hernia repairs over 15 years. *Surg Endosc* 2009;23:482-86.
38. Pokorny H, Klingler A et al. Recurrence and complications after laparoscopic versus open inguinal hernia repair: results of prospective randomized multicenter trial. *Hernia* 2008;12:385-89.
39. Bowne W, Morgenthal C et al. The role of endoscopic extraperitoneal herniorrhaphy: where do we stand in 2005? *Surg Endosc* 2007;21:707-12.

Minilaparoscopia – Abordagem Combinada (TAPP–TEP) para Hérnia Inguinal

CAPÍTULO 11

Gustavo L. Carvalho ▪ Marcelo P. Loureiro ▪ Flávio Malcher M. Oliveira

INTRODUÇÃO

Existem, atualmente, duas técnicas que se sobressaem para a abordagem videolaparoscópica (VL) das hérnias inguinais: Totalmente extraperitoneal (TEP) e transabdominal pré-peritoneal (TAPP).[1-5]

A minilaparoscopia (MINI) é uma evolução natural da VL, que propõe menor trauma cirúrgico pela diminuição do diâmetro dos instrumentos.[6,7] Os novos trocartes com baixa fricção conseguiram melhorar ainda mais a ergonomia dessa técnica com menor deslocamento dos mesmos e, consequentemente, menor dano à pele.[8]

A abordagem combinada veio da ideia de tentar sobrepassar as dificuldades da TEP como a criação do espaço pré-peritoneal e o entendimento da anatomia, além da possibilidade da visão intraperitoneal, crucial para as hérnias encarceradas.[1-5] Assim, pela combinação das vantagens da TEP e TAPP, associada à precisão e resultados estéticos da MINI, surgiu a técnica combinada minilaparoscópica descrita a seguir.

TÉCNICA CIRÚRGICA

Os instrumentos necessários à realização da técnica combinada MINI estão relacionados na Figura 11-1.

Os passos iniciais da técnica estão resumidos nas Figuras 11-2 e 11-3. Após a insuflação pré-peritoneal, um cateter de Foley 18F é deixado dentro da cavidade peritoneal, como um dreno umbilical, para permitir a saída de CO_2 que pode escapar por difusão ou acidentalmente de lesões peritoneais durante a dissecção do saco herniário. Após a criação do espaço de trabalho no pré-peritônio, o trocarte de 10 mm é reintroduzido pela mesma incisão de pele, porém direcionado caudalmente ao recém-criado espaço pré-peritoneal. Não é necessário o uso de balão dissector, pois o espaço é agora ampliado, utilizando-se a própria óptica e um bastão palpador introduzido pelo trocarte de 3,5 mm já posicionado.

Depois de uma dissecção suficiente, é colocado um segundo trocarte de 3,5 mm. A técnica, então, de redução e tratamento do saco herniário segue a TEP tradicional (resumida na Fig. 11-4). Ao final da correção da hérnia e aposição da tela, cobrindo o defeito herniário, o trocarte de 10 mm pode ser reposicionado na cavidade peritoneal e está insuflada para uma observação final do aspecto da tela aberta e corretamente posicionada no espaço pré-peritoneal. Pequenas dobras podem ser corrigidas pela própria óptica e perfurações não detectadas no peritônio corrigidas. Finalmente o CO_2 é totalmente retirado da cavidade e a aponerose umbilical fechada. Suturas de pele são necessárias somente na cicatriz umbilical. As incisões de MINI são aproximadas com adesivos.

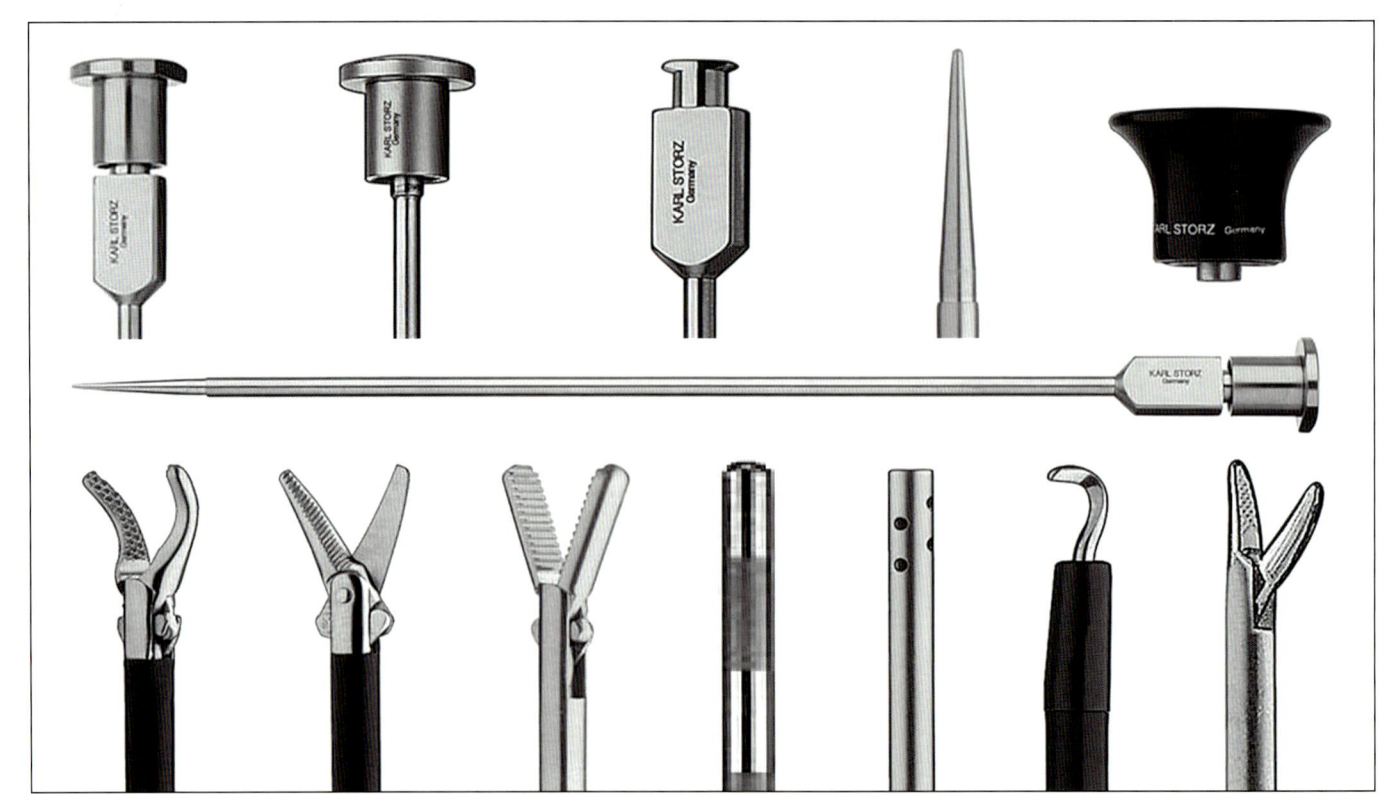

Fig. 11-1. Todos os instrumentos necessários à minilaparoscopia (Karl Storz GmbH, Tuttlingen, Germany). A fileira superior (da esquerda para a direita) mostra os detalhes dos novos trocartes sem fricção para MINI (3,5 mm) que se assemelham com uma agulha longa, sendo compostos por uma cânula de baixo perfil com um conector tipo Luer lock para facilitar a sua conexão para a insuflação de CO_2. O seu mandril possui uma ponta dilatadora longa e atraumática que facilita a dissecção e evitando lesões inadvertidas peritoneais. O funil preto (auxiliar de inserção) facilita a troca de instrumentos, uma vez adaptado ao Luer lock I. A fileira inferior mostra os instrumentos de 3 mm (36 cm long): (da esquerda para a direita) dissector tipo Kelly, tesoura Metzenbaum, grasper, aspirador/irrigador, *hook* e porta-agulhas.

COMENTÁRIOS

TAPP e TEP são técnicas cirúrgicas consagradas e já provaram sua eficácia e segurança. A MINI é um refinamento da laparoscopia, foi utilizada em TEP desde o final dos anos 1990, e seu renascimento foi observado nos últimos anos.[10-13] Por permitir o uso de instrumentos mais delgados, a MINI não oferece apenas melhor resultado estético, mas permite melhor visualização do campo especialmente em espaços restritos, como na TEP. Os novos trocartes de baixa fricção por sua vez permitem melhor ergonomia e precisão de movimentos.

A TAPP permite a avaliação intracavitária dos órgãos. Assim, pode-se tentar a redução segura de conteúdos encarcerados, além de possibilitar o diagnóstico de outras doenças e hérnias.[14] Entretanto, a TAPP demanda um tempo operatório maior pela necessidade de fechamento do peritônio e a frequente fixação da tela.

A técnica combinada tenta utilizar a visão intraperitoneal como um facilitador para a TEP, além de permitir a criação do pré-penumoperitônio sob visão direta.[15-18]

Em conclusão, a MINI combinada associa as vantagens de cada técnica clássica de VL na herniorrafia inguinal, à delicadeza e precisão abos mini-instrumentos, reduzindo a curva de aprendizado para as cirurgias pré-peritoneais.

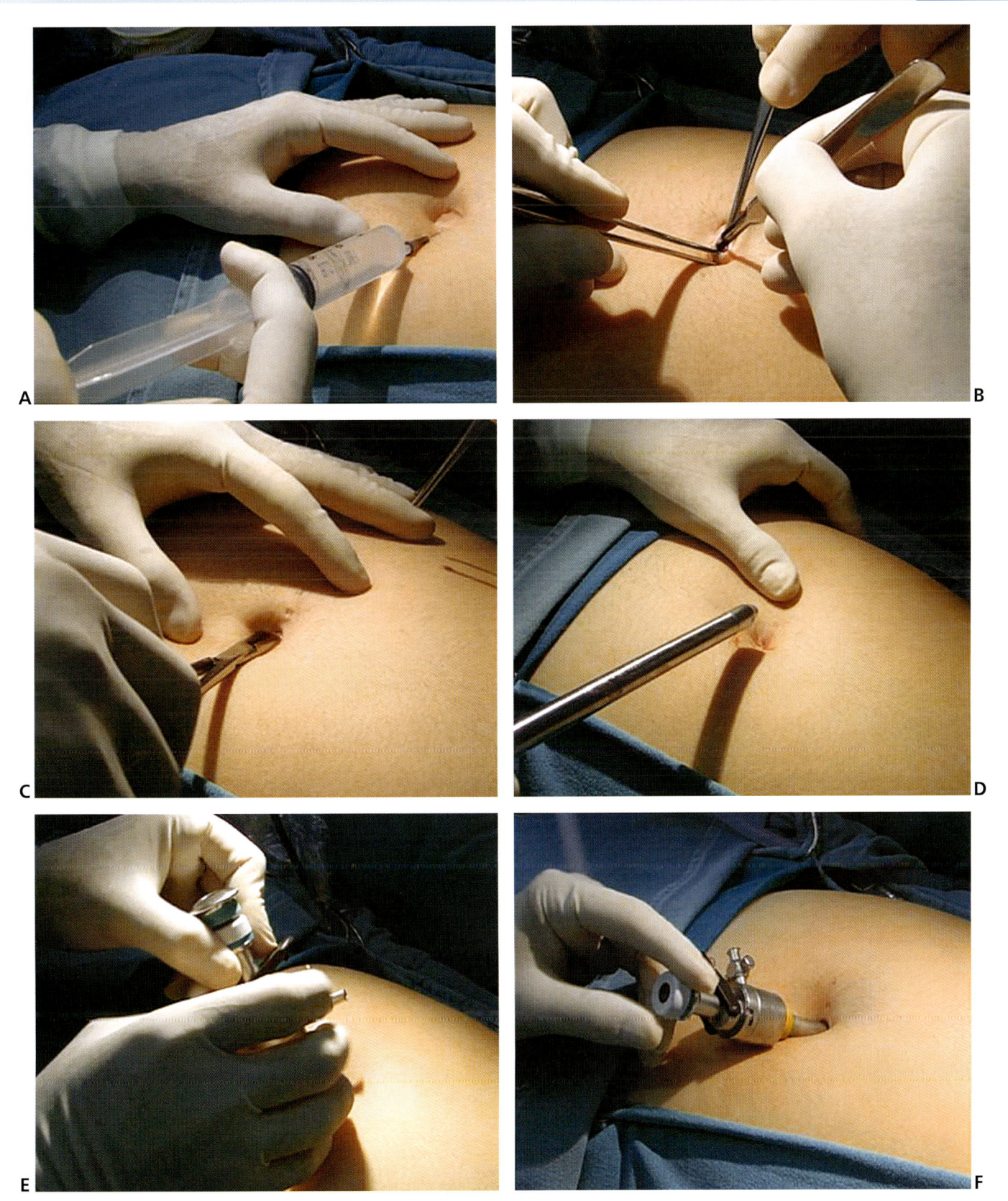

Capítulo 11 ■ Minilaparoscopia – Abordagem Combinada (TAPP–TEP) para Hérnia Inguinal   127

Fig. 11-2. Sequência de criação do pneumoperitônio por técnica aberta. (**A** e **B**) Após a infiltração local [buvicaína (0,25%): 20 mL, uma incisão vertical transumbilical é feita, um pouco mais proeminente caudalmente. (**C** e **D**) Dilata-se o ligamento umbilical e um trocarte de 10 mm é inserido rombamente. (**E** e **F**) Uma óptica de 10 mm e 30 graus é utilizada.[7]

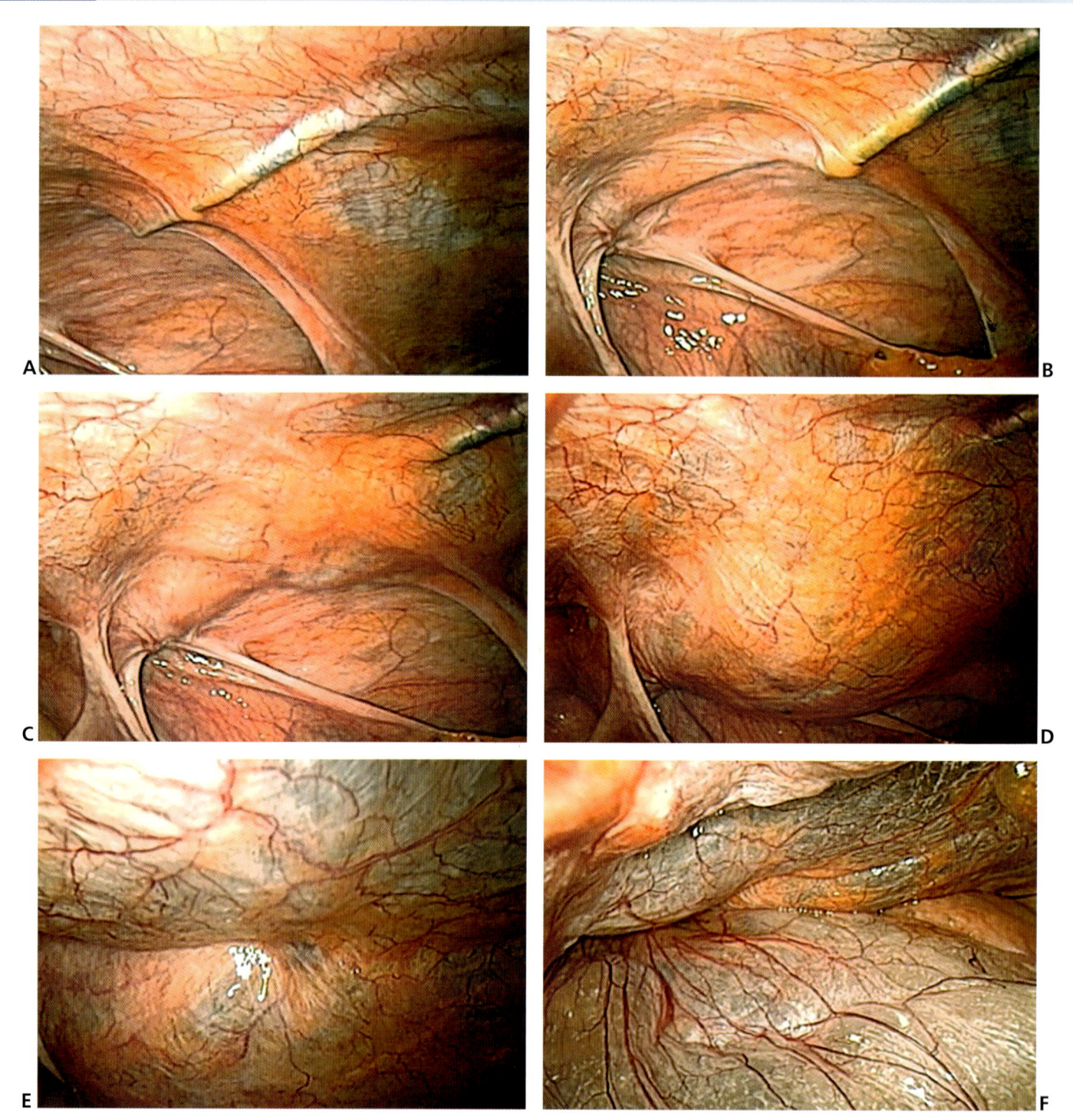

Fig. 11-3. (A-F) Sequência de inserção dos trocartes de MINI e criação do espaço pré-peritoneal. Depois da inspeção da cavidade, o primeiro trocarte de 3,5 mm é inserido, com a visualização transperitoneal, medialmente aos vasos epigástricos, utilizando seu mandril rombo para dissecar, evitando a perfuração peritoneal. Por esse minitrocarte, uma pequena dissecção é feita sob controle laparoscópico entre o peritônio e a musculatura. Depois de retirar o mandril, inicia-se a insuflação de CO_2. A válvula do trocarte de 10 mm umbilical é parcialmente aberta para que o gás escape da cavidade, à medida que a insuflação pré-peritoneal se dá pelo trocarte de 3,5 mm.[9]

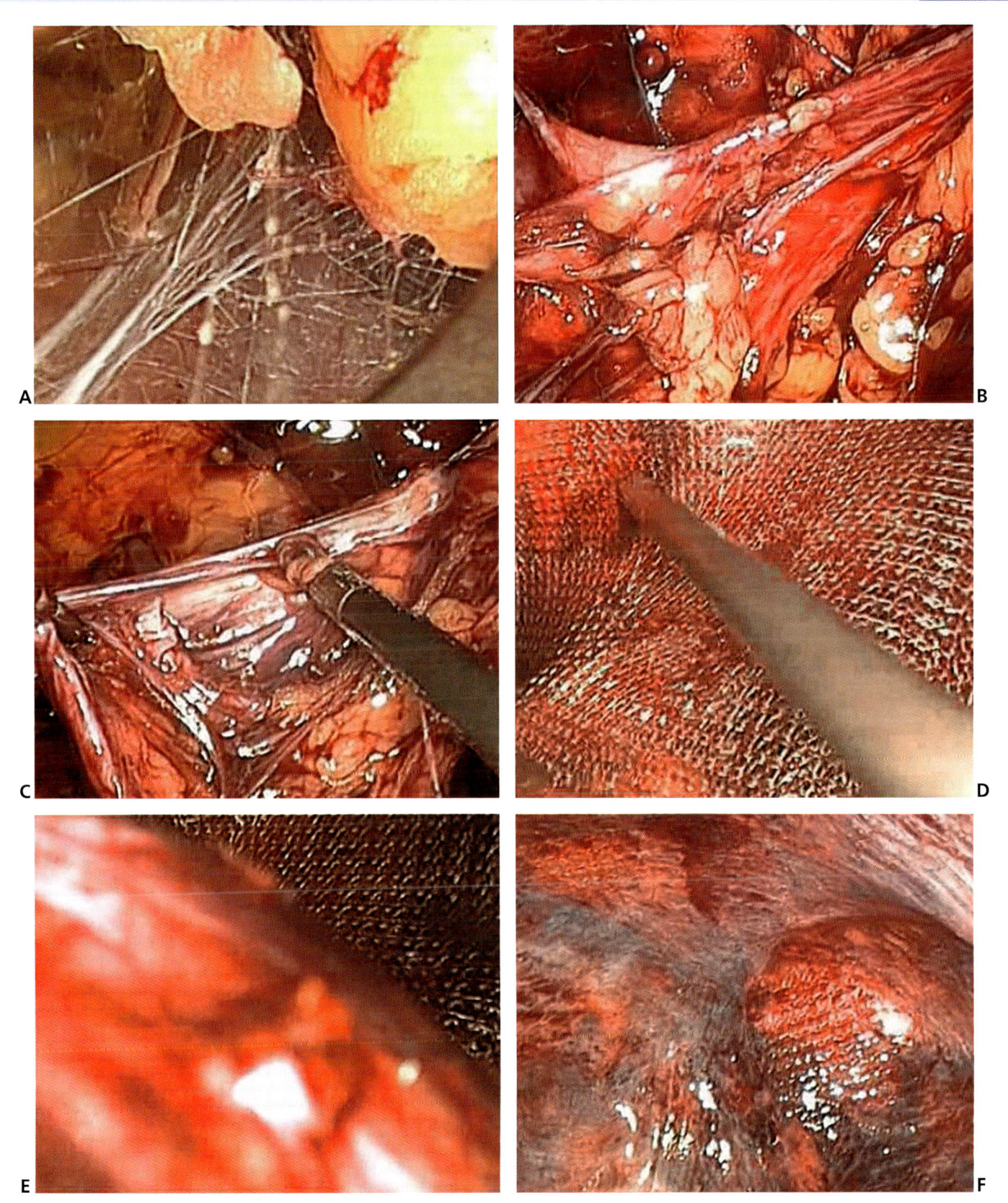

Capítulo 11 ■ Minilaparoscopia – Abordagem Combinada (TAPP–TEP) para Hérnia Inguinal   129

Fig. 11-4. (A-D) Depois de se alcançar uma adequada exposição do espaço pré-peritoneal, com a identificação de todos os marcos anatômicos, usando dissecção bimanual, o saco herniário é reduzido e é criado espaço suficiente para acomodar a tela de polipropileno, que é inserida pelo trocarte de 10 mm e normalmente não fixada, porém, cobrindo completamente toda a região inguinocrural. (E) O CO_2 é esvaziado, permitindo que o peritônio comprima a tela em sua posição. (F) Nesse momento o trocarte de 10 mm é reposicionado na cavidade abdominal para observar a tela adequadamente posicionada.

AGRADECIMENTOS

Nós agradecemos a Karl Storz por nos fornecer o equipamento de minilaparoscopia necessário para as cirurgias. O autor (Carvalho) é consultor de Karl Storz para o desenvolvimento do novo trocarte de baixa fricção.

REFERÊNCIAS

1. Dulucq JL. Traitement dês hernies de L'aine par mis en place d'un patch próthetique sous-péritoneale en rétroperitonéoscopie. *Cah Chir* 1991;79:15-16.
2. Simons MP *et al.* European Hernia Society Guidelines on the treatment of inguinal hernia in adult patients. *Hernia* 2009;13:342-403.
3. Tam KW, Liang HH, Chai CY. Outcomes of Staple fixation of mesh versus nonfixation in laparoscopic total extraperitoneal inguinal repair: a meta-analysis of randomized controlled trials. *World J Surg* 2010;34:3065-74.
4. Loureiro MP. Hernioplastia endoscópica extraperitoneal: custos, alternativas e benefícios. *Rev Bras Videocir* 2006;4:135-38.
5. Farinas LP, Griffen FD. Cost containment and totally extraperitoneal laparoscopic herniorrhaphy. *Surg Endosc* 2000;14:37-40.
6. Ngoi SS, Goh P, KokK *et al.* Needlescopic or minisite cholecystectomy. *Surg Endosc* 1999;13:303-5.
7. Carvalho GL, Silva FW, Silva JS *et al.* Needlescopic clipless cholecystectomy as an efficient, safe, and cost-effective alternative with diminutive scars: the first 1000 cases. *Surg Laparosc Endosc Percutan Tech* 2009;19:368-72.
8. Carvalho GL, Lima DL, Sales AC *et al.* A new very low friction trocar to increase surgical precision and improve aesthetics in minilaparoscopy. Disponível em: http://www.endoscopy-sages.com/2011/resource/posters.php?id=36229 (published on line on SAGES web site).
9. Loureiro MP, Milanez de Campos JR, Kauffman P *et al.* Endoscopic lumbar sympathectomy for women: effect on compensatory sweat. *Clinics* 2008;63:189-96.
10. Vara-Thorbeck C, Toscano R, Felices C. Preperitoneal hernioplasties performed with needlescopic instruments (microlaparoscopy). *Surg Laparosc Endosc Percut Tech* 1999;9:190-93.
11. Ferzli G, Sayad P, Nabagiez J. Needlescopic extraperitoneal repair of inguinal hernias. *Surg Endosc* 1999;13:822-23.
12. Lau H, Lee F. A prospective comparative study of needlescopic and convencional endoscopic extraperitoneal inguinal hernioplasty. *Surg Endosc* 2002;16:1737-40.
13. She WH, Lo OS, Fan JK *et al.* Needlescopic totally extraperitoneal hernioplasty for unilateral inguinal hernia in adult patients. *Asian J Surg* 2011;34:23-27.
14. Griffin KJ, Harris S, Tang TY *et al.* Incidence of contralateral occult inguinal hernia found at the time of laparoscopic trans-abdominal pre-peritoneal (TAPP) repair. *Hernia* 2010;14:345-49.
15. Dulucq JL, Wintringer P, Mahajna A. Laparoscopic totally extraperitoneal hernia repair: lessons learned from 3100 hernia repairs over 15 years. *Surg Endosc* 2009;23:482-86.
16. Hoffman A, Leshem E, Zmora O *et al.* The combined laparoscopic approach for the treatment of incarcerated inguinal hernia. *Surg Endosc* 2010;24:1815-18.
17. Feigel M, Thalmann C, Blessing H. Laparoscopic endoscopic preperitoneal combined hernia operation in incarcerated indirect inguinal hernia. *Chirurg* 1996;67:188-89.
18. Tamme C, Scheidebach H, Hampe C *et al.* Totally extraperitoneal endoscopic inguinal hernia repair (TEP). *Surg Endosc* 2003;17:190-95.

ÍNDICE REMISSIVO

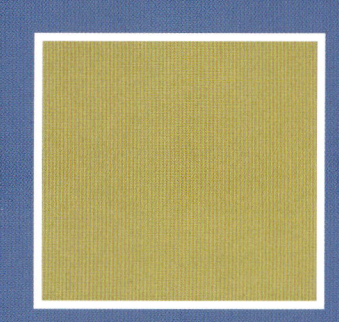

Entradas acompanhadas por um *f* ou *q* em itálico indicam figuras e quadros, respectivamente.

A

Abertura
   da aponeurose, 59*f*
      do MOE, 59*f*
   da FT, 42
      terceiro momento, 43
         de Bassini, 43
   da parede posterior, 19-21*f*, 62*f*
      completa, 62*f*
   do saco herniário, 44, 45*f*
      e manejo do conteúdo, 44, 45*f*
AF (Anel Femoral), 29*f*
AIP (Anel Inguinal Profundo)
   reconstrução do, 46, 47*f*
AL (Anestésicos Locais)
   mais utilizados, 34*q*
      propriedades dos, 34*q*
   na herniorrafia inguinal, 34
Anatomia
   de superfície, 9*f*
      da região inguinal, 9*f*
         direita, 9*f*
   inguinal, 9-31
      aplicada, 9-31
         considerações gerais, 10
         definição, 9
Anel
   inguinal, 12*f*, 13*f*, 52, 53*f*, 88*f*, 92*f*
      externo, 88*f*
         identificação do, 88*f*
      interno, 92*f*
         exposição do, 92*f*
      superficial, 12*f*, 13*f*, 52, 53*f*
         reconstrução do, 53*f*
         reconstruindo o, 52
Anestesia
   do paciente, 101
   local, 33-38, 58*f*
      infiltrativa, 58*f*
         no trajeto da incisão, 58*f*
      na herniorrafia inguinal, 33-38
         técnica, 33
            AL, 34
            anestésica, 35
            sedação, 33

no reparo inguinal, 58
   sem tensão, 58
      técnica de Shouldice, 55-67
Aponeurose
   do MOE, 11*f*, 22*f*, 41*f*, 66*f*, 71*f*, 72*f*, 89*f*
      abertura da, 41*f*, 59*f*, 89*f*
         com exposição do canal inguinal, 41
         e descolamento dos folhetos, 59*f*
      dissecação digital da, 89*f*
      exposição completa da, 11*f*
      fechamento da, 22*f*, 66*f*
      incisão da, 71*f*
      sutura da, 72*f*
Atividade(s)
   operatórias, 6
      dos residentes, 6
         diário de, 6

B

Bassini
   reparo pela técnica de, 41-53
      da hérnia inguinal, 41-53
         abertura da FT, 42
         abertura do saco herniário, 44
            e manejo do conteúdo, 44
         reconstrução, 46
            da parede posterior do canal inguinal, 46
            do AIP, 46
         reconstruindo, 52
            a parede anterior do canal inguinal, 52
            o anel superficial, 52
      terceiro momento de, 43, 44*f*
Bloqueio
   com punção, 35*f*
      início do, 35*f*
   inguinocrural, 35*f*
      do lado direito, 35*f*
         pontos de referências para, 35*f*
   justapúbico, 36*f*, 38*f*
      pela incisão cirúrgica, 38*f*
Blue line
   visualização da, 20*f*

C

Camada(s)
   da fáscia profunda, 10*f*, 11*f*, 24*f*
      diferenciação entre as, 11*f*
      estruturas da, 24*f*
      profunda, 10*f*
      superficial, 10*f*
   lamelar, 10*f*
      dissecção da, 10*f*
Campo
   operatório, 46
      aprontando o, 46
Canal
   inguinal, 23, 41*f*, 46, 47*f*, 52, 59, 61
      conteúdo do, 23, 52*f*
         retornando o, 52*f*
      estruturas do, 59
         identificação das, 59
      exposição do, 41*f*, 47
         abertura da aponeurose com, 41*f*
            do MOE, 41*f*
         para reconstrução, 47*f*
            da parede posterior do, 47*f*
            do AIP, 47*f*
      parede posterior do, 46, 61
      reconstrução da, 46, 61
Caso(s)
   mensais, 6
   relatos de, 6
CBPD *(Connected Bilayer Polypropylene Mesh Device)*, 87
Centro(s)
   de hérnia, 1-7
      cirurgia supervisionada, 5
      conferências, 7
         atuação em, 7
         comparecimento em, 7
      diário de atividades operatórias, 6
         dos residentes, 6
      ensino, 3
         docentes de, 3
         em classe interativa, 3

grupos de trabalho cirúrgicos, 7
    internacionais, 7
    nacionais, 7
inspetoria, 5
prática, 3, 4*f*
    de técnica cirúrgica, 3, 4*f*
    em simuladores de realidade virtual, 4*f*
proctorship, 5
recorrência após reparo aberto, 5*q*, 6*q*
    com tela, 5*q*
    suturado, 6*q*
relatos, 6
    de casos mensais, 6
    de projetos de pesquisa, 6
resultados dos treinandos, 5*f*
    em tarefa 3 F.L.S., 5*f*
    em tarefa 5 F.L.S., 5*f*
treinamento cirúrgico, 6
    duração do, 6
Cirurgia
    com tela dupla, 87-96
        técnicas, 88, 95
            do acesso trans-saco herniário, 95
    de Stoppa, 81-85
        descrição da técnica, 81
        resultados, 85
    supervisionada, 5
Classe
    interativa, 3
        ensino em, 3
CLC (Nervo Cutâneo Lateral da Coxa), 27*f*, 28*f*
Conferência(s)
    atuação em, 7
    comparecimento em, 7
Consultor (es)
    comparação a, 5*q*, 6*q*
        recorrência após reparo aberto por treinandos em, 5*q*, 6*q*
            com tela, 5*q*
            suturado, 6*q*

D

DD (Ducto Deferente), 27*f*, 29*f*, 30*f*
Diário
    de atividades operatórias, 6
        dos residentes, 6
Dissecção
    digital, 89*f*, 91*f*
        da aponeurose, 89*f*
        do MOE, 89*f*
        do espaço pré-peritoneal, 91*f*
    do funículo, 71*f*
        espermático, 71*f*
    do peritônio, 105
        medial, 105
            das estruturas do cordão, 105
    do saco, 105
        de hérnia indireta, 105
            das estruturas do cordão, 105
        direito, 105
    dos elementos, 15*f*, 16*f*
        do funículo, 15*f*, 16*f*
    lateral, 105
    por via anterior, 10-23

canal inguinal, 23
    conteúdo do, 23
por via posterior, 23-30
    ou interna, 23-30
Docente(s)
    de ensino, 3
Dor
    controle da, 11

E

ECRs (Experiências Controladas Randomizadas), 2
EIAS (Espinha Ilíaca Anterossuperior), 9-13*f*, 15*f*, 17*f*, 21-30*f*, 33, 58*f*, 71*f*, 103
    afastamento da, 36*f*
        com polpa digital, 36*f*
        para punção, 36*f*
Elemento(s)
    do funículo, 15*f*, 16*f*
        dissecção dos, 15*f*, 16*f*
        espermático, 20*f*
            linha branca rebate os, 20*f*
Endoloop
    tarefa com, 5*f*
        resultados em, 5*f*
            dos treinandos, 5*f*
Ensino
    docentes de, 3
    em classe interativa, 3
ERCs (Experiências Randomizadas Controladas), 99
Espaço
    pré-peritoneal, 24*f*, 91*f*, 117, 128*f*
        acesso ao, 24*f*
            planos musculares, 24*f*
        criação do, 128*f*
        dissecção digital do, 91*f*
        entrada no, 117
Estrutura(s)
    da parede posterior, 17-19*f*
    exposição das, 17-19*f*
    do canal inguinal, 59
        identificação das, 59
    pré-peritoneais, 21*f*
Excesso
    de fio, 51*f*
        retirada do, 51*f*
        suturas e, 51*f*
Excisão
    do saco herniário, 45, 46*f*
Exposição
    das estruturas, 17-19*f*
        da parede posterior, 17-19*f*
    do MOE, 11*f*, 12*f*
        completa, 11*f*
        da aponeurose, 11*f*

F

Fáscia
    areolar, 10*f*, 11*f*
    lamelar, 10*f*, 11*f*
    profunda, 10*f*, 11*f*, 24*f*
        camadas da, 11*f*, 24*f*
            diferenciação entre as, 11*f*
            estruturas da, 24*f*

visualização da camada da, 10*f*
    profunda, 10*f*
    superficial, 10*f*
Fechamento
    da aponeurose, 22*f*, 66*f*
        do MOE, 22*f*, 66*f*
    da pele, 53, 66*f*
    dos locais de portas, 108
Ferida
    fechamento da, 63
    revisão da, 63
Filzetta
    pontos à, 47
Fio(s)
    retirada do excesso de, 51*f*
    suturas e, 51*f*
Fixação
    da malha, 108, 109, 110
        a grampo, 110
            versus cola de fibrina, 110
            versus não fixação, 110
    da tela, 71*f*, 72*f*
        no LI, 71*f*
        no MOE, 72*f*
Fosseta
    média, 61*f*
        inspeção da, 61*f*
FT (Fáscia *Transversalis*), 18*f*, 19*f*
    abertura da, 42
        terceiro momento, 43
            de Bassini, 43
    gordura pré-peritoneal da, 43*f*
        manobra para descolamento da, 43*f*
            caudalmente, 43*f*
            medialmente, 43*f*
Funículo
    elementos do, 15*f*, 16*f*
        dissecção dos, 15*f*, 16*f*
    espermático, 20*f*, 71*f*, 72*f*
        dissecção do, 71*f*
        elementos do, 20*f*
            linha branca rebate os, 20*f*
        isolamento do, 71*f*
        parede posterior e, 72*f*

G

GF (Nervo Genitofemoral), 27*f*, 28*f*, 30*f*, 33
Gilbert
    tela bicamada de, 88*f*
    reparo com aparelho de, 88*f*
Gordura
    pré-peritoneal da FT, 43*f*
        manobra para descolamento da, 43*f*
            caudalmente, 43*f*
            medialmente, 43*f*
GPRVS (*Great Prosthesis for Reinforcement of the Visceral Sac*/Reforço com Prótese Gigante do Saco Visceral)
    descrição da técnica, 81
    resultados, 85
Grupo(s)
    de trabalho cirúrgicos, 7
        internacionais, 7
        nacionais, 7

H

Hérnia
　centros de, 1-7
　　cirurgia supervisionada, 5
　　conferências, 7
　　　atuação em, 7
　　　comparecimento em, 7
　　diário de atividades operatórias, 6
　　　dos residentes, 6
　　ensino, 3
　　　docentes de, 3
　　　em classe interativa, 3
　　grupos de trabalho cirúrgicos, 7
　　　internacionais, 7
　　　nacionais, 7
　　inspetoria, 5
　　prática, 3, 4f
　　　de técnica cirúrgica, 3, 4f
　　　em simuladores de realidade virtual, 4f
　　proctorship, 5
　　recorrência após reparo aberto, 5q, 6q
　　　com tela, 5q
　　　suturado, 6q
　　relatos, 6
　　　de casos mensais, 6
　　　de projetos de pesquisa, 6
　　resultados dos treinandos, 5f
　　　em tarefa 3 F.L.S., 5f
　　　em tarefa 5 F.L.S., 5f
　　treinamento cirúrgico, 6
　　　duração do, 6
　indireta, 90f
　inguinal, 1-7, 41-53, 75-85, 99-111
　　reparo da, 41-53, 99-111
　　　endoscópico TEP, 115-123
　　　laparoscópico TAPP, 99-111
　　　pela técnica de Bassini, 41-53
　　　técnicas pré-peritoneais para tratamento de, 75-85
　　　　pelas vias abertas, 75-85
　　　　de Nyhus e Stoppa, 75-85
　　treinamento em, 1-7
　laparoscópica, 6q
　　treinamento em, 6q
　　　número necessário de casos para, 6q
　redução da, 120
Herniorrafia
　inguinal, 33-38
　　anestesia local na, 33-38
　　　técnica, 33
　　　　AL, 34
　　　　anestésica, 35
　　　　sedação, 33

I

IEV (Vasos Epigástricos Inferiores), 103
Incisão
　cirúrgica, 38f
　　bloqueio pela, 38f
　　　justapúbico, 38f
　da aponeurose, 71f
　　do MOE, 71f
　de pele, 36f
　　infiltração da, 36f

　do peritônio, 103
　na pele, 71f
　　marcação da, 71f
　　　referências anatômicas, 71f
　no reparo inguinal, 58
　　sem tensão, 58
　　　técnica de Shouldice, 55-67
　trajeto da, 58f
　　anestesia local no, 58f
　　　infiltrativa, 58f
Infiltração
　de pele, 36f, 37f
　　da incisão, 36f
　　leque superior na, 37f
　intraoperatória, 38f
　　do NIH, 38f
Inspetoria, 5
IPOM (Malha Intraperitoneal), 110
Isolamento
　do funículo, 71f
　　espermático, 71f
　do NIH, 71f

L

Lei
　de Pascal, 76f
Levantamento
　do retalho peritoneal, 104
LI (Ligamento Inguinal), 18f, 21f
　como parâmetro, 90f
　exposição do, 89f
　　tração do cordão com, 89f
　fixação no, 71f, 72f
　　da tela, 71f, 72f
　　　com cruzamento das duas asas, 72f
Lichtenstein
　técnica de, 69-72
　　anestésica, 70
　　operatória, 70
　　　aspecto final da tela, 72f
　　　cruzamento das duas asas da tela, 72f
　　　dissecção do funículo espermático, 71f
　　　fixação da tela, 71f, 72f
　　　incisão da aponeurose do MOE, 71f
　　　isolamento do NIH, 71f
　　　marcação da incisão, 71f
　　　polipropileno monofilamentar, 71f
　　　posicionamento da tela, 72f
　　　sutura da aponeurose do MOE, 72f
Ligadura
　do saco herniário, 45, 46f
　dos cotos, 60f
　　do músculo cremaster, 60f
　　após secção, 60f
Linha(s)
　branca, 20f
　　rebate os elementos, 20f
　　　do funículo espermático, 20f
　de sutura, 53f
　　posição das, 53f
　　não interposta, 53f
LL (Ligamento Lacunar), 18f, 21f, 22f, 26f, 27f, 29f, 30f
LP (Ligamento Pectíneo), 26f, 27f, 29f, 30f

M

Malha
　escolha, 108
　　seleção do material da, 108
　fenda, 108
　　devemos fazer, 109
　fixação, 108, 109, 110
　　a grampo, 110
　　　versus cola de fibrina, 110
　　　versus não fixação, 110
　local para a, 107
　　preparação do, 107
　tamanho, 108
Manobra
　para descolamento da gordura pré-peritoneal, 43f
　　da FT, 43f
　　　caudalmente, 43f
　　　medialmente, 43f
MINI (Minilaparoscopia)
　abordagem combinada, 125-130
　　TAPP-TEP, 125-130
　　　para hérnia inguinal, 125-130
　comentários, 126
　instrumentos necessários à, 126f
　técnica cirúrgica, 125
MOE (Músculo Oblíquo Externo)
　aponeurose do, 11f, 22f, 41f, 59f, 66f, 71f, 72f, 89f
　　abertura da, 41f, 59f, 89f
　　　com exposição do canal inguinal, 41
　　　e descolamento dos folhetos, 59f
　　dissecação digital da, 89f
　　exposição completa da, 11f
　　fechamento da, 22f, 66f
　　incisão da, 71f
　　sutura da, 72f
　exposição do, 12f
　fixação no, 72f
　　da tela, 72f
　secção do, 14f
MUL (Ligamento Umbilical Médio), 103
Músculo
　cremaster, 60f
　　secção do, 60f
　　　e ligadura dos cotos, 60f

N

Nervo
　ilioinguinal, 33, 38f, 52f, 71f
　　infiltração do, 38f
　　　intraoperatória, 38f
　　reposicionamento do, 52f
NF (Nervo Femoral), 28f, 30f
NIH (Nervo Ílio-hipogástrico), 14-19f, 33
　infiltração do, 38f
　　intraoperatória, 38f
　isolamento do, 71f
NOTES *(Natural-Orifice Transluminal Endoscopic Surgery)*, 1
Nyhus
　e Stoppa, 75-85
　　técnica de, 75-85
　técnica de, 78-81
　　resultados, 85

P

Paciente(s)
  preparação do, 100
    anestesia, 101
    esvaziamento pré-operatório, 101
      da bexiga, 101
    posição, 101
  seleção dos, 99
    contraindicações, 100
    indicações, 100
Parede
  abdominal, 101
    obter acesso à, 101
      pneumoperitônio e, 101
  anterior, 52, 53*f*
    do canal inguinal, 52, 53*f*
      reconstrução da, 53*f*
      reconstruindo a, 52
  posterior, 17-22*f*, 46, 47*f*, 61, 62*f*, 72*f*
    abertura da, 19-21*f*, 62*f*
      completa, 62*f*
    do canal inguinal, 46, 47*f*, 61
      reconstrução da, 46, 47*f*, 61
    e funículo espermático, 72*f*
      posicionamento da tela entre, 72*f*
    estruturas da, 17-19*f*
      exposição das, 17-19*f*
    sutura da, 22*f*
Pascal
  lei de, 76*f*
Pele
  fechamento da, 53, 66*f*
  infiltração de, 36*f*, 37*f*
    da incisão, 36*f*
    leque superior na, 37*f*
Peritônio
  incisão do, 103
Pesquisa
  projetos de, 6
  relatos de, 6
PHS® *(Prolene Hernia System)*, 77
Pneumoperitônio
  método para estabelecer, 101
    avaliação, 103
      do defeito, 103
      do lado contralateral, 103
    e obter acesso, 101
      à parede abdominal, 101
    extensão da dissecção, 1030
    marcos anatômicos, 103
    trocarte, 102
      colocação do, 102
      escolha do, 102
    sequência de criação do, 127*f*
      por técnica aberta, 127*f*
Polipropileno
  monofilamentar, 71*f*
Ponto(s)
  à filzetta, 47
  primeiro, 48
  segundo, 48
  terceiro, 49
  último, 50

Prática
  de técnica cirúrgica, 3, 4*f*
  em simuladores, 4*f*
    de realidade virtual, 4*f*
Proctorship, 5
Projeto(s)
  de pesquisa, 6
  relatos de, 6
Prótese
  colocação da, 121
Punção
  bloqueio com, 35*f*, 36*f*
    início do, 35*f*
    junto aos vasos femorais, 36*f*
      complemento do, 36*f*
    polpa digital para, 36*f*
      afastamento da EIAS com, 36*f*

R

RA (Músculo Reto Abdominal), 24*f*, 26*f*, 27*f*
Realidade Virtual
  simuladores de, 4*f*
  prática em, 4*f*
Recorrência
  após reparo aberto por treinandos, 5*q*, 6*q*
    em comparação a consultores, 5*q*, 6*q*
      com tela, 5*q*
      suturado, 6*q*
Região
  inguinal, 23*f*, 26-30*f*
    esquerda, 23*f*, 26-30*f*
    vista craniocaudal da, 26-30*f*
Relato(s)
  de casos mensais, 6
  de projetos de pesquisa, 6
Reparo
  aberto por treinandos, 5*q*, 6*q*
    recorrência após, 5*q*, 6*q*
      em comparação a consultores, 5*q*, 6*q*
        com tela, 5*q*
        suturado, 6*q*
  da hérnia inguinal, 41-53
    pela técnica de Bassini, 41-53
      abertura da FT, 42
      abertura do saco herniário, 44
        e manejo do conteúdo, 44
      reconstrução, 46
        da parede posterior do canal inguinal, 46
        do AIP, 46
      reconstruindo, 52
        a parede anterior do canal inguinal, 52
        o anel superficial, 52
  endoscópico TEP, 115-123
    de hérnia inguinal, 115-123
      circunstâncias difíceis, 122
      colocação da prótese, 121
      complicações, 122
      contraindicações, 116
      hérnias recorrentes, 123
      indicações, 116
      técnica, 116
  inguinal sem tensão, 55-67
    etiopatogenia, 55

fatores predisponentes, 56
  versus desencadeantes, 56
técnica de Shouldice, 55-67
  anestesia, 58
  em três planos, 55-67
  identificação das estruturas do canal, 59
  incisão, 58
  reconstrução da parede posterior, 61
  tratamento do saco herniário, 61
tensão na linha de sutura, 65
  e atividade física, 65
laparoscópico TAPP, 99-111
  da hérnia inguinal, 99-111
    controle da dor, 111
    fechamento dos locais de portas, 108
    fixação da malha a grampos, 110
      versus cola de fibrina, 110
      versus não fixação, 110
    malha, 108
      escolha, 108
      fenda, 108
      fixação, 108
      tamanho, 108
    método para estabelecer pneumoperitônio, 101
      e obter acesso à parede abdominal, 101
    pontos-chave técnicos, 111
    preparação dos pacientes, 100
    seleção dos pacientes, 99
    via de acesso cirúrgica, 103
Reperitonização, 107
Reposicionamento
  do nervo ilioinguinal, 52*f*
Residente(s)
  atividades operatórias dos, 6
  diário de, 6
Resultado(s)
  dos treinandos, 5*f*
    em sutura, 5*f*
      intracorpórea, 5*f*
    em tarefa, 5*f*
      3 F.L.S., 5*f*
      5 F.L.S., 5*f*
    com *endoloop*, 5*f*
Retalho
  peritoneal, 104
    levantamento do, 104
RFGF (Ramo Femoral do Nervo Genitofemoral), 27*f*, 28*f*, 30*f*
RGGF (Ramo Genital do Nervo Genitofemoral), 18*f*, 27*f*, 28*f*, 30*f*
  visualização, 20*f*

S

Saco
  herniário, 44, 45*f*, 61, 95
    abertura do, 44, 45*f*
      e manejo do conteúdo, 44, 45*f*
    acesso trans, 95
      técnica do, 95
    excisão do, 45, 46*f*
    ligadura do, 45, 46*f*
    tratamento do, 61

Secção
 do MOE, 14f
 do músculo cremaster, 60f
 e ligadura dos cotos, 60f
Sedação
 na herniorrafia inguinal, 33
Shouldice
 técnica em três planos de, 55-67
  etiopatogenia, 55
   fatores predisponentes, 56
    versus desencadeantes, 56
  reparo inguinal sem tensão, 55-67
   anestesia, 58
   identificação das estruturas do canal, 59
   incisão, 58
   reconstrução da parede posterior, 61
   tratamento do saco herniário, 61
   tensão na linha de sutura, 65
   e atividade física, 65
Simulador (es)
 de realidade virtual, 4f
  prática em, 4f
Sínfise
 púbica, 71f
Stoppa
 cirurgia de, 81-85
  descrição da técnica, 81
  resultados, 85
 Nyhus e, 75-85
  técnica de, 75-85
Sutura(s)
 amarrando as, 50
 aplicando as, 47
 da aponeurose, 2f
  do MOE, 72f
 da parede posterior, 22f
 e retirada do excesso de fio, 51f
 intracorpórea, 5f
  resultados em, 5f
   dos treinandos, 5f
 linha(s) de, 53f, 65
  posição das, 53f
   não interposta, 53f
  tensão na, 65
   e atividade física, 65
 plano de, 63f, 64f
  primeiro, 63f
  segundo, 64f
  terceiro, 65f

T

TAPP (Transabdominal Pré-Peritoneal), 2, 125
 reparo laparoscópico, 99-111
  da hérnia inguinal, 99-111
   controle da dor, 111
   fechamento dos locais de portas, 108
   fixação da malha a grampos, 110
    versus cola de fibrina, 110
    versus não fixação, 110
   malha, 108
    escolha, 108
    fenda, 108
    fixação, 108
    tamanho, 108
   método para estabelecer pneumoperitônio, 101
    e obter acesso à parede abdominal, 101
   pontos-chave técnicos, 111
   preparação dos pacientes, 100
   seleção dos pacientes, 99
   via de acesso cirúrgica, 103
Técnica(s)
 cirúrgica, 3, 4f
  prática de, 3, 4f
 de Bassini, 41-53
  reparo da hérnia inguinal pela, 41-53
   abertura da FT, 42
   abertura do saco herniário, 44
    e manejo do conteúdo, 44
   reconstrução, 46
    da parede posterior do canal inguinal, 46
    do AIP, 46
   reconstruindo, 52
    a parede anterior do canal inguinal, 52
    o anel superficial, 52
 de Lichtenstein, 69-72
  anestésica, 70
  operatória, 70
   aspecto final da tela, 72f
   cruzamento das duas asas da tela, 72f
   dissecção do funículo espermático, 71f
   fixação da tela, 71f, 72f
   incisão da aponeurose do MOE, 71f
   isolamento do NIH, 71f
   marcação da incisão, 71f
   polipropileno monofilamentar, 71f
   posicionamento da tela, 72f
   sutura da aponeurose do MOE, 72f
 de Nyhus, 78-81
 de Shouldice, 55-67
  em três planos, 55-67
   reparo inguinal sem tensão, 55-67
 pré-peritoneais pelas vias abertas, 75-85
  para tratamento de hérnias inguinais, 75-85
  de Nyhus e Stoppa, 75-85
Tela
 acomodada, 94f
  visão final da, 94f
 bicamada, 88f
  de Gilbert, 88f
   reparo com aparelho de, 88f
 dupla, 87-96
  cirurgia com, 87-96
   técnicas, 88, 95
    do acesso trans-saco herniário, 95
 fixação da, 71f, 72f, 93f
  início da, 93f
  no LI, 71f, 72f
   com cruzamento das duas asas, 72f
  no MOE, 72f
 posicionamento da, 72f
  entre parede posterior, 72f
  e funículo espermático, 72f
 pré-peritoneal, 76f
  forças da, 76f
   cálculo teórico das, 76f
 totalmente fixada, 72f
  aspecto final da, 72f
Tensão
 reparo inguinal sem, 55-67
  etiopatogenia, 55
   fatores predisponentes, 56
    versus desencadeantes, 56
  técnica de Shouldice, 55-67
   anestesia, 58
   em três planos, 55-67
   identificação das estruturas do canal, 59
   incisão, 58
   reconstrução da parede posterior, 61
   tratamento do saco herniário, 61
   tensão na linha de sutura, 65
   e atividade física, 65
TEP (Totalmente Extraperitoneal), 101, 103
 reparo endoscópico, 115-123
  de hérnia inguinal, 115-123
   circunstâncias difíceis, 122
   colocação da prótese, 121
   complicações, 122
   contraindicações, 116
   hérnias recorrentes, 123
   indicações, 116
   técnica, 116
 reparo laparoscópico, 2
TP (Tubérculo Púbico), 9-29f, 58f
Trabalho(s)
 cirúrgicos, 7
  grupos de, 7
   internacionais, 7
   nacionais, 7
Treinamento
 cirúrgico, 6
  duração do, 6
  em hérnia, 6q
   laparoscópica, 6q
    número necessário de casos, 6q
Treinando(s)
 recorrência após reparo aberto por, 5q, 6q
  em comparação a consultores, 5q, 6q
   com tela, 5q
   suturado, 6q
 resultados dos, 5f
  em sutura, 5f
   intracorpórea, 5f
   em tarefa, 5f
    3 F.L.S., 5f
    5 F.L.S., 5f
    com *endoloop*, 5f
Trocarte(s)
 acesso dos, 102f
  posições para, 102f
 colocação do, 102
 de MINI, 128f
  sequência de inserção dos, 128f
 escolha do, 102
 operatórios, 119
  colocação de, 119

U

UHS® *(Ultrapro Hernia System)*, 77

V

VEI (Vasos Epigástricos Inferiores), 29*f*
VES (Vasos Epigástricos Superficiais), 10*f*, 24*f*
VG (Vasos Gonadais), 27*f*, 29*f*, 30*f*

Via de Acesso
  cirúrgica, 103
    tempos operatórios, 103
      dissecação, 105
        do peritônio das estruturas do cordão, 105
        do peritônio medial, 105
        do saco de hérnia indireta, 105
        do saco direito, 105
        lateral, 105
      incisão do peritônio, 103
      levantamento do retalho peritoneal, 104
      preparação do local para a malha, 107
      reperitonização, 107
VL (Videolaparoscópica)
  abordagem, 125